1

Aronia Die Powerbeere aus der Eiszeit

VNB- Verlag für Naturmedizin und Bioenergetik

Walter Binder

Aronia

Die Powerbeere
aus der Eiszeit

Wissenschaft entdeckt die Biovitalstoffe
einer kleinen Wunder-Beere

VNB -Verlag für Naturmedizin und Bioenergetik

Impressum

Der Autor ist Heilpraktiker und Wissenschaftspublizist, wohnt im Berchtesgadener Land und ist erreichbar unter: E-mail: heilpraktikerwalterbinder@t-online.de

Hinnweis

Trotz gewissenhafter Recherche und Prüfungen (Stand April 2012), kann der Autor für die gesundheitlichen Hinweise und Vorschläge keine Haftung übernehmen, hierzu ist eine vorausgehende Konsultation und Untersuchung sowie eine gründliche Beratung bei Kollegen oder bei mir erforderlich.

Deutsche Bibliothek – CIP-Einheitsaufnahme

Aronia - Die Powerbeere aus der Eiszeit, *Walter Binder*
Wissenschaft entdeckt die Biovitalstoffe einer kleinen Wunder-Beere
VNB- Verlag für Naturmedizin und Bioenergetik 2012
ISBN: 3-9803742-2-X

1. Auflage 2012
© Copyright: VNB-Verlag, 83483 Bischofswiesen

Einbandgestaltung/Titel: Oblasser, Sabine
Grafiken: Oblasser, Sabine, Klagenfurt   Druck: www.fuchsdruck.de
ISBN: 3-9803742-2-X

VNB-Verlag für Naturmedizin und Bioenergetik

Vorwort

Wenn ich dieses Buch der Öffentlichkeit übergebe, so verbinde ich damit die Hoffnung auf die Rückbesinnung echter Naturheilmittel, denn es ist nicht selbstverständlich, solche Produkte gut verpackt oder in Flaschen abgefüllt zu bekommen.

Als ich 1979 mein erstes Buch veröffentlichte (die Natur der beste Arzt), indem ich für eine naturnahe Heilweise eintrat und auch für klinische Krankheitsbilder (beschreibende Form) Kräuterkomposita und einfache Naturheilmethoden vorschlug, nahm man in Naturheilkreisen das Werk dankbar an (immerhin 10 Auflagen), aber von Ärzten und Kliniken kam kaum eine Resonanz. Man rümpfte die Nase und erinnerte etwas spöttisch, dass solcherlei Mittel und Methoden vielleicht das Allgemeinbefinden bessern könnten, aber keine spezifische Wirkung zu erwarten sei. Auch was die Pflanzenbegleitstoffe betrifft, sprach man eher abschätzig von Ballaststoffen und Zellulose-Massage, die bestenfalls als „Füllmittel für den Stuhlgang" taugen und auch gut für die Schweinefütterung seien, z.B. Weizenschrot. Wie sehr wünschte ich damals, dass naturbelassene Heilmittel und ihre ganzheitlichen Wirkungen stärkere Verbreitung finden möchten, doch die Naturheiler, vom Typ her eher introvertiert und dem geschäftlichen mehr abhold, waren dazu nicht in der Lage. Auch die Zeit war für derlei Bewusstseinssprünge noch nicht reif.

Doch mit den Jahren hat die Arzneimittellehre und die Schulmedizin aus den Nebenwirkungen der reinen, isolierten Wirkstoffe ihre bitteren Lehren gezogen und zunehmend erkannt, dass die Pflanzenmatrix weit nachhaltiger und physiologischer ins Stoffwechselgeschehen eingreift, ja umstimmt und mit wenigen Ausnahmen kaum Nebenwirkungen zeigt. Immer mehr mussten sie abrücken von den sogenannten reinen, isolierten Wirkstoffen auch und gerade wegen der antiphysiologischen, ja schädigenden Blockadewirkungen.

Dass Pflanzenbegleitstoffe die bedeutendste Wirkstoffgruppe ist, welche nicht nur das Immunsystem, die Durchblutung und Entgiftung aktiviert, sondern auch die Verwertung der Vitamine, Aminosäuren und Spurenelemente erheblich verbessert, das wusste man erst gegen Ende des letzten Jahrtausends sicher. Mit diesem Paukenschlag wurde allen wieder einmal bewusst, dass im Schöpfungsplan eins ins andere greift, wie im großen Zahngetriebe und nichts für sich existiert, sondern eben alles vernetzt ist. Im grünen Bericht „2006 bis 2008 Salzburg", wurde einer der negativen Dominoeffekte des Klimawandels aufgezeigt, dass es infolge der großen Mengen des anfallenden Schmelzwassers zu Ausschwemmungen toxischer Ablagerungen aus der Luft (Feinstaub, Schwermetalle u.a.) in die Gewässer kommt, wodurch der Nährstoffgehalt in Flüssen und Seen stark abnimmt und hieraus ein erheblicher Rückgang des Mikrolebens resultiert. Es gibt noch zahllose andere subtile Regelkreise, die davon indirekt betroffen sind, weil eben in der Natur eins ins andere greift.

Heute, nach knapp 30 Jahren hochmütiger Ignoranz, sind auch den Klinikern und Schulmedizinern die Naturheilmittel etwas näher gerückt und die Polyphenole endlich aus ihrem Schattendasein herausgetreten: Sie stiegen auf zu den *„Vitaminen des dritten Jahrtausends."*
Außerhalb der Schulmedizin hat sich inzwischen noch mehr, ja Wunderliches getan! Laien-Mediziner, Kräuter-Freunde in Vereinen und andere aus den verschiedensten Branchen, z.B. Banker, Finanzdienstleister, Schlosser, Handwerker und Sportler (Fußballer), gingen selbst auf Entdeckungsreisen und sammelten Besserungsberichte, suchten nach internationalen Studien und Einzelbefunden und einige wurden offenbar fündig. Erstaunlicherweise waren es drei mutige Finanzdienstleister, die ihr Vermögen zusammen taten und von einer Schweizer Koryphäe einen Beeren-Trunk zusammenstellen ließen; ihre Bedingung war:
„Dass der Beeren-Trunk unserer Urnahrung entsprechen muss (Beeren, Kräuter, Blätter, Früchte, Wurzelknollen etc.) und zwar aus heimischen Pflanzen, welche unserer mitteleuropäischen Stoffwechsellage angemessen ist. Der Hauptanteil sollte von einer genügsamen Pflanze stammen, die wegen ihrer Robustheit weder gedüngt noch gespritzt werden muss, denn sie wollten den Kunden keine papierenen Hochglanzversprechungen auftischen, sondern einen plausiblen, lebendigen Beweis gleich mitliefern." Und wichtig war auch, „dass der Kräuter-Beeren-Trunk möglichst kalt abgefüllt ist." Dies waren die entscheidenden Vorgaben an den Hersteller.
Seit einiger Zeit gibt es tatsächlich mehrfach diesen Saft, der, was die Pflanzenbegleitstoffe betrifft (Anthocyane, OPC), nicht nur im Spitzenbereich liegt, sondern auch phänomenale Verbesserungen des Gesundheitszustandes bewirkt.
Es gibt eifrige Nachahmer, denn viele sehen angesichts des Klimawandels die Zeichen der Zeit und immer mehr vertreiben gute Naturprodukte, auch mit klaren, geschäftlichen Zielen. Wer ein gesundheitlich wirksames, entgiftendes Naturprodukt vertreibt, soll daran auch gut verdienen! Ihm mag es seiner finanziellen Gesundheit dienen und dem Empfänger seiner körperlichen Fitness, womit beiden geholfen ist.

Ein gutes Naturprodukt darf nicht in Regalen verstauben, -das wäre schade-, sondern muss mit der effektivsten Vertriebsform so schnell wie möglich unter die Leute gebracht werden, am besten über professionelle Berater, damit möglichst viele ihren gesundheitlichen Nutzen daraus ziehen, nämlich die Gesundheit zu erhalten oder wiederherzustellen. Ärzte und Heilpraktiker oder auch kompetente Gesundheitsberater sollten Naturheilmittel ohne Nebenwirkungen empfehlen, die aber dennoch den Therapieverlauf erheblich abzkürzen helfen und mit Aronia ist das möglich! Auf S. 64, habe ich -unter kollegialer Empfehlung- einige Gründe dazu genannt, z. B. dass am Anfang jeder Therapie die Entgiftung zu stehen hat um zunächst den physiologischen Regulationsspielraum wieder in Gang setzt. Es geht darum die *Reaktionsträgheit* austherapierter Patienten zu beseitigen! Jeder erfahrene Praktiker weiß, dass Therapiekonzepte nur dann greifen, wenn zuvor toxische Blockaden und Gewebebarrieren aufgehoben sind. Effektivr Drainagemittel wie der Aroniasaft mit entsprechenden Kräutergemisch, sollten auch jeder Homöopathie vorausgehen, ansonsten die pharmakologische Information blockiert bleiben.

Dass naturbelassene Pflanzenbegleitstoffe heute jeder dringend benötigt, sehen wir an unseren sogenannten „Lebens"-Mitteln, die umso mehr im bunten „Fastfood-Design" glänzen, je weniger drin ist, - ihren gesundheitlichen Wert kann man ruhig vergessen, siehe auch S.110.

Und die Gifte aus der Luft, z.B. industrieller Feinstaub, Abgase, radioaktiver Weltraummüll, aggressive UV-Strahlung usw.

- aus dem Trinkwasser, z.B. Nitrate, medikamentöse Verunreinigungen, waschaktive Substanzen, Schwermetalle, Entkeimungszusätze usf.

- aus der Nahrung: Konservierungsstoffe, Lager-Begasungen, Derivate aus der Lebensmittelindustrie, ebenso aus der Landwirtschaft, wie Spritzgifte, toxische Überdüngungen, künstliche Nachreifungsmethoden etc.

Wer kann dieser toxischen Gesamtsituation noch ausweichen?

Es ist so wie es ist: Wir brauchen heute eine naturbelassene Nahrungsergänzung, die entgiftet und uns die fehlenden Pflanzenbegleitstoffe liefert.

Walter Binder, Weihnachten 2010

Einführung

Aronia - die Starke und Genügsame

Zumeist auf kargen Böden wachsend sowohl der Hitze als auch dem Frost trotzend, auch den Herbststürmen widerstehend und Schädlingen und Parasiten erfolgreich den Appetit verderbend, hat die Natur mit der Aronia-Beere nicht nur den Vögeln ein ganz besonderes Geschenk gemacht, sondern auch uns Menschen!

Eigentlich sollte sie ja den Vögeln gelten, für die harte Winterzeit, wenn die eisigen Nächte kommen und der Schnee alles bedeckt, dann brauchen gerade die Vögel eine besonders energiereiche Frucht, die über den Schneeverwehungen an Sträuchern hängt und wenige davon genügen, um wieder vital und munter zu werden.

Winterharte Früchte wie die Aronia-Beere u.a. sind Schatzkammern der Vitalität, der Abwehrkraft und der Rundum-Versorgung, denn weil sie als letzte ausreifen, behalten sie selbst noch im Winter ihre Früchte am Zweig, damit auch im erwachenden Frühling noch hinreichend Energie für die Paarungszeit übrig bleibt. Unscheinbar und doch so wichtig! Wer weiß schon von solchen Geheimnissen? Früchte die zuletzt reifen sind die besten, auch für den Menschen!

Vielleicht einige Heil- und Kräuterkundige, doch wie viele gingen an dieser unscheinbaren Frucht vorüber, nicht ahnend, was die Eingeweihten, -die Beeren- und Kräuterkundigen- um sie wissen. Der wirklich Wissende kümmert sich um das Woher, Wozu und das Umfassende der Kräuter und Beeren und weniger um die flüchtigen Zahlen und Daten wissenschaftlicher Einzelergebnisse, die immer nur eine gewisse Zeit gelten, dann im Papierkorb landen.

Nur dem gibt die Natur ihre Geheimnisse preis, der ihre Zusammenhänge ergründen will, -ihre Weisheit mit dem Herzen erforscht- und keine Mühe scheut. Dem Unermüdlichen winkt am Ende der Lohn, zu schauen die Grundprinzipien des Lebens, die so einfach wie genial sind.

Aronia: Mehr als nur ein tolles Wirkstoffprofil

Pflanzen und Früchte wie die Aronia-Beere oder die Hagebutte, die ein hohes Abschirm- und Schutzsystem bei erschwerten Wachstumsbedingungen über Jahrmillionen aufbauten, zudem mit andauernden Versorgungsmängeln und Temperaturstürzen zu kämpfen hatten, entwickelten raffinierte Überlebensstrategien, die auch heute noch in Mangelsituationen gut funktionieren. Das war die Grundvoraussetzung für das Überleben und jedweder Anpassung,[1] siehe auch S. 83- 84.

Bei regelmäßigen Genuss ihres Fruchtfleisches oder der Blätter, Blüten, Wurzeln und vor allem des Saftes, überträgt sich auch etwas von ihrer Überlebenseinstellung, nämlich die Steigerung des Überlebenswillens und die Bereitschaft zu mehr Überwindung der Schwierigkeiten und den Trotz einfach durchzuhalten. Es ist dieser sich stetig neu aufrichtende Trotz, welcher auch unser Immunsystem einfärbt um mit Belastungen effizienter umgehen zu können.[2]

Es ist sicherlich kein Zufall, dass wir jetzt, in einer Zeit der Krisen und Wandlungen, plötzlich einige interessante Beerenfrüchte und ihr erstaunliches Wirkstoffspektrum entdecken. Es mag dies ein Zeichen der Zeit sein, - uns signalisierend, dass wir uns wieder mehr auf das Einfache, Ursprüngliche und Naheliegende besinnen sollen, nämlich die Beeren direkt vor unseren Füßen, siehe auch S. 17.

Viele Beerenfrüchte und andere bodenständige Obstsorten, gehören zur Herbst- und Winternahrung, sie sind eine besonders gehaltvolle Energie- und Not-Ration, die Mensch und Tier helfen, über karge Zeiten hinwegzukommen. Wenn die Vögel sich zum großen Vogelflug sammeln, dann haben sie über den Sommer ausreichend Fett und Eiweiß angesetzt und müssen nur noch genügend Energie tanken, um die weiten Fluglinien gut zu überstehen. Da kommen ihnen die Beeren gerade recht, deren reife Säfte jetzt die nötige Energie für den großen Fernflug zur Verfügung stellt.

Jetzt und noch mehr in der Zukunft, werden wir die Eigenschaften der Beeren wieder hochschätzen und wissen, dass sie mehr sind als bloßer Nahrungsersatz.

Der Genuss der mehrfach eiszeiterprobten Aronia-Beere deckt nicht nur unseren Bedarf mit Pflanzenbegleitstoffen sowie Vitamine und Mineralien, sondern überträgt wie gesagt auch etwas von dem genügsamen und bescheidenen Wesen, aber auch *ein sagenhaftes Durchstehvermögen,* das wir in naher Zukunft sicherlich immer wieder benötigen werden angesichts der vielen ungelösten Probleme.[3] Wegen ihres hohen Alters ist es gut möglich, dass die Aronia-Beeren schon in prähistorischer Zeit von Heilkundigen genutzt wurde. In den

Mythologien und archäologischen Relikten gibt es Geschichten über schwarze Zauberbeeren, die dem Helden im Kampf Kraft und Mut verliehen, um gegen Ungeheuer und Bösewichte siegreich bestehen zu können. Immer schon waren es die unauffälligen, bescheidenen Kräuter, Früchte und Pflanzen, welche bei regelmäßiger Einnahme nicht nur körperlich stärkten, sondern auch geistigen Widerstand, Mut und die Ausdauer steigern. Sie übertragen etwas von dem starken kämpferischen Willen, der uns durchaus dann nützlich sein kann, wenn wir großen Herausforderungen gegenüber stehen.

Ungeahnte Impulse beim Beerenpflücken und Pilze sammeln

In guter Erinnerung habe ich die schwarzen, erbsengroßen Schlehenbeeren, die ich während meiner dreijährigen Heilpraktiker-Ausbildung in grossen Mengen - eimerweise an den Südhängen des Mittelgebirges in der Gegend um Bad Pyrmont pflückte, damals wusste ich noch nichts von der Aroniabeere. Besonders während des Beerenpflückens, aber auch beim Pilze sammeln, dämmerte mir immer wieder die Erkenntnis:

Würden wir unser Leben ähnlich wie das Beerenpflücken gestalten, *dann würden wir das tun, was im Moment nahe liegt, nämlich direkt nur das was grade vor unserer Nase*

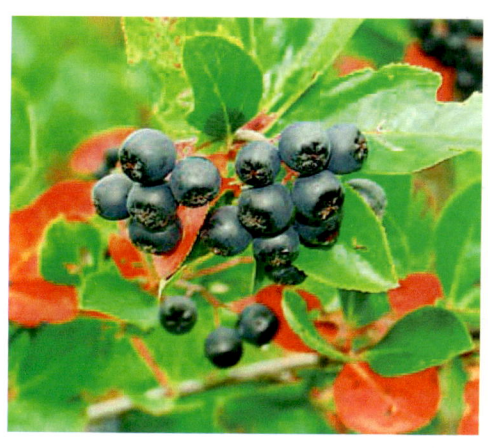

Abb.1; Aronia

ist. Wir würden nicht mehr übertrieben nach vorne ins Ferne schweifen, noch zu lange zurückschauen, würden, also mehr loslassen, und unser Hauptaugenmerk auf die Gegenwart richten, ebenso wie beim Pflücken, wo wir all das annehmen, was gerade ist. Daran mag jeder für sich abschätzen wie verkehrt wir leben und wann und wo wir unser Lebenskonzept neu umgestalten sollten. Das Beerenpflücken oder Pilze sammeln kann uns vieles lehren!

1. Teil

Aronia - Die Powerbeere aus der Eiszeit

Beeren als Nahrung gab es schon vor und zu Neandertalers Zeiten, vor mindestens 120.000 Jahren [4] und nach wie vor schätzen sie Mensch und Tier, weil sie wohlschmeckend und saftig sind und nicht zuletzt auch wegen des Hungers, den sie schnell stillen.

Holunderbeere, Heidelbeere, Brombeere, Schwarze Johannisbeere, Sanddorn, Hagebutte, Schlehen und die Aronia-Beere, auch schwarze Apfelbeere genannt, mussten sich über Jahrmillionen gegen die extremen Witterungseinflüsse und harten Umweltbedingungen während mehrerer Eiszeiten hindurch behaupten. Sie mussten daher in ihre Schalen, Stängel, Blätter und Kerne besondere Stoffe und Verteidigungsmechanismen einbauen. Deren gesundheitliche Bedeutung verstehen wir erst seit einigen Jahren und entdecken dabei immer wieder Erstaunliches. Es sind jene, noch längst nicht ausgeforschten Pflanzenbegleitstoffe, darunter auch vor allem die Polyphenole, welche in den höheren Organismen ähnliche Wirkungen übertragen wie sie die Natur für den Selbstschutz der Pflanzen vorgesehen hat. Beispielsweise mobilisieren sie nicht nur die Abwehrzellen des Immunsystems, sondern darüber hinaus auch alle wichtigen Funktionen, die dem vorzeitigen Altern entgegenwirken, indem sie tief in das System der Energiegewinnung eingreifen. Salopp gesagt wirken sie ähnlich wie gute Rostschutzmittel.

Heute zählt die Aronia ernährungsphysiologisch zu den wertvollsten Beerensorten, denn ihr Polyphenolgehalt überragt alle anderen Sorten, insbesondere der Gehalt an Anthocyane und Procyanidine ist beeindruckend. Kurzum sind Polyphenole und ihre Untergruppen Teil einer raffinierten Überlebensstrategie, die dem vorzeitigen Verfall effektiv entgegenwirkt und somit die Aronia in unsere Tage hinüberrettete.

Die Aronia-Beere beeindruckt aber nicht nur wegen ihres Reichtums an Anthocyanen, mehr noch wegen ihrer kohärenten Biophotonen, die sich über das Farbspektrum der Sonne im Fruchtfleisch anreichern. Dies hat mit ihrer großen Genügsamkeit und der beinahe schwarzen, etwas harten Schutzschale zu tun, die das Sonnenlicht gut absorbiert. [5] Doch davon später.

Wesentliche Wirkstoffe der Aronia

Was sind Pflanzenbegleitstoffe?

Pflanzenbegleitstoffe bilden allgemein die Grundlage der pflanzlichen Matrix, ähnlich wie das Bindegewebe in tierischen Organismen. Sie regeln und erhalten das Wachstum und den Stoffwechsel der Pflanze und immunisieren gegen Schädlinge und Parasiten. Maßgeblich sind sie am Einbau und der Verwertung der Vitamine und anderer Vitalstoffe beteiligt, z.B. der Ölmatrix – zur Nutzung der fettlöslichen Vitamine.

Die vielfältigen Wirkungen der Pflanzenbegleitstoffe wurden erst im letzten Jahrzehnt näher erforscht, z.B. die wasserlöslichen Pflanzenbegleitstoffe sowie Nährstoffe, z.B. der phänomenale Durchblutungseffekt sowie die Stärkung und Modifizierung des Immunsystems. Man entdeckte, dass Enzyme nur über die vermittelnde Funktion komplexer Pflanzenbegleitstoffe ca. achtmal schneller Vitamine erkennen, um sie als Co-Faktoren (Arbeitswerkzeuge) für sich zu nutzen. In dieser Funktion sind Pflanzenbegleitstoffe quasi die Verteiler, Transporteure (Disponenten, Logistiker) der Nähr- und Wirkstoffe, die in ständiger telefonischer Verbindung stehen.

Pflanzenbegleitstoffe besitzen ein enormes evolutives Gedächtnis, dank ihres Überschusses an Biophotonen, deren Impulse die Reaktionen der Moleküle und ihrer unzähligen Reaktionspartner steuern.

Pflanzenbegleitstoffe halten das Versorgungs- und Abwehrsystem, sozusagen die „Infrastruktur" des Pflanzencorpus, am Laufen. Neben ihren vielfältigen Abwehr- und Schutzfunktionen schleusen sie die Nährstoffe (Eiweiße, Fette, Vitamine, Mineralien und Spurenelemente) in die Blutbahn und weisen ihnen ihren Verwertungsplatz zu. Sie regulieren das Gleichgewicht zwischen Säure und Base und die Mitte zwischen der Elektronen-Abkoppelung (Oxidation) und deren Ankoppelung (Reduktion). Einige wichtige sollen hier auch namentlich genannt werden, z.B.:

Flavonoide- Carotinoide, Lycopin, Betacyane, Anthocyane sowie Phytoalexine, Phytoöstrogene, Phytosterine, Phytinsäure, Phenolsäuren, Sulfide, Saponine, Glucosinulate, Monoterpene, einige Eiweißhemmstoffe (Protease-Inhibitoren, z.B. in Sojabohne) u.a.

Zu Recht bezeichnet man sie neuerdings als die „Vitamine des dritten Jahrtausends." Siehe auch im Anhang über Kräuter, Pflanzenmatrix und im Glossar.

1. Anthocyane

Anthocyane sind Pflanzenfarbstoffe (Flavonoide) und eine Untergruppe der Polyphenole. Der Begriff Anthocyane stammt aus dem griechischen und setzt sich zusammen: „anthos" = Blume oder Blüte; „cyaneos" dunkelblau.[6]
Diese wasserlöslichen Farbstoffe, sind in sehr vielen Pflanzen verschiedener Gattungen enthalten und färben vorwiegend Schalen und Früchte blauschwarz oder dunkelblau-violett ein. Auch gelbe Färbungen gibt es vielfach; daher der Name „Flavonoide." Die verschiedenen Farben hängen vom jeweiligen pH-Wert ab.[7] Beispielsweise zeigt sich bei einem pH unter 4 eine rote Färbung, zwischen 4 bis 5 sind sie farblos, bei pH 6 bis 7 Purpur, bei 7 bis 8 tiefblau und über 8 weisen sie eine gelbe Färbung auf, etwa der gelbe Enzian, ein typisches Flavonoid.[8]
Es stellt sich eine einfache aber gar nicht dumme Frage: Warum brauchen die Pflanzen Anthocyane?
Der höhere Sauerstoffanteil in der Atmosphäre, das aggressivere Sonnenlicht (UV-Strahlung), die frostigen Nächte und die extremen Temperaturschwankungen während mehrerer Eiszeiten hindurch, waren die bedingenden Faktoren, welche die Beeren und viele Pflanzen eine Überlebensstrategie entwickeln ließen, die dem vorzeitigen Verfall effektiv entgegenwirkte und ihren Fortbestand bis in unsere Tage sicherte. Eine dieser entscheidenden Schutzstoffe sind die dunkelblau-violetten Farbstoffe in den Schalen, die u.a. vor aggressiver UV-Einstrahlung und reaktiven Sauerstoffmolekülen schützen.
Biologen bezeichnen sie als Anthocyane aus der Gruppe der Polyphenole, die aus dem großen Arsenal der Pflanzenbegleitstoffe stammen.
Seit 2006 untersuchen die Universitäten in Berlin, Braunschweig und Karlsruhe, die Stoffwechselprodukte von solchen Darmbakterien, die mit anthocyanhaltiger Nahrung gefüttert werden, um herauszufinden welche Metaboliten für den Stoffwechsel günstig wirken und welche von medizinischem Nutzen sein könnten. Ein sehr viel versprechender Forschungsansatz. Bravo [9], siehe auch Anmerkung 54.2.
Nach Auskunft bei der BFA für Ernährung in Karlsruhe, sind übrigens Anthocyane hitzestabil und frostfest.

Vergleich der Anthocyankonzentration in Beeren (mg/100g)

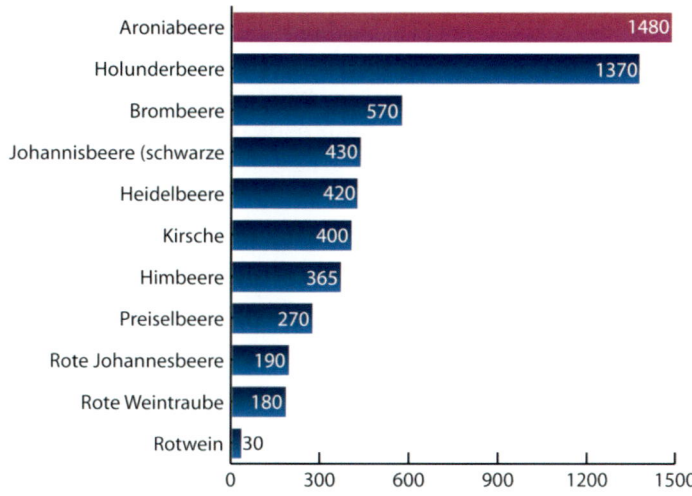

Abb. 2
Die Werte entstammen wildgewachsenen Beeren
Quelle: BFA für Ernährung, Karlsruhe, 2002

1. Anthocyane -was sie bewirken, in Stichworten

Vorbemerkungen

Seit nunmehr mindestens 20 Jahren erschienen zahlreiche Dissertationen und Fachberichte über die Anthocyane, denn das wissenschaftliche Terrain der klassischen Nährstoffe ist längst abgegrast. Das war u.a. auch der Grund weshalb über die Pflanzenbegleitstoffe eine Flut neuer Daten veröffentlicht wurde, die sie heute in ein anderes Licht stellen und ihre physiologische Bedeutung zunehmend über die der klassischen Nährstoffe erhebt.

1.1. Ihre Grundfunktion in der Pflanze

Die dunkelblau-violetten Anthocyane schützen die Pflanze vor aggressiver Sonneneinstrahlung, insbesondere vor UV-Strahlen (natürlicher Sonnenschutz) und verleihen den Beeren nach dem sie abgefallenen sind, eine ca. vierfach längere Überlebensdauer als andere mit nur geringem Anthocyan-Anteil.

1.2. Aronia-Anthocyane im Saft und vor allen in den Schalen absorbieren am stärksten Sonnenphotonen und stellen sie dem tierischen und menschlichen Stoffwechsel zur Verfügung. Sie erhöhen deren Biophotonendichte und verbessern daher die Effektivität des Stoffwechsel und der Vitalität.

Was bewirken Anthocyane im Organismus?

Siehe auch S. 198- 205 - die wissenschaftlichen Quellenhinweise.

1.3. Verbesserung der Durchblutung: Zunahme der Feinst-Durchblutung und generell bessere Blutverteilung in allen Körperbereichen vor allem des Kopfes, des Nervensystems der Sinnesorgane, z.B. (Augen, Ohren, Nase, Herz und Geschlechtsorgane).

1.4. Senkung des Blutdrucks: Mehrere Studien beweisen hinreichend auch die Senkung des Blutdrucks und somit die Verminderung des Arteriosklerose-Risikos, siehe auch S. 39.

1.5. Bessere Blutwerte: Klinisch erwiesen ist auch, dass die Aronia-Anthocyane den Cholesterinspiegel (somit Schutz vor LDL-Oxidation), die Blutfette, und den Zuckerspiegel (bei Diabetes Typ II) senken, sowie die Thrombosegefahr deutlich verringern. Die Hämoglobin-Bindung wird besser ausgenutzt, somit mehr Sauerstofftransport. Zudem wird der Abbau von Serotonin und Dopamin im Gehirn verlangsamt (Transmittersubstanzen, z.B. der guten Laune). Das bedeutet mehr Energie Konzentration und mentale Ausdauer.

1.6. Senkung des Thrombose-Risikos; Anthocyane und Procyanidine verlangsamen die Blutgerinnung und verringern das Verbackungsrisiko der Thrombozyten.

1.7. Mehr Radikalfänger: Aronia-Anthocyane sind effektive Radikalfänger und verfügen über ein hohes antioxidatives Potential, welches die meisten der anderen Beerensorten übertrifft.

1.8. Unterstützung der Entsäuerung, durch die Abgabe überschüssiger Elektronen, dadurch vermehrte Säureausscheidung.

1.9. Vorbeugung und Verringerung des Krebsrisikos
Anthocyane werden im Dickdarm teilweise in die phenolische Ellagsäure umgewandelt, die ein probates Gegen- und Vorbeugemittel ist, gegen die entarteten Schleimhautzellen des Dickdarms (Dickdarmkrebs). Sie wirken zudem vorbeugend auch gegen andere Krebserkrankungen, etwa bei Gebärmutter-, Dickdarm-, Brust-, Bauchspeicheldrüse-, Prostata-, Haut- und Speiseröhren-

Krebs. Vor, während und nach der Chemotherapie, sollten Aronia-Anthocyane unbedingt eingesetzt werden, um das Immunsystem und die Vitalität aufrecht zu erhalten.

1.10. Intensivere Zell- und Gewebsversorgung, mehr Schlackenbindung sowie Giftausleitung (Müllabfuhr) auf den Transitstrecken zwischen den Zellen. Ankurbelung des gesamten organischen Recyclingsystems. Verstärkter Abfluss der Zellsäuren, Schwermetalle und chemische Gifte; mehr Austauschdynamik und Erneuerung der Zwischenzellflüssigkeit.

1.11. Mehr Hautelastizität (weniger Falten) und mehr Gewebsstabilität Straffung des Bindegewebes durch Stimulierung der Kollagen- und Elastinfasern der Haut sowie der Knochen, Sehnen, Muskeln und Bänder. Intensivere Zellvernetzung mehr Licht-Kommunikation (über Biophotonen) somit effektiveres Zusammenwirken aller Zellen in den Gewebsverbänden, mehr regenerierende Kraft aller Zellen.

1.12. Leberschutzeffekt: Anthocyane und Procyanidine stimulieren die Regenerierung des Lebergewebes, nach oder während einer Chemotherapie oder wegen industrieller Giftbelastung, etwa mit Chlorkohlenwasserstoffe.

1.13. Magenschleimhautschutz; bei Magensäuremangel und entzündlichen Schleimhautabbau.

1.14. Strahlenschutz: Mehr Resistenz gegen krebserregende Strahlungen (UV-Strahlung, Handystrahlung) sowie schnellere Erholung während und nach radiologischer Strahlenbehandlung.

1.15. Produktivere Darmflora, indem sie die Darmbakterien zu mehr qualitativer Produktion stoffwechselaktiver Metaboliten anregen.

1.16. Antientzündlich: Anthocyane wirken der Entzündung entgegen und beschleunigen die Wundheilung sowie deren Schließung.

1.17. Energiegewinnung: Effektivere zelluläre Energiegewinnung; weniger Schlackenanhäufung in der Zelle.

1.18. Schwermetalle: Schwermetallbindung und vermehrte Ausleitung.

1.19. Spezielle antibakterielle Effekte: beispielsweise gegen bakterielle Nieren- und Blasenentzündung.

1.20. Antiresistenzen: Erschwert Resistenzen von Bakterien und Viren.

1.21. Verbesserung der Sehkraft: - der Dunkelanpassung der Augen (schnellere Regeneration der Netzhaut und des Sehpurpurs).

1.22. Altersflecken: Verblassen oder Verschwinden von Altersflecken „Rostschutzeffekt."

1.23. Schutz vor Genschäden: Antimutagene Wirkungen, z.B. bei Nitrosamin Belastung und anderen, industriellen bzw. chemotoxischen Angriffen.

2. OPC Oligomere Procyanidine - Superstoff fürs Bindegewebe

OPC ist das Kürzel des wasserlöslichen, farblosen Bitterstoffes, der in vielen Pflanzen als Schutzstoffe vorkommt und von Ernährungsforschern zunächst kritisch beäugt, doch allmählich viele ins Staunen versetzte, ob dessen phänomenalen Wirkungen. Obwohl biochemisch von vitaminähnlicher Struktur ist OPC kein Vitamin, auch kein Flavonoid, sondern eine höchst bedeutsame Vorstufe aus der Gruppe der Anthocyanidine. Nach Auskunft der BFA für Ernährung, in Karlsruhe ist er frostresistent und hitzestabil. Er besteht aus einem langkettigen Molekül, das sich in Epicatechin und Catechin aufspaltet. Die genaue chemische Bezeichnung lautet: *„Oligomere Procyanidine."* Dieser Stoff kommt häufig in Gemeinschaft mit Vitamin-C vor. Zwischen ihnen besteht eine intensive Wechselwirkungen, dergestalt, dass Vitamin-C durch die Anwesenheit der OPC um mindestens das Zehnfache effektiver ist.[10]

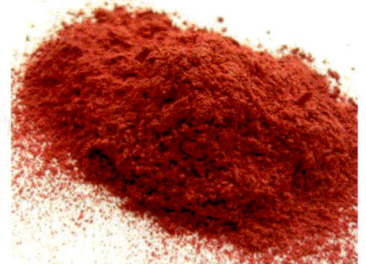

Abb. 3

Am Max Rubner-Institut in Karlsruhe wurden geeignete Verfahren entwickelt, um den sehr OPC-haltigen Trester zu einem Pulver (unten) zu verarbeiten, um es als Lebensmittelzusatz in der entsprechenden Darreichungsform anzubieten.

Dazu eine kleine Geschichte

1534 -1535 im Winter, starben bei einer Expedition in Nordkanada von 100 Seeleuten 25 an Skorbut - eine gefürchtete Krankheit, bei der, bedingt durch Kollagen- und Elastin Schwund (Kollagenose), innerliche und äußerliche Blutungen auftreten. Weitere 15 Männer waren kurz vor dem Exitus. Der Rest der Mannschaft war so sehr geschwächt, dass sie die Toten nicht mal begraben konnten. Glücklicherweise kamen sie in Kontakt mit einem Indianer, der ihnen zeigte, wie man eine Abkochung aus der Rinde und den Nadeln eines bestimmten Baumes (die er „Anneda" nannte, offenbar eine Pinienart) zubereiten und trinken soll. Schon nach einer Woche erholten sie sich wie durch ein Wunder. Bekanntlich reichen die Vitamin-C-Mengen der Pinienarten jedoch bei weitem nicht aus um damit den ausgebildeten Skorbut innerhalb weniger Tage auszuheilen. Das Geheimnis dieses Wunders erklärt sich, wenn man weiß, dass OPC die Wirkung von Vitamin C bis um das 20fache steigern kann und dies ist wohl eine plausible Erklärung für solche Wunder.

Die wissenschaftliche Entdeckung des OPC

Entdeckt wurde OPC 1947, von Prof. Jack Masquelier rein „zufällig", bei Recherchen für seine Dissertation. Es ging bloß um die Frage, ob die rotbraunen Häutchen der Erdnüsse als Mastfutter in der damaligen Nachkriegszeit, eventuell auch als Eiweißquelle für die Menschen dienlich sein könnten? Dabei entdeckte er eine farblose Substanz mit einer vitaminoiden Struktur, die er später „Oligomere Procyanidine" nannte. Im medizinischen Laboratorium seiner Universität in Bordeaux erforschte er schließlich die gesundheitliche Bedeutung und konnte u.a. auch nachweisen, dass dieser Stoff über die Verdauungsschleimhäute tatsächlich aufgenommen wird.

Wo kommt OPC am häufigsten vor?

In den meisten Obst und Gemüsesorten, die reich an Vitamin C sind.
Rote und blaue Weintrauben (weniger dosiert auch im Rotwein), besonders reichhaltig in den Fruchtschalen aller Beeren und in den feinen Häuten der Traubenkerne. Weniger hoch auch im Fruchtfleisch fast aller Beeren, insbesondere Aronia-Beeren, Heidelbeeren, Himbeeren, Brombeeren, Preiselbeeren, Holunderbeeren, Rote und schwarze Johannisbeeren. In Wurzeln, Knollen und Rinden, Blättern, Nadeln und Blüten. Auch in Nüssen (Erdnüsse) und selbst im Bienenharz (Propolis). Am höchsten findet sich OPC im feinpulverisierten Traubenkernextrakt, ebenso im Trester (Presssaft) der Aroniabeere, aber auch im Pinienextrakt.

Vergleich der OPC's (Procyanidine)-Gehalte in Beeren (mg/100g)

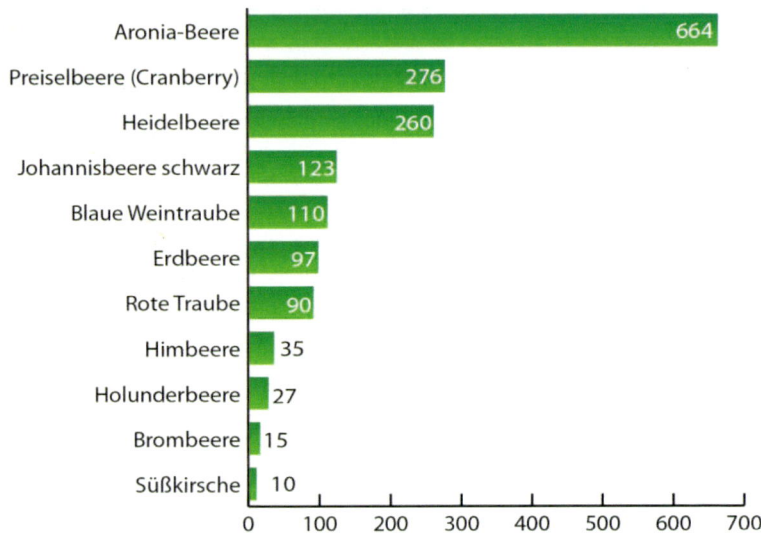

Abb. 4

Grafik: Vergleich der OPC-Gehalte in Beeren (mg/100g)
Quelle: USDA, Database 2004

Die industrielle Bearbeitung und der Transport der heutigen Lebensmittel schaden den wertvollen Polyphenolen und dem hochwirksamen OPC. Deshalb sollten zertifizierte Bioprodukte den Vorzug erhalten. Sicherer sind allerdings
hochwertige Nahrungsergänzungsprodukte, siehe S. 110.
Obgleich manche Rotweinsorten ihre positiven Eigenschaften überwiegend
dem höheren OPC-Gehalt verdanken (French-Paradox), ist von zu reichlichem
Konsum (täglich 2 Liter oder 1 kg Erdnüsse) aus gesundheitlichen Gründen
abzuraten. Es genügt bereits ein kleines Schnapsgläschen 20- 30 ml des kalt
abgefüllten Aroniasaftes, um den OPC-Tagesbedarf zu decken, siehe im Anhang, unter Adressen und Bezugsquellen.

Aufnahme, Verteilung und Wirkdauer des OPC

Den Studien zufolge ist OPC bioverfügbar d. h., es kann vom Körper (bei intaktem Darm) gut verwertet werden. Auf das Blut- und die Lymphe hat OPC eindeutig entgiftende und ausleitende Wirkungen, insbesondere Schwermetalltoxine. Wenn OPC sich an die Kollagen- und Elastinfasern heftet, die beide Bestandteile der Gefäßwände sind (Eiweißfasern des Bindegewebes), regenerieren diese deutlich schneller.[11] OPC repariert also die Bindegewebsfasern im Unterhautbindegewebe und ist somit „das Mittel der Wahl" gegen Faltenbildung, zudem blassen nach längerer Einnahme die braunen Altersflecke ab,[12] siehe auch im Anhang. Es zählt zu den ANTIAIGING-Mitteln, ersten Ranges, da es offensichtlich den Alterungsprozess verlangsamt und überdies ein echtes Schönheitsmittel von Innen ist.

Nach den Studienauswertungen wird OPC über die Mund- oder Magenschleimhaut innerhalb 10 Minuten aufgenommen und kann praktisch jedes Körpergewebe erreichen (bis hin zu den Nägeln und Haarwurzeln). Schon 24 h nach der Einnahme verdoppelt sich die Elastizität der Blutgefäße. Die Wirkung hält ungefähr 72 Stunden an.

Zudem passiert es die Blut-Hirnschranke! Tierexperimente mit radioaktiv markiertem OPC zeigen diese Phänomene deutlich[13], siehe auch Literaturhinweise.

OPC in der Aronia-Beere

Im Vergleich zu anderen blauroten oder dunkelvioletten Beeren birgt die Schale der Aronia die höchste OPC-Konzentration und ist eine der wirksamsten Radikalfänger, welche das antioxidative Potenzial anderer Antioxidantien um bis das Zehnfachem übertrifft.[14] Besonders in gelöster Form ist OPC in der zellulären Atmungskette ein idealer Radikalfänger, da es das häufig vorkommende Superanionradikal neutralisiert.[15] OPC regt in der Zelle den Energiegewinnungsprozess an und stimuliert in der Atmungskette wichtige Schlüsselfunktionen.[16]

2.1. Die regenerierenden Eigenschaften des OPC, in Stichworten

2.2. OPC kann die Histamin-Produktion regulieren und so Allergien verhindern.

2.3. OPC dockt an Protein (Eiweiß), speziell an die Kollagen- und Elastinfasern des Bindegewebes an.

2.4. Schon nach 24 Stunden ist die Widerstandsfähigkeit und Elastizität der Kapillargefäße verdoppelt.

2.5. Das Verklumpungsrisiko (Aggregation der Blutblättchen) im Blut wird durch OPC um etwa 70% reduziert (Thrombosegefahr).

2.6. OPC verzehnfacht die Wirkung des Vitamin C, anderen Quellen zufolge gar bis zum 20fachen.

2.7. Ebenso die Wirkung und Effektivität der Vitamine A und E, in Gegenwart des OPC um bis zum 10fachen.

2.8. OPC ist der stärkste Antioxidans, d. h. mindestens 10-mal so stark wie Vitamin C und 40-mal stärker als Vitamin E. Besonders Oligomere Procyanidine entschärfen Radikale, z.B. das in der Atmungskette häufig auftretende Superanionradikal.

2.9. OPC kann bei intensiver Mundspülung innerhalb von einer halben Minute über die Mundschleimhaut aufgenommen werden (auch gute Mundhygiene).

2.10. Den höchsten Blutspiegel erreicht OPC nach ca. 45 Minuten, der erst nach 72 Stunden vollständig abgebaut ist.

2.11. OPC passiert die Bluthirnschranke und schützt unsere Gehirnzellen vor Oxidation (degenerative Nervenerkrankungen), ausgelöst durch freie Radikale, z.B. Alzheimer, Parkinson, Multiple Sklerose, Epilepsie, Senilität) u.a. Nervenleiden.

2.12. OPC verbessert die Hautelastizität (Turgor), da es die Feinst-Durchblutung im Unterhautzellgewebe verbessert und im Bindegewebe die elastischen Fasern verstärkt.

2.13. OPC beschleunigt die Ausleitung von Schwermetallen, insbesondere im Binde- und Nervengewebe.

2.14. Es erhöht die Herzdurchblutung, mehr Toleranz bei Sauerstoffmangel und steigert die Fließgeschwindigkeit der roten und weißen Blutkörperchen, in den Arteriolen und Venolen, siehe auch S. 108.

Die Liste der allgemeinen Wirkungen des OPC's (bei verstärkter Einnahme) ist lang und verlangt nach einem tieferen Erklärungsgrund. Einer davon ist die Verbesserung der Elastizität der Kapillaren (die kleinen Blutgefäße), indem es deren Kollagen- und Elastin-Netz stimuliert! *OPC ist vor allem ein Superstoff für die Reorganisation und Erneuerung des Bindegewebes, welches* im ganzen Körper zwischen den Funktionszellen ausgebreitet liegt.[17]

Dies bedeutet im Wesentlichen die komplette Dynamisierung der Blutmikrozirkulation, mehr Gasaustausch und damit eine erhöhte Sauerstoffverwertung, somit auch ein besseres CO_2- Abgasen, zudem die komplette Anregung aller wichtigen Bindegewebsfunktionen.[18]

Gibt es Nebenwirkungen des OPC?

Im Prinzip keine, außer, dass „Entgiftungssymptome" aufkommen auf Grund vermehrter Ausscheidungen alter, eingelagerter Giftstoffe, z.B. Schwermetalle wie Blei, Cadmium, Quecksilber - auch Pestizide, Herbizide u.a. schädliche Stoffe. Es können hierbei *Unwohlsein oder das Gefühl, als ob Sie eine leichte Erkältung hätten, oder empfindliche Haut und Zugempfindlichkeit, etwas Übelkeit oder Müdigkeit auftreten,* die aber nach einigen Tagen wieder verschwinden. Doch danach können Sie mit einer Steigerung ihrer Vitalität rechnen. Eine Übersicht und Zusammenfassung finden Sie in den Anmerkungen: Was bewirken Pflanzenbegleitstoffe (Anthocyane, OPC u.a.) im Bindegewebe? [19, 19.1]

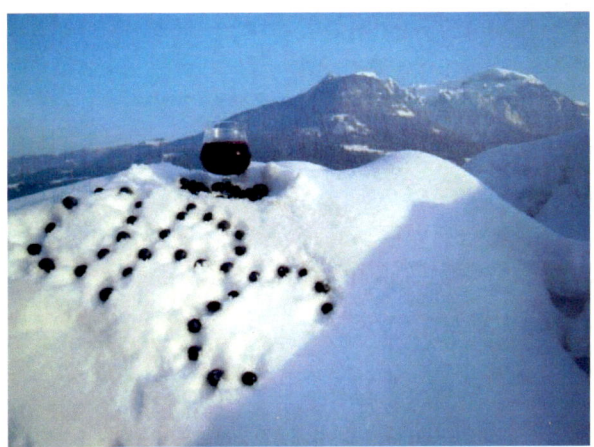

Abb. 5; OPC übersteht auch Fröste

3. Die Ellagsäure

Von besonderer gesundheitlicher Bedeutung ist das Polyphenol Ellagtannin. Im Schalenbereich ist dessen Konzentration am höchsten und sie schützt die Pflanze vor Parasiten u.a. Schadeinwirkungen. Sobald sie in den menschlichen oder tierischen Darm gelangt, zerfällt das Ellagtannin durch saure Hydrolyse in die Ellagsäure und bindet dort Gifte, so dass diese nicht mehr ins Blut gelangen können. Die Ellagsäure hat eine 300mal stärkere krebshemmende Wirkung als andere Phenolsäuren. Die besten Ergebnisse fand man bei Brustkrebs und bei Dickdarmkrebs.[20]

Die Hemmung des Krebsgeschehens soll dabei auf der Stufe der Initiation erfolgen. In vitro konnte beobachtet werden, wie die Ellagsäure sich an die Erbsubstanz (Genom) bindet und sie so vor Beschädigungen schützt. Derartige Maskierungen von Bindungsstellen können der krebsigen Zellentartung entgegenwirken.[21]

Dr. Daniel Nixon, vom Hoolins-Krebsforschungsinstitut in South Carolina (USA), hat viel über die Wirkung der Ellagsäure geforscht und empfahl sie als probates Gegen- und Vorbeugemittel bei verschiedenen Krebserkrankungen, insbesondere bei Gebärmutter-, Dickdarm-, Brust- Bauchspeicheldrüse-, Prostata-, Haut- und Speiseröhrenkrebs.

Reichlich kommt die Ellagsäure in Walnüssen und Pekannüssen vor, - im frisch gepressten Beerensaft-, aber auch in Beeren-Marmeladen. Eine mir empfohlene Quelle soll der Grünkohl sein, doch der höchste Anteil befindet sich in den Schalen der Aronia-Beere.[22]

Längere Lagerung senkt, wie bei vielen Obst- und Gemüsesorten auch, die Konzentration der oxidationsempfindlichen Phenolsäuren.

4. Salvestrole

Längst weiß man, dass Salvestrole zur Gruppe der „Phytoalexine" gehören (eine Untergruppe der Pflanzenbegleitstoffe der Flavonoide), von denen inzwischen über 100 bekannt sind. Es sind dies relativ flüchtige Verbindungen, die je nach Bedarf binnen 24 h entstehen und nach einer bakteriellen, mechanischen, thermischen oder Strahlenbeschädigung (UV-Strahlen) als Abwehrstoffe direkt an der Schadstelle gebildet werden. Sie befinden sich demnach nur in den äußeren Teilen der Pflanzen – in Schalen von Früchten, Blättern, Samen und Wurzeln – dort also, wo am ehesten eine Schädigung zu erwarten ist.

Ähnlich unserem Immunsystem haben auch die Salvestrole eine antibakterielle und fungizide Wirkung an den Schad- oder Verletzungsstellen. Man kann sie auch einfach als „Schutz- oder Resistenzstoffe" bezeichnen, welche die Pflanze selbst bildet.

Gespritztes Obst und Gemüse, weniger Salvestrole?

Sehr interessant ist, dass konventionell angebaute Früchte, Obst, Gemüse und Kräuter, die mit „Unkrautvernichtungsmitteln" und sogenannten „Pflanzenschutzmitteln" gespritzt sind, erheblich weniger Salvestrole bilden und daher arm an Phytoalexinen sind. Ungespritzte -also biologisch gezogene Nutzpflanzen- sind dagegen reich an natürlichen Schutz- und Abwehrstoffen und können sich somit vor Angriffen aller Art gut schützen.

Wissenschaftlich erwiesen ist, dass auch das menschliche Immunsystem von der Zufuhr der Phytoalexine bzw. der Salvestrole profitiert (Stimulierung), weil schon rein funktionell die pflanzlichen Abwehrstoffe mit dem humoralen Abwehrsystem (Antikörper, Enzymkettenreaktionen im Serum) und dem zellulären System (Lymphozyten und Leukozyten) eng verwandt und phylogenetisch die Vorläufer des Immunsystems der Säugetiere sind. Sehr beruhigend und zugleich erfreulich ist die Tatsache, dass die Aronia-Beere eine gute Schädlingsresistenz aufweist und wie gesagt keine Spritzmittel benötigt.[23]

Die zweite gute Nachricht ist, dass seit ca. fünf Jahren ein englisches Forscherteam, unter der Leitung der Professoren *Dan Burke und Gerry Potter,* mehr als 20 pflanzliche Substanzen aus der Gruppe der Flavonoide, Carboxilsäuren, Stilbene und Stilbenoide identifizierten, welche die gemeinsame Eigenschaft auszeichnet, Krebszellen mit Hilfe des Enzyms CYP1B1 abzutöten. Es ist vor allem die identische Teilstruktur, welche den Wirkmechanismus verursacht. Die Forscher nennen sie Salvestrole (von lateinisch „salvere" = retten und „strol", abgeleitet von Resverastrol, - einer der ersten entdeckten Salvestrole).

Es konnte im gleichen Zeitraum zudem der wissenschaftliche Nachweis erbracht werden, dass die Salvestrole und auch das Resveratrol in unverarbeitetem Gemüse, Früchten und Kräutern aus biologischem Anbau hochkonzentriert ist, besonders in Sorten mit erhöhten Bitter- und Scharfstoffen. Auch in verschiedenen Beeren, z.B. Aroniabeere, Holunderbeeren, Erdnüsse, Pflaumen, Weintrauben, Rotwein, Tomaten und Pinien.

Das Enzym CYP1B1 (aus der Gruppe der Zytochrome P450-Enzyme) benötigt die Salvestrole, um sie in den Thyrosinkinase-Hemmer Piceatannol überzuführen (kommt nur in der Krebszelle vor), um sie an der Teilung zu hindern und somit unschädlich zu machen.[24]

Dieses Enzym ist eines der wichtigsten, denn es veranlasst im Körper die Entgiftung von körpereigenen Stoffwechselschlacken innerhalb der Atmungskette, aber auch von körperfremden Giften wie Karzinogene (krebserregende Stoffe), Pflanzengiften, vor allem aus der Chemotherapie sowie der industriellen Lebensmittelverarbeitung und Herstellung, die wir öfters zu uns nehmen.

Auch Burke und Potter stellten fest, dass die pflanzliche Nahrung in den Industrieländern heute 80 bis 90 Prozent weniger Salvestrole enthält als noch vor 50 bis 100 Jahren. Nur biologisch angebaute, unverarbeitete Nahrungsmittel enthalten noch nennenswerte Salvestrol-Mengen, schon deshalb, weil sie sich ohne Pflanzenschutzmittel der Schädlinge erwehren müssen und bis zur Ausreifung einige Narben im Kampf ums Überleben davontragen. Mit konventioneller Nahrung nehmen wir heute noch ca. 2 mg täglich auf, 100 Jahre zurück waren es noch 10 bis 12 mg Salvestrole pro Tag, so Burke und Potter. Wahrscheinlich hat die Abnahme schützender Salvestrole in Lebensmitteln u.a. bei gleichzeitiger Zunahme krebserregender Stoffe zur katastrophalen Steigerung der Krebserkrankungen beigetragen. Daher ist es ratsam, die alte Empfehlung, welche ich schon vor ca. 30 Jahren reichlich publizierte, sehr ernst zu nehmen, nämlich möglichst naturbelassene Rohkost einzunehmen und wie gesagt die Kosten für Biokost oder eine sinnvolle Nahrungsergänzung nicht zu scheuen!

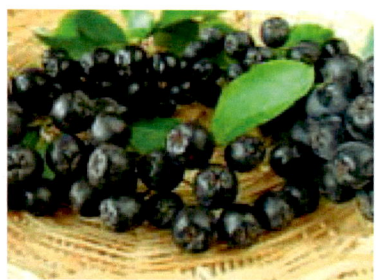

Abb.6; Aronia im Korb

2. Teil

Aronia, die Apfelbeere

Allgemein ordnet man die Aronia- oder Apfelbeere botanisch den Rosenge-
wächsen (Rosaceae) zu. Wenn Fachleute über die Apfelbeere sprechen meinen sie die Aronia melanocarpa (zu Deutsch: Schwarz-fruchtige Eberesche
oder „Schwarze Eberesche").[25]

Herkunft und Geschichtliches

Als erster entdeckte die schwarze Apfelbeere der französischen Botaniker
André Mischaux (Michx.), im Jahr 1786, der sie nach dem Ort ihrer Entdeckung
benannte (Elliott, South Carolina, USA).

Die Aronia-Beere stammt also aus dem östlichen Nordamerika (Aronia Ameri-
cana). Ihr damaliges Verbreitungsgebiet reichte von Kanada bis nach Florida.
Wahrscheinlich über französische Botaniker oder Ethnologen kam sie um 1900
zuerst nach Russland, wo man sie wegen ihrer hohen Frostresistenz geeignet
fand, auch unter sehr kalten Bedingungen anzubauen, etwa in Sibirien. Histo-
risch gesichert ist, dass die Aronia-Beere von den Indianern als Winternahrung,
aber auch als Medizin vielfältig genutzt wurde.

Daher nannte man sie auch Indianerbeere, weil Trapper, Goldsucher und
Abenteurer beobachteten, wie Indianerfrauen während der heißen Augusttage
große Mengen von Aronia- und Kranichbeeren (Cranberry -auch große Preiselbeere) sammelten. Die Beeren mischten mit Dörrfleisch und Fett zu einem
schmackhaften Mix, der in Riegelform als Reiseproviant oder als Winternahrung diente, den sie „Pemmikan" nannten.

Hauptsächlich nutzte er dazu, die harten Winter mit den gefährlichen Schneestürmen besser zu überstehen. Pemmikans waren lange haltbar und dienten

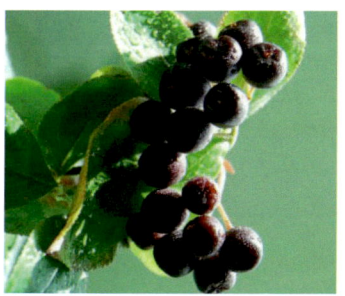

als Energie- und Vitaminlieferant, auch
während ausgedehnter Jagdzüge.

Mit der Zerstörung der indianischen Kultur
gerieten die Aronia und ihre Anwendungsmöglichkeiten eine Zeitlang in Ver-
gessenheit.[26]

Abb. 7; Aronia

Mit Beerensaft heilen

Wenn in einem Indianerstamm ein Stammesmitglied krank wurde, schickten manche Medizinmänner den Kranken einfach *„in die Aroniasträucher"*, wo er sich gesund essen konnte, ohne irgendwelche Nebenwirkungen befürchten zu müssen. Schamanen oder Medizinmänner heilen nach wie vor mit frischen Pflanzenpresssäften oder mit dem Fruchtbrei aus verschiedenen Beeren und Blätterbrei. Sie träufeln den Saft auf Wunden oder Verletzungen, z.B. den Saft der Aronia-Beere oder der Kranichbeere (Cranberry) und machen auch heute noch daraus Umschläge oder Auflagen, um Wunden zu schließen.

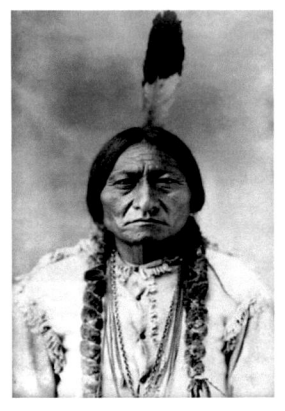

Abb. 8; Sitting Bull

Auch zur Linderung und Heilung fiebriger Erkrankungen nutzen sie vor allem die Beerensäfte, die wie ein Antibiotikum das Fieber senkt und den Verlauf erheblich abkürzt. Beerensäfte sind überdies ein probates Mittel gegen Mundgeruch, was schon die Legionäre wussten und auf ihren langen Märschen auch regelmäßig anwendeten. Wer nach dem Zähneputzen mit unverdünntem Aroniasaft täglich eine Mundspülung durchführt, stabilisiert seine individuelle Mundflora und verhindert Zahnfleischbluten und Paradentose und hat zumindest vormittags kaum Mundgeruch, der sich überdies zunehmend zurückgeht (habe ich selbst ausprobiert). Wieder einmal mehr zeigt uns dieses Beispiel, dass naturbelassene Heilmittel, im Gegensatz zu den Chemotherapeutika, sehr wohl zwischen guten und schlechten Bakterien unterscheiden. Mundgeruch verursachen mehr die alkalischen Fäulnisbakterien, sofern sie in der Überzahl sind. Doch schlecht vertragen sie die Säuren der Beeren und den gesundheitsfördernden Milchsäurebakterien geht's dabei gut. Der naturbelassene Beerensaft in der Mundflora stellt immer wieder von neuem das natürliche Gleichgewicht her. Ähnliches geschieht mit der Mikro Flora des gesamten Verdauungsabschnittes.

Cranberrysaft als quasi antibiotisch wirkendes Mittel, wird volksmedizinisch auch in Europa zur Vorbeugung und Heilung bei Infektionen der ableitenden Harnwege vielfach eingesetzt, was in den USA wissenschaftlich bestätigt werden konnte.[27]

Entwicklung in Europa

Erst ab 1946, des vorigen Jahrhunderts, wurde die Aronia in der damaligen UdSSR als Obst- und Zierpflanze offiziell anerkannt, wobei man damals schon wusste, dass sie bei einigen Krankheiten positive Wirkungen entfaltet, etwa bei Herz-Kreislaufbeschwerden sowie bei Magen- und Darmerkrankungen.

In den 70gern wurde die Aronia melanocarpa unter den Obstsorten offiziell zur "Heilpflanze" erklärt und um 1972 in der DDR (Ost- und Mitteldeutschland) in Delikatessen, z.B. als Schaumwein, Likör und Desserts (im Fruchtjoghurt) etc. verarbeitet. Dies erforderte großflächige Anbauweisen, in größeren Plantagen.[28]

Medizinische Verwendung in der ehem. Sowjetunion

In der untergegangenen Sowjetunion wurde über die medizinische Verwendung der Aronia-Beere viel geforscht und man setzte auch die Blätter ein, die ebenfalls die Wirkstoffe der Beere in geringerer Konzentration enthalten. Bis heute wird in Russland die Aronia wegen ihrer für die Medizin interessanten Wirkungen und Inhaltsstoffen therapeutisch verwendet. Zum Beispiel als Vitamin- P Tabletten gegen kapillare Durchblutungsstörungen (Kapillartoxikosen),[29] oder bei bestimmten Formen von Magenschleimhautentzündung, etwa anazide Gastritis[30]. Nach Albrecht 1993, setzten die Russen die Aronia melanocarpa auch gegen Kinderkrankheiten, Leber- und Gallenerkrankungen ein sowie gegen verschiedene Formen von Magenentzündungen, Allergien, Hautkrankheiten und darüber hinaus auch gegen Strahlenschäden. Immer noch werden aus Aronia-Beeren blutdrucksenkende Medikamente hergestellt. Weiterhin auch als Trockenfrüchte verarbeitet, die reichlich OPC enthalten, wie Friedrich Schuricht berichtete.[31] Von einer Deutschstämmigen

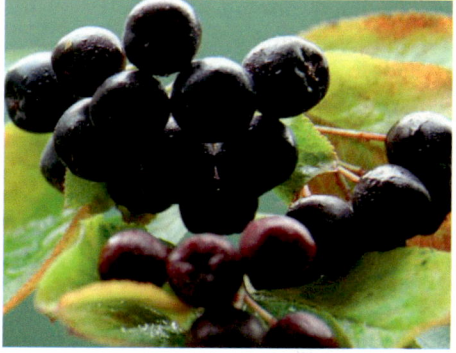

Abb. 9; Aronia

Asylantin aus der Ukraine erfuhr ich 1994, dass die Behörden nach der Tschernobyl- Katastrophe (1986) im nordöstlich verstrahltem Gebiet an die Bevölkerung aroniahaltige Tabletten mit Apfelpektin verteilten, um die durch die hohe Strahlendosis entstandenen Radikalreaktionen zu lindern bzw. zu neutralisieren, siehe auch w.u.).

Radioaktive Strahlenresistenz?

Neben den außergewöhnlich hohen Anthocyan- und OPC-Gehalt besitzt die Aronia wahrscheinlich auch die ungewöhnliche Eigenschaft gegen radioaktive Strahlen belastbarer zu sein, so als hätte sie in prähistorischer Zeit schon einmal einen globalen Atomkrieg oder einen kosmischen „Fallout" (Kometenstaub) erfolgreich überstanden.

Es gibt über diese Beere ein sehr umfangreiches auch geheimes russisches Forschungsmaterial, das während des kalten Krieges und auch danach, mindestens ein Jahrzehnt unter Verschluss gehalten wurde *(Siems et al., 2006)*.[32]

Angeblich nimmt nach russischen Studien die Aronia-Beere weniger Nukleotide aus radioaktiv-verseuchten Böden ins Fruchtfleisch auf. Somit wäre sie eine außergewöhnliche Überlebenspflanze, die selbst eine atomare Verseuchung überstehen könnte. Dies ist eines der ungewöhnlichsten Phänomene in der weltweiten Heilpflanzenforschung. Fakt ist jedenfalls, dass die polnische und russische Armee die Aronia-Einnahme erfolgreich beim Einsatz von Senfgas erprobte.[33]

Hier ein Zitat aus dem Kapitel: *„Anthocyane und Strahlenkrankheit"*
von Professor Dr. Iwona Wawer, Lehrstuhlinhaberin für Lebensmittelchemie und Pharmazie an der Universität in Warschau, bringt es auf dem Punkt:
„Die Anthozyane von Aronia sind effektive Strahlenschutzstoffe. Werden sie in einer geeigneten Dosierung oral aufgenommen, können sie sich günstig auf die Strahlenkrankheit auswirken."

Im Anhang, S. 96 finden Sie die Übersetzung des Kapitels 9.2 zum Thema über die Wirkung der Aronia auf das Immunsystem bei kontaminiertem Organismus. Ich bin Frau Professor Dr. Iwona Wawer dankbar, dass ich diesen Bericht übersetzen und in mein Buch aufnehmen durfte, denn er ist ein wichtiger Beweis wie notwendig die Aronia melanocarpa in der heutigen Zeit für unsere Gesundheit ist. Aus ihm wird auch verständlich weshalb 1986 die sowjetische Administration nach der Tschernobyl-Katastrophe Aronia-Tabletten an die verstrahlte Bevölkerung verteilte, um die eventuell kontaminierten Mund-, Magen- und Darmschleimhäute schneller zu regenerieren und die Radikal-Reaktionen in den bezeichneten Körperabschnitten zu mildern.

Die russische Armeeführung setzte sie als Mittel gegen radioaktive Verstrahlung ein. Beispielsweise ist durchgesickert, dass die Soldaten des damaligen Warschauer Paktes größere Mengen von Aroniatabletten in ihrem

Marschgepäck als Not-Ration mitführen musste, um im Falle eines atomaren Gegenschlags bessere Überlebenschancen zu haben als die ohnehin verweichlichten Natotruppen.[34] In Australien erhalten z.B. Strahlungspatienten Cranberry's zur Reduzierung der Nebenwirkungen nach radiologischer Bestrahlung. Russische Ärzte und Gesundheitspersonal verordneten den Tschernobyl-Opfern noch bis 1998 und wahrscheinlich darüber hinaus Aronia-Beeren, wie in einer Pressemitteilung der Uni-

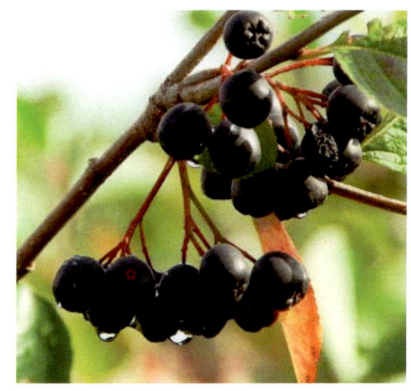

Abb. 10; Aronia

versität New Jersey nachzulesen ist. Daraus ist zu entnehmen, dass Patienten mit somatischen Strahlenschäden mit frischen Aroniasaft erfolgreicher behandelt werden als mit den herkömmlichen sowohl vor als auch nach einer radiologischen Tumorbehandlung.[35]

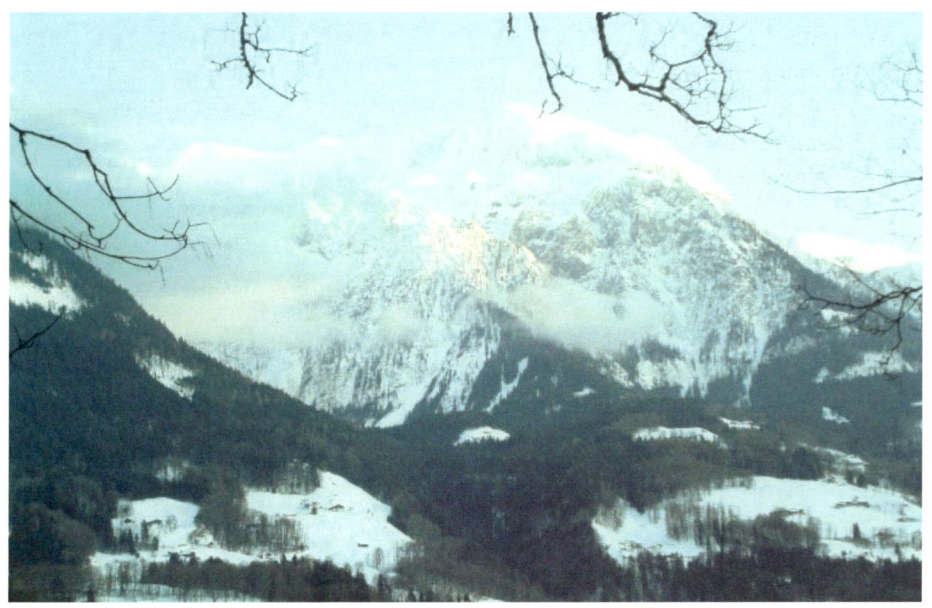

Abb. 11; Hoher Göll im Morgenlicht

3. Teil

Aronia im Visier der Forschung

Wegen ihres sehr hohen Anthocyan- und OPC- Gehaltes in der Schale, aber auch im dunkelrot-violetten Fruchtfleisch ist die Aroniabeere (Aronia melano-carpa) seit einigen Jahren ins Visier der Forschung geraten, die erstaunliche Ergebnisse hervorbrachte und Ernährungswissenschaftler als auch naturheil-kundlich orientierte Präventivmediziner aufhorchen ließ, siehe auch weiter unten über die Forschungsergebnisse und vielfältigen Wirkungen der Anthocyane und der Oligomeren Procyanidine.

Ernährungswissenschaftliche Aktivitäten

Die enorme physiologische Bedeutung der sekundären Pflanzenstoffe für den menschlichen Stoffwechsel wurde der Ernährungs-wissenschaft erst allmählich bewusst und etwa um die Jahrtausendwende, setzte die eigentliche Forschung ein. Vor allem deutsche Ernährungswissenschaftler an den Universitäten Berlin, Braunschweig und der Bun-desforschungsanstalt für Ernährung und Lebensmittel in Karlsruhe, suchten das Geheimnis der Verstoffwechs

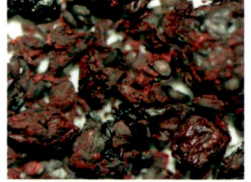

Abb. 12; Roher Trester

lung der Anthocyane und ihrer Vorstufen zu lüften und entdeckten dabei die Einzigartigkeit der Aronia-Beere als Super-Radikalfänger. Seit etwa Mitte 2006, unter-stützt das deutsche Bundesministerium für Bildung und Forschung (BMBF), in o.g. Universitäten, dieses For-schungsprojektes, das die vielfältigen Wirkungen der Procyanidine auf den menschlichen Organismus unter

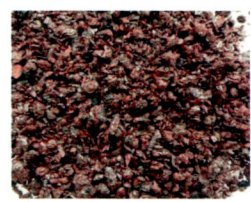

Abb. 13; Feinkörniger T.

suchen soll. Wegen ihrer Spitzenwerte an Anthocyane und OPC ist die Aronia-Beere Gegenstand intensiver Untersuchungen.[36] So entdeckte man z.B. im ge-trockneten Aronia-Trester die höchsten ORAC-Werte (= antioxidative Kapazi-tät). Dabei geht es u.a. um die Frage, wie man den Beerentrester so aufberei-ten kann, um sie in der entsprechenden Darreichungsform als Nahrungsergän-zungsmittel leichter zu vermarkten. Zum Thema Aroniabeere und ihr tolles Wirkstoffprofil wurden inzwischen mehrere Duzend Dissertationen gefertigt.[37]

Es ging darum, wie man die krankheitsvorbeugende aber auch krebshemmende Wirkung der Aroniabeere über geeignete Nahrungsergänzungsmittel im großen Stil realisieren könnte? Nach meinem Informationsstand hatte die Projektleitung für „Procyanidine" am Institut für Ernährungswissenschaften, an der Berliner Universität, in Potsdam von 2006 bis 2009 Frau Prof. Dr. Sabine Kulling inne.

In einer Pressemitteilung erklärte sie wörtlich:

…."*Ziel der grundlagenorientierten Teilprojekte ist es, definierte Procyanidine, die mittels präparativer Techniken aus Lebensmitteln isoliert oder synthetisiert werden, hinsichtlich ihrer biologischen Wirkung zu untersuchen und daraus erstmals Struktur-Wirkungsbeziehungen abzuleiten. Systematische Untersuchungen zum Metabolismus und zur Bioverfügbarkeit dieser Verbindungen im Menschen, die unter besonderer Berücksichtigung der Rolle des Darmes und der intestinalen Mikrobiota durchgeführt werden, sollen dabei den Grundstein zum Verständnis der gesundheitsfördernden Wirkungen dieser Verbindungsklasse legen. Der anwendungsbezogene Projektteil ist eng mit diesen Fragestellungen verzahnt und hat zum Ziel, durch eine innovative Kombination verfahrenstechnischer Operationen funktionalisierte Lebensmittelprototypen herzustellen. Im Fokus aller Untersuchungen stehen die Aronia-Beere sowie Traubenerzeugnisse, die reich an Procyanidinen sind*"* [38]

Mit anderen Worten: Es gilt herauszufinden welche gesundheitsfördernden Zwischenprodukte die körpereigene Mikro Flora im Darm ausscheidet bzw. synthetisiert, wenn sie vermehrt mit polyphenolhaltiger Kost gefüttert wird, insbesondere mit Anthocyanen. Zudem auch: Wie diese Erkenntnisse in der Lebensmittelherstellung innovativ umgesetzt werden können?

Standardisierter Aronia-Extrakt reduziert signifikant das Arteriosklerose-Risiko und schützt die Gefäße

Arteriosklerose ist die häufigste krankhafte Veränderung der Arterienwände. Die klinischen Auswirkungen und Folgeerkrankungen betreffen auch das arterielle Gefäßsystem des Herzens, also die koronare Herzerkrankung - die häufigste Todesursache bei Männern über 45 und Frauen über 65 in ganz Europa. Zu den schwerwiegendsten Folgen für die Betroffenen zählen neben dem Herzinfarkt auch die Schlaganfälle. Allerdings muss die Arteriosklerose keine degenerative und unvermeidliche Erkrankung sein, sie entsteht vielmehr durch einen langsam fortschreitenden chronischen Entzündungsprozess, der häufig zu einer Thrombose führt. Es gibt mehrere Faktoren und Mechanismen, die an der Entstehung und am Fortschreiten der Arteriosklerose beteiligt sind. Da wäre zunächst die Adhäsion und Aggregation der Blutplättchen (Thrombozyten) in den Gefäßwänden. Sie spielt eine wichtige Rolle bei der Entstehung arteriosklerotischer Ablagerungen („Plaques"). In präklinischen Untersuchungen konnte gezeigt werden, dass Aronia-Extrakte die Aggregation der Thrombozyten reduziert. Schon länger bekannt ist, dass LDL (das Haupttransportprotein für Cholesterin) eng verbunden ist mit der Entstehung von Läsionen der Gefäßwände. Durch Ergebnisse in Tierstudien wurde entdeckt, dass Ox-LDL (oxidativ verändertes LDL) eine Schlüsselstellung in der Pathogenese der Arteriosklerose zukommt. Eine Reihe von Studien deutet darauf hin, dass die Ox-LDL-Werte mit der Schwere der Arteriosklerose korrelieren. Erhöhte Blutfette gehören zu den wichtigsten Risikofaktoren für die Entstehung einer koronaren Herzkrankheit. Eine überragende Bedeutung bei der Entstehung von Arteriosklerose kommt zweifellos dem Cholesterin zu. In mehreren doppelblinden, Placebo-kontrollierten Studien mit kardiologischen Patienten („Statin-Therapie"), aber auch an gesunden (mit erhöhten Blutdruck- und Cholesterinwerten) konnte der blutdrucksenkende Effekt mit Aronia-Extrakten klinisch nachgewiesen werden.

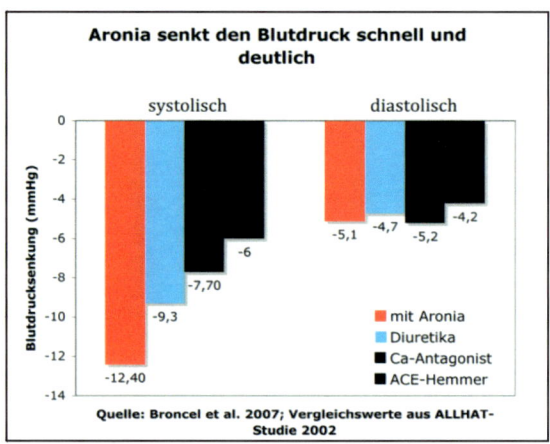

Abb.14

1. *Broncel et al.,* der sich mit dem ganzheitlichen Wirkungsspektrum der Polyphenole seit Jahren befasst, insbesondere mit den Anthocyanen, Chlorogensäure sowie OPCs, verglich diese Werte mit den Daten der bekannten einjährigen ALLHAT-Studie (2002) von Diuretika, ACE-Hemmern sowie Ca-Antagonisten.[39] Diese können offenbar mit dem senkenden Effekt der Aronia-Anthocyane/Tagesdosis nicht mithalten, was hinlänglich beweist, dass Aronia-Anthocyane den Chemotherapeutika überlegen sind.

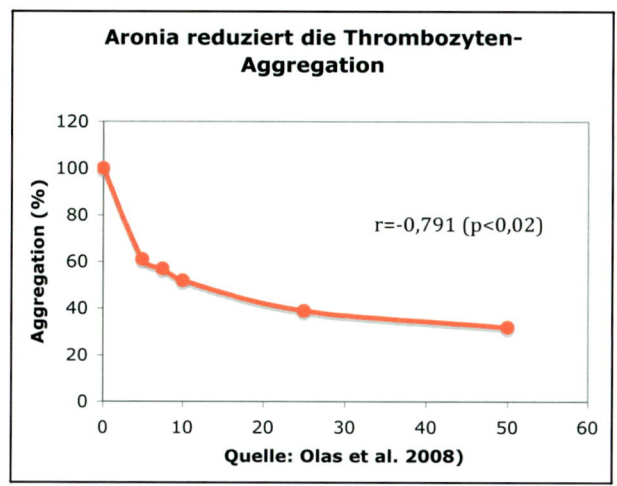

Abb.15

2. 2008 konnte Olas et al., in einer Studie mit standardisiertem Aronia-Extrakt das Thrombose-Risiko schon nach 35 Tagen um nahezu 70% reduzieren.

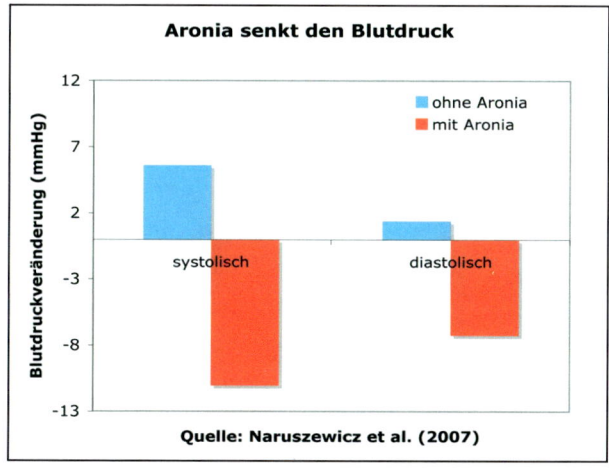

Abb.16

3. 2007 untersuchte *Naruszewicz et al.,* die Aronia-Anthocyane auf die ihr nachgesagten blutdrucksenkende Wirkung und kam zu folgendem Ergebnis: Nach 6 Wochen täglicher Einnahme eines standardisierten Aronia-Extraktes mit 34,5 mg Anthocyanen, 31,3 mg Phenolsäuren sowie 38 mg OPC, ging der systolische Wert um 12 mm Hg zurück und der diastolische um 8 mm Hg.

41

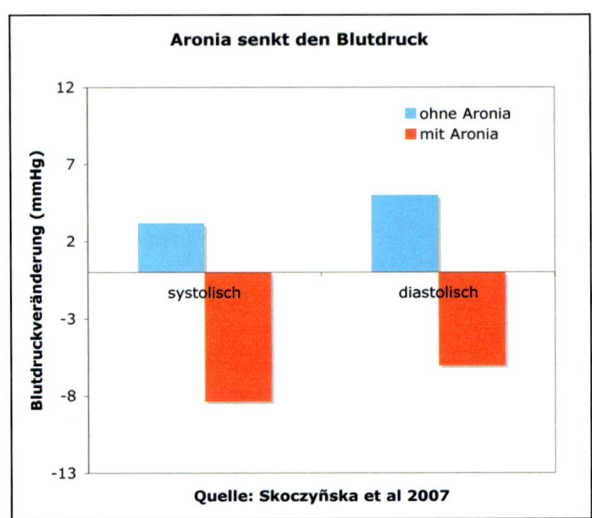

Abb. 17

4. *Skoczynska et al.,* erforschte 2007 ebenfalls die blutdrucksenkende Wirkung der Aronia-Anthocyane an Probanden (Tagesdosis 47,8 mg) mit nur leicht erhöhten Blutdruckwerten im gleichen Zeitraum und kam zu ähnlich positiven Ergebnissen: Senkung des systolischen um ca. 8 mm Hg und des diastolischen um ca. 6 mm Hg.

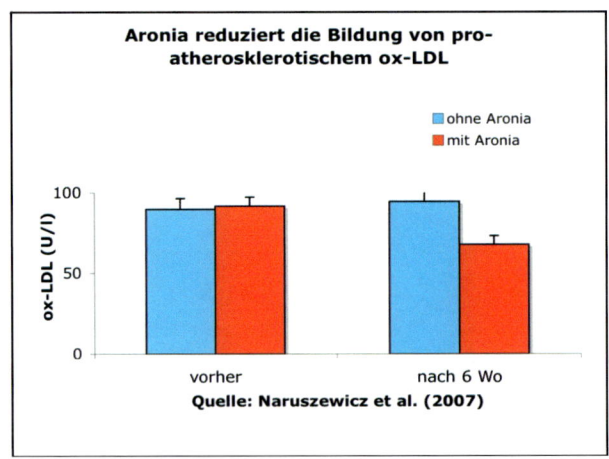

Abb. 18

5. In einer zweiten klinischen Studie von 2007 konnte *Naruszewicz et al.,* zeigen, dass nach 6 Wochen nicht nur die LDL-Cholesterinwerte signifikant sinken, sondern die Bildung des proatherosklerotischen ox-LDL reduziert wird. Die verwendete Dosis war die gleiche wie die erste.

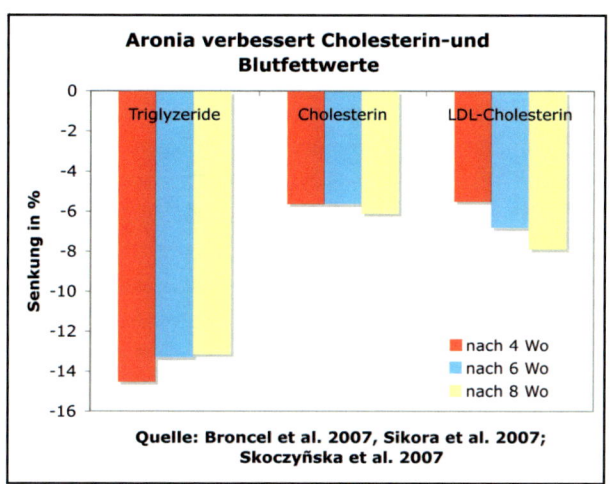

Abb. 19

6. *Sikora, Broncel und Skoczynska et al.*, veröffentlichten 2007 nach einer klinischen Studie den senkenden Effekt der Aronia-Anthocyane auf Triglizeride, Cholesterin sowie LDL-Cholesterin. Nach 8 Wochen, bei zwei unterschiedlichen Tagesdosen (47,8 mg und 70,6 mg), lagen folgende Ergebnisse vor:

Triglizeride minus   14%
Cholesterin minus   6,5%
LDL-Cholesterin minus   8%

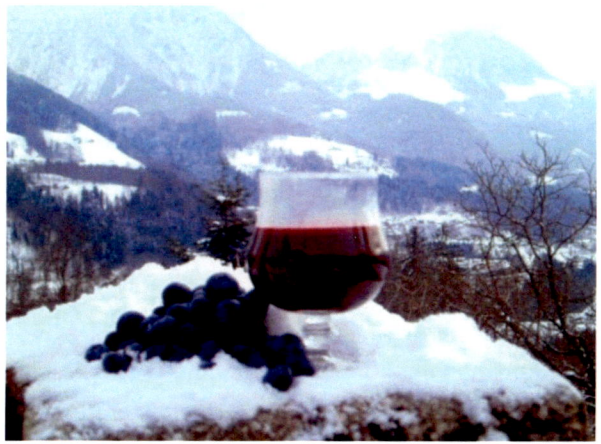

Abb. 20; Einen Doppelten bitte!

!

43

Die Schatzkammern der Aronia-Beere

Die meisten Beerensorten sind reich an Mineralien und Spurenelementen, sofern die Anbaumethode biologisch ist und den ökologischen Mindeststandards genügt. Neben dem rot-blauen Farbstoff der Anthocyane aber auch farb- und geruchslosen Procyanidine, weist vor allem die Gruppe der Ebereschenbeeren einen höheren Anteil phenolischer Säuren auf, insbesondere die Ellagsäure wirkt besonders günstig auf die Magen- und Darmschleimhaut. Dass einige dunkelrote Beeren antibiotisch ganz anders ansetzen als die *„Verbrannte-Erde-Strategie"* der Chemotherapeutika (nach dem „Rasenmäher-Prinzip"), entdeckten junge Forscher 2005 an der Youngstown State University (USA). Es sind die großmolekularen Tannine, die zwar nicht ins Blut gelangen können, aber dennoch antibiotisch wirken. Beispielsweise in der Preiselbeere (gleiches gilt auch für die Aronia- und Heidelbeere). Sie verhindern nämlich das Andocken von E. Coli (Darmbakterien) an die Schleimhautzellen der Blase, der Harnröhre oder des Nierenbeckens, indem ihre Struktur sich mit den Bakterien verhakt und diese dadurch leichter über den Urin ausgeschwemmt werden.[40]

Schwermetallausleitung

Durch den Industrie- Feinstaub und wegen der Unmengen an Abgasen sind viele Menschen in Ballungsräumen und in Gewerbegebieten einer erhöhten toxischen Metallexposition ausgesetzt. Schwermetalle, z.B. Blei und Cadmium, können schädliche Oxidationen in der Atmungskette katalysieren, woraus Radikale entstehen, welche die Zellen und Organgewebe angreifen, somit die verschiedensten Krankheiten generieren. Auf der Zellebene gibt es Befunde, die zeigen, dass Schwermetalle wichtige Enzyme blockieren und so den Alterungsprozess erheblich beschleunigen, erkennbar an mehr Infekt Anfälligkeit, Überempfindlichkeitsreaktionen und Autoimmunerkrankungen. Entgiftende Ausleitungsmethoden von Nerven- und Zellgiften aus Industrie und Chemie werden immer wichtiger angesichts der zunehmenden toxischen Gesamtbelastung, die trotz vieler gesetzlicher Vorschriften und Auflagen dennoch voranschreitet. Leider! Russischen Forschungen zufolge, kurbeln die Wirkstoffe der Aronia-Beere die Ausleitung von Schwermetallen an sowie auch die der körpereigenen Schlacken.[41] Vor allem unterstützt OPC den Entschlackungsprozess, da es die Bluthirnschranke durchdringt und direkt im zentralen Nervengewebe ansetzt. Hier eröffnet sich neue Heilungschancen in Bezug auf die notwendige Entgiftungsdynamik. Dies gibt insofern Hoffnung, da die Mehrheit der Ärzte der Schwermetallbelastung zu wenig Aufmerksamkeit schenkt und solche Erkrankungen in nicht wenigen Fällen als unheilbare Syndrome verkennt.

Aufmerksamkeitsstörungen und Hyperkinetisches Syndrom, ein Schwermetallproblem? (AHS)

Vor ca. 150 Jahre bezeichnete man hyperaktive Kinder, die unter Aufmerksamkeitsstörungen litten, als „Zappelphilippe", doch davon soll es heute viel mehrgeben! Nach realistischen Schätzungen leiden etwa 12% der Kinder, -davon die Mehrzahl Buben-, derzeit unter Aufmerksamkeitsdefizite mit oder ohne Hyperaktivität. Schwankende Aufmerksamkeit mit oft kurzer Dauer, Zerstreutheit, Vergesslichkeit, Nervosität und Impulsivität verhindern oft den Erfolg in der Schule oder im Beruf und auch in Partnerschaft und Ehe. Wo liegen die Hauptgründe?

Ist es der ständig steigende Leistungsdruck, beginnend in der Schule, in der Universität und später dann im Berufsleben, wo infolge des kalten Rationalisierungswahns jeder, der noch einen Arbeitsplatz hat, nun für zwei arbeiten muss? Permanenter Lernstress und Überforderung am Arbeitsplatz sind sicher einer der Gründe, warum immer weniger Menschen nicht mehr abschalten können. Das „Hyperkinetische Syndrom" wird heute zunehmend als Folge eines Energiemangels im Gehirn aufgefasst.[42] Einerseits ist es der steigende Konsum bequemer „Instantkost" (woraus letztlich die aus Zeitmangel hervorgegangene „Fastfood Kultur" entstand), andererseits die vermehrte Aufnahme von Schwermetallen wie Blei, Arsen, Quecksilber, Aluminium, Cadmium u.a.[43] Diese drei Faktoren wirken sich nachweislich negativ auf die Gehirnfunktionen aus und können zu Konzentrations- und Lernschwächen sowie Stimmungsschwankungen und Antriebsschwäche führen. Eine wissenschaftliche Studie, 2007 in England, konnte o.g. Faktoren an Mäusen experimentell nachweisen. Daraus wurde klar, warum der Körper und vor allem das Gehirn mit einer negativen Energiebilanz reagiert.[44]

In einer Anwendungsstudie erhielten Schulkinder mit ADHS (Aufmerksamkeits-Defizit/Hyperaktivitäts-Syndrom) in Österreich u.a. Ländern über zehn Wochen ein Nahrungsergänzungsmittel aus einem Algenextrakt, das offensichtlich die Symptome abmilderte, nicht jedoch das Syndrom auflöste.[45]

Um die Energie im Kopf zu steigern, muss man zuerst die Kopfdurchblutung und die Sauerstoffverwertung bessern und dies kann ein mir bekannter Aroniasaft, der seit gut zwei Jahren auf dem Markt ist, plus Sauerstoffwasser sicher bewirken. Zahlreiche Studien haben dies inzwischen auch bestätigt, siehe S. 60, u. 199. Durch die Intensivierung der Feinst-Durchblutung wird auch die Schwermetallausleitung angeregt und w. o. erwähnt, durchdringt OPC die Bluthirnschranke.[46] Als langjähriger Heilpraktiker (33 Jahre Praxis) kam ich zu der pragmatischen Einsicht, dass die entgiftende Ausleitung den absoluten Vorrang haben muss! Was nützt es, wenn wir uns mit Vitaminen und sonstigen Vital- und Nährstoffen vollstopfen, aber die Schlacken unsere Zellen allmählich zumüllen? Es ist wie mit einem Motor: Was hilft's, wenn ich laufend „Ultra-Superplus" tanke, aber mit einem verschlammten, alten Motoröl herumfahre? Jeder vernünftige würde zuerst mal einen Ölwechsel vornehmen!

Die Frage im übertragenen Sinn lautet also: Wie können wir sozusagen einen Ölwechsel an unserem Körper vollziehen, - der den angehäuften Müll gefahrlos entsorgt? Dies wollen wir uns im nächsten Abschnitt einmal näher anschauen.

Entgiften und Ausleiten, aber wie?

1. *Zuerst die fehlende Energie zuführen!*
Entgiftungs- und Ausleitungskuren verbrauchen viel Energie und sind sehr anstrengend. Deshalb müssen nach kräftezehrenden Krankheiten, insbesondere bei älteren Patienten, zuerst energiesteigernde Maßnahmen greifen, z.B. Sauerstoffwasser, eine elektronenreiche Ernährung, Blütenpollen und Nahrungsergänzungsmittel (redoxwirksame Stoffe), erst dann können wir übergehen zu giftausleitenden Mitteln (Kräutermixturen, kaltgepresste Beeren- oder Pflanzensäfte, adaptionslösende Mittel) und im dritten Schritt, wenn Energie, Giftbindung und die Ausscheidungen genügend angeregt sind, mit der Informationstherapie (Homöopathie) beginnen und sollten auch die Sinnfragen stellen, wobei das Gebet nicht zu kurz kommen darf.

2. *In welcher Jahreszeit?*
Die beste Zeit für eine Entschlackung ist das Frühjahr und der Herbst, den sogenannten Übergangs- oder Umstimmungszeiten. Das war schon immer so, z.B. die traditionelle Fastenzeit vor Ostern, oder die Schrothkur im Spätherbst.

3. *Innere Entgiftungsmittel*
Die Grundlage jeder erfolgreichen Therapie ist zuerst die vorausgehende Entgiftung des verschlackten Organismus, die Sanierung des Darmes, der Lymphe und die Beseitigung der fatalen Blut-Eindickung. Zur Unterstützung sollten Sauerstoffwasser und polyphenolhaltige Natursäfte gegeben werden, dazu -

eventuell ein komplexes Mineralpräparat zur Entsäuerung. Von den Natursäften hat sich der besagte *entgiftende, naturbelassene Aronia-Beerensaft hervor ragend bewährt, allerdings nur, wenn er nicht erhitzt und zudem kalt abgefüllt ist. Er sollte dann mindestens bis zu einem halben Jahr danach eingenommen werden.* Während der Entgiftungskur ist ein Darmflora-Aufbaumittel von Vorteil, um den Darm zu sanieren, z.B. das Rechtsregulat, welches in einem langwierigen Verfahren („Kaskadenfermentation") hergestellt ist.

Kleiner Exkurs: Mit Tiefenschärfe ins Zellmilieu

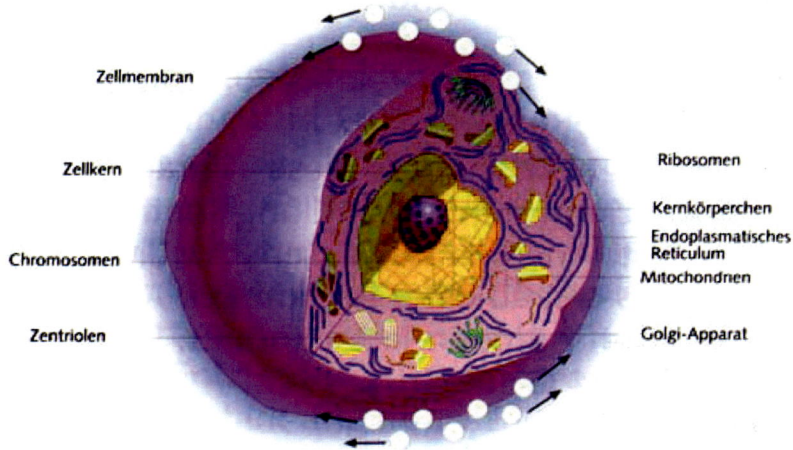

| Abb. 21 | 3D Darstellung der Zelle |

Der menschliche Körper und seine Zellen bestehen zu ca.65- 70% aus Wasser. Dabei liegen die meisten Zellen eingebettet im lockeren Bindegewebe, in dessen zahllosen Hohlräumen besonders viel Wasser gespeichert ist (Zwischenzellflüssigkeit), streckenweise bis zu 80%, z.B. im Gehirn. Alle Organzellen „wabern" sozusagen wie schwimmende Inseln in einem Meer aus halbflüssiger Substanz und werden vom umgebenden photonenangereicherten, lockeren Bindegewebe versorgt, ohne deren Vermittlerfunktion es weder Nährstoffe gäbe noch der Müll abtransportiert werden könnte. Je freier und somit lichtoptischer die Zwischenzellflüssigkeit von Schlacken und Giften ist, desto besser können der wichtige Sauerstoff und die notwendigen Nährstoffe die Zellmembranen passieren und umso länger bleibt die Zelle gesund und aktiver. Um es mit dem Nobelpreisträger A. Carrel (1912) optimistisch auf den Höhepunkt zu bringen:

"Die Zelle ist unsterblich. Nur die Flüssigkeit in der sie schwimmt, degeneriert. Wird die Flüssigkeit regelmäßig erneuert und gibt man den Zellen was sie an Nährstoffen benötigen, so wird der Pulsschlag des Lebens in alle Unendlichkeit fortdauern."

Das mag etwas übertrieben sein, doch nackte Tatsache ist, dass die schleichende Anhäufung der Schlacken (inner- und außerhalb) den vorzeitigen Zelltod bewirken. Einerseits, weil zu viel Gifte aufgenommen werden, z.b. verseuchtes Wasser, Säuren und degeneriertes Fastfood, andererseits zu wenig entgiftende, naturnahe Lebensmittel und Wirkstoffe aus Kräutern, Obst- und Gemüsesäften, Biokost, Sauerstoff etc.

Die Situation ist wie wenn etliche Müllhalden die Zufahrtswege zu Häusern und Fabriken versperren und überall Staus entstehen. Viele Krankheiten entstehen eben daraus: Die Ursache ist die schleichende Verschlackung, doch auch dagegen gibt es gute Mittel, wie z.B. der natürliche Muttersaft der Aronia, der zu 95% in einem Kräuterkrafttrunk kalt gepresst und abgefüllt ist, plus einer guten Kräuterkomposition.

Ein weiterer wichtiger Faktor ist die Nährstoffaufnahme im Darm. Letztere ist wesentlich abhängig von einer gesunden Darmflora. Diese besteht aus unzähligen Bakterienkolonien, deren individuelle Zusammensetzung die richtige Aufbereitung der Nahrung erheblich mitbestimmt. Sind genügend Milchsäurebakterien vorhanden, so liefern diese wichtige Biostoffe, z.B. Vorstufen von Vitaminen, Hormonen und zahllosen biogenen Aminen, welche die Zellen als Bausteine sowie vitalisierende Energiepartikel sehr gut verwerten können, siehe auch S. 86- 88.

Neuerdings gibt es Befunde, wonach die Anthocyane in einigen Beeren, z.B. Aronia-, Preissel-, sowie Holunderbeeren, die Darmbakterien hervorragend stimulieren und die Produktion o. g. anabole Stoffwechselbausteine enorm ankurbeln. Da die Aronia -was den Anthocyan-Gehalt betrifft- Spitzenreiter ist, ist sie auch in diesem Punkt die Nr. 1.

4. Anregung der Ausscheidungsorgane im Einzelnen

4.1 Den Stuhlgang täglich fördern
Auf die Ausscheidung kommt es an; außen wie innen!
Da ist es gut, den Stuhlgang zu fördern, d. h. eine Ernährung, die dem Darm ein bisschen Druck macht, z.B. grobes Vollkornbrot, Kohlarten und Möhren (halb gar gekocht), eingeweichte Feigen und Pflaumen, Bittersalate, etwa Chinakohl, Eissalat, Kopfsalat, naturtrüber Apfelsaft am besten mit Diätmolke und einem Schuss Apfelessig, rohes Sauerkraut (natürlich milchsauer-vergorenes) und entsprechendes Gemüse und mildes Obst, z.B. Gartenkürbis, Ananas, Äpfel usw. Unbedingt zu meiden sind denaturierte Nahrungsmittel, etwa feines Weizenmehl, geröstetes Weißbrot, Instant- und sonstige Fertigprodukte aus der darmfäulnis-produzierenden Fastfood-Industrie, siehe auch S. 124.

Zur natürlichen Anregung des Darmes empfehle ich:
Morgens nüchtern 20 ml kaltabgefüllten Aroniasaft, siehe im Anhang.
Danach 1 Joghurt, 1 Teelöffel Leinsamen, 4 Teelöffel Weizenschrot, über den Tag verteilt, mindestens 1 Liter Sauerstoffwasser trinken.

4.2 Auch Bewegung regt den Darm an!
Wer in der Umstimmungszeit täglich Morgengymnastik oder Yogaübungen (Hatha-Yoga, Asanas) durchführt, muss nach dem Frühstück garantiert auf die Toilette! Zur besseren Darmentgiftung empfehle ich viermal in 14 tägigen Abstand eine Colon- Hydrotherapie. Alternativ sind bei chronischer Verstopfung auch Einläufe (Klistiere) hilfreich. Auch die innere Darmmassage mit einer speziellen Asana-Übung ist sehr wirksam. In hartnäckigen Fällen helfen sicher Bitter- oder Glaubersalz. Diese drastischen Abführmittel sollten jedoch nur im Notfall eingenommen werden, wegen der Leberbelastung und des Mineralstoffwechsels. Ein gutes Darmflora-Aufbaumittel ist der selbst angesetzte Milchkefir bzw. auch Wasserkefir, siehe unter Bezugsquellen.

4.3 Wie soll man Essen?
Fürs Essen muss man sich Zeit nehmen!
Kleine Portionen und mehrmals am Tag, war für Magen und Darm immer schon zuträglicher. Nur kleine Bissen in den Mund nehmen, dabei häufiger kauen, gut einspeicheln und jeden Bissen ausschmecken, ihn genießen, siehe auch S. 124.über die Ernährungsregeln.

4.4 *Die Nierenfunktion anregen*

Die Nieren können nur dann arbeiten, wenn sie genügend Flüssigkeit erhalten, deshalb müssen für die Nierenausleitung größere Flüssigkeitsmengen zugeführt werden. Zur ausreichenden Schlackenausscheidung benötigt der Organismus mindestens 2 Liter Flüssigkeit pro Tag, am besten gereinigtes Sauerstoffwasser, oder gefiltertes Trinkwasser und am allerbesten ist frisches Quellwasser, wer`s hat. Harnfördernde Lebensmittel sind vor allem Zwiebel, Selleriesaft, Rettich, Kürbis, Spargel, Petersilie, Dill und Kresse. Bei chronischen Nierenkrankheiten sollte ein fachkundiger Therapeut spezielle Nierenfunktionsmittel auswählen, siehe auch Literaturhinweise.

4.5 *Die Hautausscheidung verbessern*

Neben den Schleimhäuten der Luftwege (Nase und Bronchien) sowie dem Darm scheidet auch die Haut über den Schweiß Säure und Gifte aus. Diese Aufgabe übernehmen hauptsächlich die Schweißdrüsen, die sich durch Wickel, Dampfbäder und Sauna gut anregen lassen. Auch Farblichtbestrahlungen mit bestimmten stoffwechselanregenden Frequenzen eignen sich, gehören jedoch in die Hände des Fachmannes. Die Haut kann bei Ausscheidungsstörungen der inneren Organe teilweise ausgleichen und über ihre Reflexzonen lassen sich diese schneller aktivieren (Bindegewebs- oder Reflexzonenmassage).

4.6 *Die Haut- und Lymphzirkulation anregen*

Physikalische Maßnahmen wie Wasseranwendungen (auf die ich hier nicht eingehen kann) und spezielle Massagetechniken sind seit langem ein fester Bestandteil vieler Entschlackungskuren. Der Lymphdrainage und Bindegewebsmassage kommt hier wegen ihrer stark entgiftenden Wirkung ein besonderer Stellenwert zu. Die Lymphe, -vergleichbar mit der Kanalisation einer Stadt-, braucht ständig die Anregung; gerät sie ins Stocken, dann verschlechtert sich sofort die Blutqualität und es kommt zur gefährlichen Blut-Eindickung. Zusätzliche innere Mittel: Lymphomyosot, Lymphdiaral oder Weihrauch (Olibanum RA Tropfen).

4.7 *Ausscheidungen über den Unterleib*

Monatliche Unterleibsblutungen wirken natürlich entgiftend, deshalb sollte während der Umstimmungsphase keine Pille genommen werden, damit das hormonelle Zusammenspiel wieder zu seinem natürlichen Gleichgewicht zurückfindet. Wenn nach Unterleibsoperationen die Periode ausfällt, können entsprechende Sitzbäder die vaginalen Schleimhäute zur Ausscheidung anregen.

4.8 Blutreinigungen durch richtiges Atmen
Vielfach unterschätzt wird die reinigende Kraft der richtigen Atmung. Je tiefer der Mensch ausatmet, desto mehr vermag er einzuatmen. Die Pranayama-Techniken aus dem indischen Hatha-Yoga sind hierfür bestens geeignet. Chronischer Sauerstoffmangel oder eine unterschwellige Hypoxie wird so auf natürliche Weise behoben.

4.9 Apparative Entgiftungsmöglichkeiten
Entgiftung und Entschlackung lässt sich auch biophysikalisch gut unterstützen, z.B. mit pulsierenden Magnetfeldern, die nach den Befunden der Dunkelfeldmikroskopie (nativer Blutausstrich) eine Entpackung der roten Blutkörperchen bewirken, d.h. die Verthrombung (Verbackung, „Geldrollenphänomen") wird durch die Magnetfeldstimulation erheblich schneller aufgelöst. Biophysiker erklären, dass die negative Ladung an der Außenhaut der roten Blutkörperchen positiv umgepolt wird, wodurch wieder mehr rote Blutkörperchen für den Gastransport bereitstehen. Hieraus resultiert die bessere Fließfähigkeit des Blutes (Viskosität) und die gesteigerte Sauerstoffabgabe sowie der CO_2-Abtransport, was jede Form der Entgiftung erheblich beschleunigt.[47]

Was bewirken Anthocyane, Betacyane und Procyanidine in menschlichen Zellen?

Dass Pflanzenbegleitstoffe die zelluläre Atmungskette unterstützen und somit den Energiegewinnungsprozess fördern, ist in der Ernährungswissenschaft schon länger bekannt. Mit den pflanzlichen Farbstoffen aus der großen Gruppe der Flavonoide, z.B. Betanin u.a., konnten schon in den 60er Jahren des vorigen Jahrhunderts die Zellatmung im humanen Tumorgewebe erheblich verbessert und das Wachstum verschiedener Tumore gehemmt werden. Eine ähnliche Wirkung ließ sich auch mit Heidelbeeren- und Rotweinextrakt erzielen.[48] Betanin, z.B. der Hauptwirkstoff der Roten Bete, gehört biochemisch zu den Flavonoiden. Seine intensive, dunkelrote Färbung weist ihn der Untergruppe der Betacyane zu, welche den Elektronen- und Protonenaustausch in der mitochondrialen Atmungskette aktiviert und die Reaktionsschritte der Atmungsenzyme präzisiert. Betacyane können nachweislich toxische Beschädigungen an der großen Gruppe der Zytochrom-Oxidasen (früher „Warburg'sches

Atmungsferment") regenerieren und somit das notwendige „Recycling" bis zur Wasserausscheidung wiederherstellen.

Experten schätzen die Effizienzsteigerung sämtlicher Enzymgarnituren sowohl durch Betacyane als auch durch die Gruppe der Anthocyane auf ungefähr plus 5% mehr Stoffwechselleistung, aller Organe und Systeme, insofern kann man sie auch als antikanzerogen (krebshemmend) und wohl auch antimutagen einstufen (Schutz der DNS-Erbinformation). Zurzeit gelten unter Experten die pflanzlichen Farbstoffe Betacyane und Anthocyane als Präventivmittel ersten Ranges.[49] Es kommt z.B. zur Stärkung der Leber- und Gallenfunktion, zur intensiveren Blutentschlackung und zur Erhöhung der Roten Blutkörperchen Rate sowie zur effektiveren Modulierung des gesamten Immunsystems. Auch wird die Feinst Durchblutung der Sinnesorgane im Kopfbereich, verbessert, die Wachheit, Präsenz und Aufmerksamkeit sowie die mentalen Leistungen. Letztlich also mehr Vitalität und Durchsetzungsvermögen.[50] Zum besseren Verständnis habe ich im Anhang eine vereinfachte Darstellung des zellulären Energiegewinnungsprozesse dargestellt.[51, 51.1]

Die Schlüsselstellung (pflanzlicher) Chinone im zellulären Energiegewinnungsprozess

Chinone entstehen durch Oxidation aus Polyphenolen (Flavonoide), die sozusagen ihr Rohstoff sind. Die durchweg gefärbten Chinone sind starke Oxidationsmittel und zu mannigfachen Additions-Reaktionen fähig. Dies haben sie ihren überragenden, lichtoptischen Eigenschaften zu verdanken, deren Hohlraumresonanzen über stehende Wellen (Laserlicht), die Elektronen und Moleküle der Zellorganellen gezielt anregen, um ihre Reaktionsmuster ständig neu anzupassen und zu präzisieren, siehe auch S. 76 - 77 und Glossar.

Wie schon erwähnt, sind die pflanzlichen Farbstoffe, z.B. Anthocyanen sowie Carotinoiden, in den Blütenpollen, in etlichen roten oder blauen Beeren, allen voran in der Aronia-, Holunder-, Heidel- und Johannisbeere, auch im Wurzelgemüse wie Rote Bete (Betanin) oder Karotten (Carotinoiden), aber auch in einigen Pilzen (Pilzfarbstoffe,), die substanzielle Grundlage der Chinone.

Durch ihre besondere Stellung in der Atmungskette [51,2] am Übergang der Plusphase des Redoxpotenzials, dort, wo z.B. das Ubichinon (Vitaminoid Q 10) sowohl zwei Elektronen als auch zwei Wasserstoffprotonen abgibt, geschieht der entscheidend, energetische Ausgleich. Oxidierende Chinone sind also in der Lage, die ständig subtilen Ungleichgewichte zwischen Oxidation und Reduktion aufzufangen, man nennt diese Funktion auch „Redoxpuffer." [52]

Diese grundlegenden Wirkungen der Aronia-Anthocyane auf der zellulären Ebene zeigen, wie sie präventiv die Potenziale der Oxidation und Reduktion im labilen Gleichgewicht halten, sodass viele Krankheiten schon im Ansatz verhindert werden. Allein ihr grundlegender Einfluss auf den Energiegewinnungsprozess, erspart uns deren Aufzählungen und Begründungen, die ohnehin immer auf das gleiche Grundprinzip hinauslaufen.

Anthocyane, Betacyane und Procyanidine können unterschwelligen Sauerstoffmangel (Hypoxie) verhindern

Eine der weitverbreiteten Mängel ist die Hypoxie, -der unterschwellige Sauerstoffmangel! Obwohl viele genügend frische Luft tanken, fühlen sie sich trotzdem müde und schlapp - müssen ständig gähnen. Sehr wahrscheinlich liegt dies daran, dass die Zellen bzw. deren Enzymgarnituren nicht in der Lage sind, den eingeatmeten Sauerstoff voll zur Energiegewinnung zu nutzen.

Der Luftsauerstoff, den wir ständig aufnehmen, kann sehr wohl als Oxidationsmittel im Energiegewinnungsprozess voll ausgeschöpft werden, wenn den Zellen alle Ausschöpfungsmöglichkeiten zur vollen Verfügung stehen. Dies geschieht wesentlich über eine hochwertige Pflanzenkost mit ausgereiften Pflanzenbegleitstoffen, sauberes Wasser, genügend Bewegung, ausreichende Sauerstoffaufnahme, ein ordentliches Pfund Begeisterung und seelische Ausgeglichenheit. Unterstützt wird w. g. der Energiegewinnungsprozess in der Atmungskette von den photonenreichen Flavonoiden bzw. Anthocyanen und Procyanidine aus der Nahrung. Durch ihre Energiepotenziale im photonisch angeregten Einer- und Zweier- Elektronenschritt und als Vermittler spenden sie einerseits Elektronen und nehmen andererseits Wasserstoffprotonen auf. Ihre Photonen- und Elektronenüberschüsse entschärfen zudem freie Radikale, z.B. das in der Atmungskette häufig auftretende Superanionradikal. [53]

Aronia -Anthocyane gegen Parkinson?

Regensburger Wissenschaftler (Dreiseitel A., Dr. Sand Philipp), konnten in einem Labortest im Oktober 2009 zeigen, dass Anthocyane neben den bereits bekannten Wirkungen auch auf den Gehirnstoffwechsel speziell im Neurotransmitterbereich eine wichtige Schutzfunktion entfalten. Die Mitarbeiter vom Lehrstuhl für Psychiatrie, Psychosomatik und Psychotherapie der Universität Regensburg veröffentlichten in der Ausgabe Oktober 2009 der Zeitschrift *Pharmacological Research* ein Experiment, indem die Farbstoffe von Beeren, vor allem die Anthocyane gleichzeitig zwei Enzyme hemmen, die für den Gehirnstoffwechsel eine wichtige Rolle spielen. In Experimenten mit insgesamt 25 verschiedenen Beereninhaltsstoffen fanden sich mehrere Farbstoffe, die eine hemmende Wirkung auf die Monoaminooxidasen (MAO) A und B entfalten. MAO-Hemmstoffe werden seit langem erfolgreich gegen M. Parkinson und Depressionen eingesetzt. Zwar erreichen die blauen Beeren-Farbstoffe nicht die gleiche Effektstärke der handelsüblichen Arzneimittel, doch ist vorstellbar, dass sie als Nahrungsergänzung in höheren Konzentrationen durchaus lindernd bzw. dämpfend auf neurologische Krankheitsbilder einwirken können. MAO A und B wirken innerhalb der Mitochondrien, - den Energiekraftwerken der Zelle. Eine Hemmung des Enzyms führt zum verlangsamten Abbau verschiedener Neurotransmitter wie Noradrenalin, Dopamin und Serotonin sowie einiger Hormone, wie beispielsweise Adrenalin. Im Gehirnstoffwechsel stehen dann vermehrt Neurotransmitter zur Signalübertragung bereit. Gegenwärtig ist noch unklar, welche Menge Beeren täglich einzunehmen ist, um eine messbare Hemmung von MAO, A und B, in der Praxis herbeizuführen.[54]

Im Anhang zitiere ich Herrn Philipp Sand, welcher zusammen mit Andrea Dreiseitel diese Untersuchungen durchführte. [54.1]

Den höchsten bislang gemessenen Anthocyan-Gehalt weist die Aronia-Beere auf, es folgen Holunder- und Schwarze Johannisbeere sowie Heidelbeere. Zu den übrigen Nahrungsquellen mit hohem Anthocyan-Anteil zählen Weintrauben, Kirschen und Rotkohl bzw. Blaukraut. Eine klinische Studie steht zwar noch aus, doch könnte hier die Aronia-Beere mit ihren Anthocyan-Spitzenwerten durchaus ein alternatives Naturheilmittel sein.

Positive Wechselwirkungen zwischen Darmflora und Anthocyanen

Auf Grund der signifikanten Wirkungen müssten die Anthocyan-Konzentrationen im Blutplasma oder deren Abbauprodukte im Harn deutlich höher liegen, was jedoch nicht der Fall ist. Widerspruchsfrei auflösen lässt sich dieser Sachverhalt wenn wir die Wechselwirkung zwischen Anthocyanen und den zahllosen Darmbakterien in der individuellen Darmflora berücksichtigen. Offenbar sind sie es, welche die langkettigen Pflanzenbegleitstoffe Anthocyanen und Oligomere Procyanidine und Polymere soweit aufspalten, dass die kleinen, kurzkettigen Moleküle ins Blut gelangen, also die Trimere und Dimere. Die langkettigen Verbindungen (Oligomere und Polymere) bleiben zwar im Darm liegen, doch sie hydrolisieren allmählich, werden z.B. zur Gallus- und Ellagsäure abgebaut, welche die Dickdarmschleimhaut reinigen und für Krebszellen lebensgefährlich sind. Diese langkettigen Moleküle können also eine wichtige Rolle bei der Bekämpfung von Darmkrebs spielen, denn im Rahmen von Laborversuchen mit verschiedenen Zeltlinien konnte nachgewiesen werden, dass die oligomeren Verbindungen das Wachstum von Darmkrebszellen merklich hemmten, während die gesunden Zellen in ihrer Entwicklung kaum beeinträchtigt wurden. [54.2]

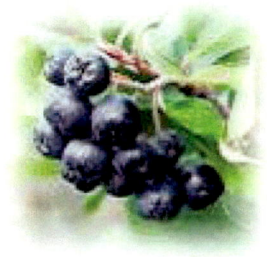

Abb. 22; Aronia

Deshalb wird man den bei der bakteriellen Verdauung entstehenden Metaboliten aus Anthocyanen u.a. Pflanzenbegleitstoffen künftig größere Aufmerksamkeit schenken müssen. Der rot-blaue Farbstoff (Anthocyane) sowie deren Abkömmlinge sind den Darmbakterien eine besonders leckere Delikatesse, denn einerseits stimuliert er deren Stoffwechsel und die nachfolgenden Ausscheidungen (Metaboliten), die dem Wirtsorganismus im wahrsten Sinn des Wortes zum Heile gereichen, andererseits machen die Anthocyanen den Fäulnisbakterien, -wovon heute wegen der schädlichen „Fastfood Kultur" zu viele im Darm negativ schmarotzen- dem Organismus das Leben schwer, siehe auch S. 86- 88. Die phänomenalen Wirkungen stammen m. E. von den bakteriellen Metaboliten, aus dem pflanzlichen Farbstoffen und den Phenolsäuren. Sie sind es wahrscheinlich, welche die unglaublich vitalisierende Ausgleichswirkung entfalten.[55] Möglicherweise auch noch photonisch angereichert, deren hoher Informationswert der Organismus immer wieder benötigt um seine vielfältigen physiologischen Ausgleichsfunktionen und Reparaturen zur rechten Zeit durchführen zu können. Dies zeigt wieder einmal mehr, dass auch auf der Stoffwechselebene Energien der molekularen Zu- und Abneigung das Terrain beherrschen und den Effektivitätsgrad wesentlich mitbestimmen. Die Zuneigung (Affinität) der Symbionten des Darmes zu den Nähr- und Wirkstoffen sowie zu den Mikro- und Makromolekülen und deren Wechselwirkungen (Symbiose), sichert das Überleben, das ist der eigentliche Nutzen, den wir an unseren Darmbakterien haben. So betrachtet, dürfte die Darmflora bei der Metabolisierung von Pflanzenbegleitstoffen eine sehr wichtige, wenn nicht gar die entscheidende Rolle spielen. Welche subtilen Effekte die metabolisierten Anthocyane und Procyanidine dann im endogenen Zellstoffwechsel entfalten, ist ein noch riesiges Forschungsfeld, zumal kein Labor (nicht mal annähernd) die Bedingungen einer „in vivo-Darmflora" herstellen kann.[56]

Fazit

Insgesamt förderte die Forschung überraschend positive Ergebnisse in den letzten Jahren zutage, die bestätigen, dass wir auf die Pflanzenbegleitstoffe - die Gruppe der Anthocyane und ihre Abkömmlinge-, nicht mehr verzichten können, weil sie durch ihre Promoter Funktion fast alle Nährstoffe, darunter auch die gesamte Vitaminpalette, erst voll verwertbar machen.

Siehe auch im Anhang, S. 96, eine wissenschaftliche Studie von Prof. Dr. Frau Iwona Waver, Lehrstuhlinhaberin für Lebensmittelchemie und Pharmazie an der Universität in Warschau, zum Thema: *„Anthocyane und Strahlenkrankheit.* „siehe auch Glossar.

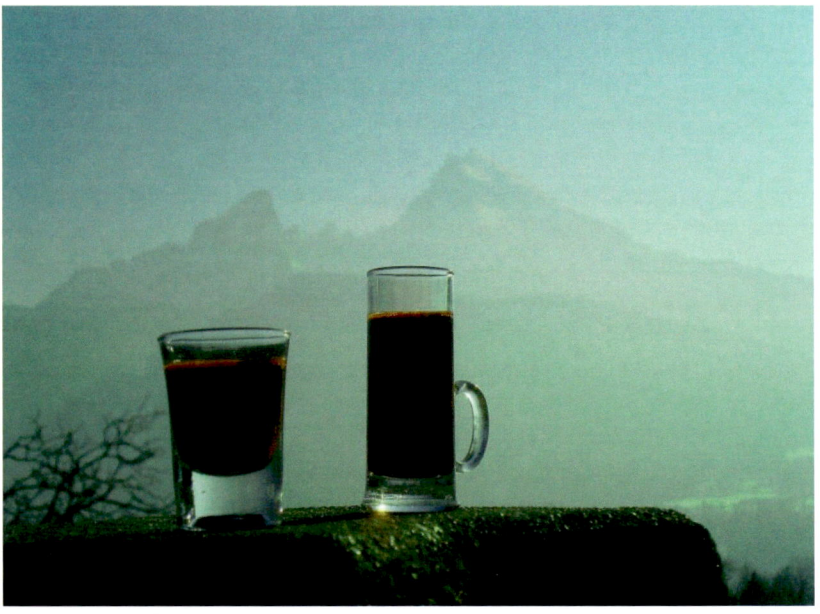

Abb. 23; Zwoa Stamperl vom Aroniasaft: oans fürs Weiberl, s'andere fürs Manderl

4. Teil

Was bedeutet der ORAC-Wert

ORAC ist das Kürzel von: **Oxi**gen **R**adical **A**bsorbance **C**apacity -eine Mess-methode, die in TEAC-Einheiten (**T**rolox **E**quivalent **A**ntioxidant **C**apacity) ge-rechnet wird. Die Einheiten ermöglichen die genaue Bestimmung der antioxida-tiven Kapazität eines Lebensmittels. Vereinfacht gesagt, gibt dieser Wert den Grad an, mit dem ein Nahrungsmittel in der Lage ist, schädliche, freie Radikale im Körper zu neutralisieren. US-Forscher empfehlen, täglich mindestens 3.500 bis 5.000 ORAC- einzunehmen, um die möglichen Folgen antioxitativer Schä-digungen zu minimieren.

Grafik: Total ORAC in TE pro 100g, in Beerenfrüchten
TEAC-Einheiten (**T**rolox **E**quivalent **A**ntioxidant **C**apacity)

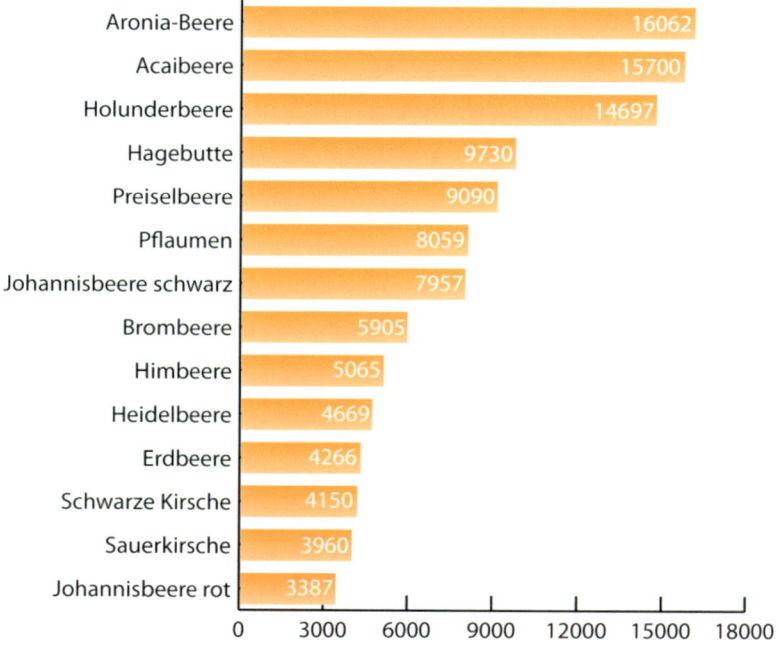

Abb. 24
Die Werte entstammen wildgewachsenen Beeren.
Quelle: USDA Database 2010

Bemerkung: Im frischen Fruchtfleisch der Beeren liegt der ORAC -Wert stets höher als im reinen Presssaft, ebenso der OPC-Wert, da die Konzentrationen in den Schalen am höchsten sind. Der Pressrückstand (Trester, bestehend aus Schalen und Körner) ist das Beste, wenn auch nicht geschmacklich. In der Veterinärmedizin wird er bereits erfolgreich eingesetzt, siehe auch im Nachtrag.

Aminosäure-Anteil, in der Aronia-Beere (mmol pro 100 ml)

Alanin	0,3
Ammoniak	0,4
Arginin	0,15
Asparagin	7,0
Asparaginsäure	0,5
g-aminobuttersäure	0,8
Glutamin	0,7
Glycin	0,1
Gutaminsäure	0,5
Histidin	0,09
Isoleucin	0,04
Leucin	0,03
Lysin	0,1
Phenylalanin	0,05
Prolin	0,4
Serin	0,5
Threonin	0,5
Tyrosin	0,02
Valin	0,1

Methionin in Spuren
Ornithin in Spuren
Quelle: Ara, 2002

Organische Säuren

Organischer Säuren; die häufigsten in der Reihenfolge:

L-Äpfelsäure (2-Hydroxibernsteinsäure) 9,0 g/l Direktsaft

Chlorogensäure   4,0 g/l Direktsaft

Bernsteinsäure   1,5 g/l Direktsaft

Citronen-,500mg/L, Shikimi,- 80mg/L, und Iso-Citronensäure 65mg/L, Direktsaft

Quelle: Kulling SE et al., Chokeberry. In Planta Med 2008; 74: 1625-1634

Vitamine, Mineralien und Antioxidativität in der Aronia

Wasserlösliche: H, C, B1, B2, B6, B9, B12, Niacin, Folsäure,
Fettlösliche: Provitamin A, (Provitamin Carotinoide) E und K.
Mineralien und Spurenelemente: Kalium, Calcium, Phosphor, Eisen, Kupfer, Mangan, Jod und Zink).
Bedeutend sind die Mengen an Jod und Eisen (hängt jedoch vom Mikroleben des Bodens ab!) [57]
Der hohe präventive Stellenwert des OPC in der Aroniabeere, sowie der Anthocyane, steht hier außer Frage und wird immer mehr in die medizinisch-therapeutischen Überlegungen miteinbezogen. Die Mehrheit der Ernährungswissenschaftler empfiehlt daher naturbelassene, pflanzliche Biokost: *Gemüse, Getreide plus Obst- und Beeren oder deren frisch gepresste Säfte.*

Die antioxidative Kapazität
Die vielseitigen physiologischen Wirkungen der Anthocyane und der Oligomeren Procyanidine (OPC) sind enorm und überragen in einigen Punkten die Vitamine und Spurenelemente, wobei das antioxidative Potenzial eher eine Domäne der Pflanzenbegleitstoffe ist.
„So hat z.B. ein Gramm Schalenextrakt aus der Aronia-Beere die gleiche Wirksamkeit wie der Saft von 11 Zitronen" (Norbert Groth, Geschäftsführer der FA. Galenus GmbH).[58]

Bemerkung: Vor gespritztem Obst und Gemüse sollte man sich heutzutage in Acht nehmen, denn die Lebensmittelverordnung wird infolge lascher Kontrollen nicht konsequent umgesetzt, zum Teil auch unterlaufen. Schon mit einer morgendlichen Ration von ca. 30 ml Aroniasaftes kann dieses Problem elegant umgangen werden.

Empfehlung
Demnach müssten also täglich ein volles Stamperl (20 bis 30ml) Aroniamuttersaft pro Tag genügen (am besten morgens nüchtern), um den gleichen ORAC-Wert zu erzielen, wie fünferlei täglich verzehrte Obst- oder Gemüsesorten, womit der von den US-Forschern empfohlene tägliche ORAC-Wert von 3.500 – 5.000 oder TEAC-Einheiten erreicht ist. Einen solchen Krafttrunk gibt es tatsächlich. Anfragen, siehe Adressen und Bezugsquellen.[59]

Wichtige Studienbeiträge und Praxiserfahrungen über die Anthocyan-Wirkungen u.a. auch mit Aronia

(siehe Fachbeiträge unter Literaturhinweise, S.198- 206)

1. Herz-Kreislaufschutz: Schützt das Herz vor oxidativem Stress, z.B. nach Ischämie-Reperfusion (*Amorini, et al.,* 2003). Mehr mikrozirkuläre Durchblutung, z.B. der Sinnesorgane; Augen, Ohren oder sensible Bereiche des zentralen Nervensystems (*Naruszewicz, et al.,* 2004).

2. Bessere Blutverteilung im Gehirn: Oligomere Procyanidine können ungehindert die Bluthirnschranke passieren und dort blockierende Toxine neutralisieren sowie ausleiten. Generell nimmt im Kapillarbereich der physiologische Füllungsdruck zu (*Naruszewicz, et al.,* 2007). Dies intensiviert die mikrozirkuläre Dynamik und verbessert insgesamt die Hirnleistung, z.B. das Gedächtnis. Alternativ zu versuchen beim ADH-Syndrom, siehe S. 45, wo die jahrelange Einnahme gängiger Psychopharmaka (z.B. Ritalin) erfolglos blieb.

3. Signifikanter blutdrucksenkender Effekt, Reduzierung des arteriosklerotischen Risikos, Senkung des Angiotensin-Converting-Enzym-Blutspiegels, ebenso den CRP-Spiegel, hierdurch Verbesserung des physiologischen Füllungsdrucks im Kapillarbereich (*Naruszewicz, et al.,* 2007, *Skoczynska, et al.,* 2007). Aronia-Anthocyane haben nachweislich einen stärkeren Senkungseffekt als gängige Chemotherapeutika, z.B. Diuretika, ACE-Hemmers sowie Ca-Antagonisten (*Broncel, et al.,* 2007*).

4. Senkung des Gesamtcholesterinspiegels, somit Schutz vor LDL-Oxidation und Reduzierung des arteriosklerotischen Risikos (*Serraino, et al.,* 2003, *Satue-Gracia, et al.,* 1997, Naruszewicz, et al., 2007). Triglizeride, Cholesterin sowie, LDL-Cholesterin (*Sikora, Broncel und Skoczynska, et al.,* 2007).

5. Senkung des Zuckerspiegels bei Diabetes Typ II, um 25% *(Ong & Khoo,* 1996, *Perez et al.,* 1998, *Simeonov et al.,* 2004).

6. Mehr Sauerstoffangebot und effektivere zelluläre Energiegewinnung; Anthocyane und Procyanidine aktivieren den Sauerstoff und verbessern die Energiegewinnung, sie stimulieren den Sauerstofftransport im Blut (Hämoglobin) (*Simeonov, et al.,* 2004*).

7. Zelluläre Entsäuerung: Anthocyane und Procyanidine sind hervorragende Elektronenspender und tragen daher effektiv zur Entsäuerung des Bindegewebes und der Organzellen bei *(Tsenda, et al., 2003)*.

8. Überragender Radikalfänger, daher hohes antioxidatives Potenzial: 100g Aroniafruchtfleisch enthalten 32.000 µmol -Procyanidine (TE/100g), was der bislang höchstgemessene Wert ist und den anderer Beerensorten sowie die bekannten Antioxidantien (Vitamin C und E) aber auch den des Traubenkernextraktes (Reservatrol) um das Zehnfache ihrer antioxidativen Wirkungen übertrifft *(Zheng & Wang, 2003; Prior, et al., 2003)*. Besonders Oligomere Procyanidine entschärfen Radikale, z.B. das in der Atmungskette sehr häufig auftretende Superanionradikal (*Satue-Gracia, et al., 1997; Wang, et al., 2003; Kang et al., 2003; Ramirez- Tortosa et al., 2001; Katsube, et al., 2003; Viljanen et al., 2004; Achim Bub, Symposium, 2005;* Uni Karlsruhe i. Auftrag des Bundesforschungsministeriums).

9. Antithrombotische Wirkung; Anthocyane und Procyanidine verlangsamen die Blutgerinnung und verringern das „Verbackungsrisiko" der Thrombozyten, alternativ zur Blutverdünnung und Zirkulationsverbesserung (in vitro*): Morazoni und Magistretti, 1990; Hertog, et al., 1993; Olas, et al., 2008)*.

10. Leberschutzeffekt (protektiv); z.B. beschleunigen Anthocyane und Procyanidine die Regenerierung des Lebergewebes nach oder während einer Chemotherapie oder infolge industrieller Giftbelastung, etwa mit Tetrachlorkohlenwasserstoffen (*Valcheva-Kuzmanova Borisova, et al., 2004)*.

11. Magenschleimhautschutz bei anazider Gastritis oder erodierter Schleimhaut *(Matsumoto, et al., 2004)*.

12. Antibakterielle und antivirale Wirkungen; gegen bakterielle Harnwegsinfekte (*Sobota, 1984)*. Nach *Galvano, et al., 2004,* hemmen Anthocyane und Procyanidine das Enzymsystem der Bakterien, mit dem sie die Membran der Wirtszelle aufzuknacken versuchen.

13. Resistenzen von Bakterien und Viren auf Aronia-Anthocyane sind eher unwahrscheinlich, dies belegen *die Studien von Nakayama et al., 1993* (Antiviral Res. 21289-99), ebenso *Ludwig et al., 2006;* Uni. Münster: über mögliche Resistenzen von Viren auf Polyphenole, zumindest in vitro.

14. Verbesserung der visuellen Wahrnehmung im Dunkeln (Dunkeladaption); schnellere Regeneration des Sehpurpurs *(Galvano et al.,* 2004).

15. Optische Effekte des antioxidativen Potenzials; z.B. Abblassen oder Verschwinden von Altersflecken „Rostschutzeffekt", siehe Erfahrungsberichte S. 117

16. Bindegewebe: Besserung der kollagenen Reorganisation des Binde- und Stützgewebes durch Stimulierung der Kollagen- und Elastinfasern *(Wilska-Jeszka,* 1996).

17. Antimutagener Effekt (Schutz der genetischen Erbinformation –DNS); z.B. bei Nitrosamin-Belastung und anderen chemotoxischen Substanzen (*Valcheva-Kuzmanova Borisova, et al.,* 2004, *Gasiorowski, et al.,* 1997).

18. Schwermetallausleitung: Anthocyane und Procyanidine neutralisieren Metall Ionen durch Komplexierung *(Sarma, et al.,* 1997; *Satue-Gracia et al.,* 2009). Durch „Chelatisierung" können Schwermetalle nierengängig gemacht und ausgeleitet werden *(Simeonov et al.,* 2002).

19. Antikanzerogene Wirkung (krebshemmend) und Strahlenschutzeffekte; z.B. Schleimhautzellen, des Dickdarms durch die Bildung phenolischer Säuren (Ellagsäure) in der Darmschleimhaut *(Kang et al.,* 2003; *Malik et al.,* 2003; *Katsube et al.,* 2003). Gegen- und Vorbeugemittel bei verschiedenen Krebserkrankungen insbesondere auch bei Darm-, Gebärmutter-, Brust-, Bauchspeicheldrüse-, Prostata-, Haut- und Speiseröhrenkrebs *(Daniel Nixon, Hoolins-Krebsforschungsinstitut in South Carolina (USA).*

20. Strahlenschutz; mehr Immunität gegen krebserregende UV-Strahlung sowie schnellere Erholung bei radiologischem „Strahlenkater" *(Siems et al.,* 2005).

21 Antientzündliche sowie antiinflammatorische Effekte; beschleunigte Wundheilung bzw. deren Verschließung, infolge immunmodulierender Effekte *(Rossi et al.,* 2003; *Tall et al.,* 2004; *Wang und Maza et al.,* 2002).

22. Hinreichende Bioverfügbarkeit; nach ca. 20- 30 Min., sofern eine intakte Darmflora gegeben ist (*Aherne & O'Brien*, 2002, *Watzl & Rechkemmer* 2001; *Williamson* 2000; *Netzel et al.,* 2001).

23. Aronia-Anthocyanidine wirken anscheinend besonders intensiv auf die Augen sie verbessern nicht nur die Sehkraft, sondern stärken auch gegen Entzündungen wie Konjunktivitis und Uveitis (Aderhautentzündung und Überempfindlichkeit) (*Ogami, K., et al.,* 2005, über die antientzündlichen Effekte des Aroniaextraktes bei Augenentzündungen insbesondere die Aderhaut).

24 Regenerative Wirkung auf die Innenhaut der Blutgefäße: *(Han, Wie Sheng Yan liu, et al.,* 2005, konnten mittels Aroniaextrakte eine regenerierende Wirkung auf das Endothel der Blutgefäße nachweisen).

25 Aroniaextrakt stärkt die Magenschleimhaut, macht sie auch widerstandsfähiger gegen Medikamenteneinwirkungen (Schmerzmittel) *(Valcheva-Kuzmanova, S., et al.,* 2005, beobachteten die Magenschleimhautschützende Wirkung der Aronia bei Schmerzmittelabusus (Indometacin).

26 Hemmung des Krebsgeschehens im Dickdarm: *(Lala G, et al.,* 2006, konnten zeigen, dass Anthocyan Extrakte wachstumshemmend auf Krebszellen des Dickdarms einwirken.)

27 Abbauhemmende Wirkung der Neurotransmitter: Forscher an der Uni Regensburg konnten zeigen dass Anthocyane auf bestimmte Enzyme (Monoaminooxidasen (MAO) A und B, eine verlängernde Wirkung entfalten. Seit langem werden MAO-Hemmstoffe erfolgreich gegen M. Parkinson und Depression eingesetzt. Wenngleich die Effektstärke der blauen Beeren-Farbstoffe deutlich geringer ist als die der handelsüblichen Arzneimittel, so könnten sie angereichert in der Nahrungsergänzung, durchaus lindernd bzw. dämpfend auf neurologische Krankheitsbilder einwirken. MAO A und B wirken innerhalb der Mitochondrien, - den Energiekraftwerken der Zelle. Wenn der Abbau von MAO A & B durch die Anthocyane verlangsamt wird, dann sind davon auch Dopamin und Serotonin sowie einige Neuro-Hormone betroffen, z.B. Noradrenalin, Adrenalin. Sozusagen wird der Hirnsprit (Signalübertragung im Gehirnstoffwechsel) verlängert, also mehr Neurotransmittel (*Sand, P. G., et.al.,* 2009 & *Dreiseitel, et al.,* 2009), siehe auch Fachbeiträge über Aronia, S. 200.

Das Gemeinsame der Aronia-Wirkungen

1. Die Anthocyane und Procyanidine der Aronia-Beere können das multifaktorielle Geschehen des Alterungsprozesses verlangsamen, weil sie über ihren ordnenden Photonenüberschuss den zellulären Energiegewinnungsprozess anregen, indem sie die Elektronen- und Wasserstoffübertragungen sowie die Oxidation des Sauerstoffs verbessern, ergänzen und präzisieren; zudem auch durch ihre außergewöhnlichen Radikalfänger-Eigenschaften schädlichen Kettenreaktionen vorbeugen.

2. Die Energiegewinnungsprozesse in den Zellen laufen durch die Aronia-Wirkstoffe geordneter und präziser ab, wodurch die Zellschlacken regelrechter ausgeschieden werden. Mit Aronia-Anthocyanen können die Zellen vor toxischer Übersäuerung und vorzeitiger Degeneration bewahrt werden und ihr zyklisches Teilungsprogramm voll erfüllen, sofern ein gemäßigter Lebenswandel praktiziert wird, siehe auch S. 124 unter Ernährungsregeln und 46.

Kollegiale Empfehlung

Es existieren auf dem Markt mehrere Aroniasäfte, in Kombination mit speziellen Kräutermischungen, die sich auf dem deutschen und wohl auch auf dem österreichischen Markt inzwischen gut positioniert haben. Die umfangreichen Kräutermischungen (bis zu 40 Kräuter) sind mit unterschiedlicher Technologie als hochdispersive Kräuterfluids eingebracht, allerdings in sehr voneinander abweichenden Konzentrationen, d. h. von 25 bis 120 Gramm aufwärts, pro Liter.

Sofern auf der Basis des reinem Muttersaftes, übertrifft die Anthocyan-Konzentration dieser Säfte bei mindestens 30 ml Tagesdosis, jenen Aroniaextrakt erheblich, mit dem 2007 und 2008 die erstaunlichen Ergebnisse einiger Blutwerte und des Blutdruckes erzielt wurden, siehe auch S. 40.

Etwa 30 ml dieses Saftes enthalten ca. 81 mg Anthocyanidine (um mehr als das Doppelte), 32 mg Phenolsäuren sowie ca. 175 mg OPC. Die antioxidative Kapazität ist damit bedeutend erhöht, und ein blutdrucksenkender Effekt sowie die Verminderung des arteriosklerotischen Risikos (weniger Blutfett, weniger LDL-Cholesterin sowie geringeres Thromboserisiko) kann erwartet werden, siehe S. 41. Der Saft ist ein sehr gutes Ergänzungsmittel, das den physiologischen Regulationsspielraum wieder in Gang setzt. Nach meinen bisherigen

Beobachtungen vermag er in der vorliegenden Kombination die *Reaktionsträgheit* austherapierter Patienten günstig zu beeinflussen. Jeder erfahrene Praktiker weiß, dass Therapiekonzepte nur dann greifen, wenn zuvor toxische Blockaden und Gewebsbarrieren beseitigt sind. Drainagemittel wie der Aroniasaft, sollten auch jeder Homöopathie vorausgehen, ansonsten die pharmakologische Informationen blockiert bleiben.

Mit naturbelassenen Beerensäften, kommen wir schneller voran und dem Patienten geht es nach der üblichen Erstverschlimmerung deutlich besser. Insofern halte ich naturbelassene Nahrungsergänzungsmittel bei chronisch erkrankten Patienten für eine gute Unterstützung.[60] *Dosierung:* Bei austherapierten Patienten erhöhe ich generell die Tagesdosis stets auf 3 mal 30 ml und zwar nüchtern, mit jeweils 1 Glas Wasser!

Anmerkung Im Handel existieren seit 2007 mehrere Aronia-Kräutermischsäfte von unterschiedlicher Qualität, z.T. mit Vitaminzusätzen und Zutaten, um den Polyphenolanteil und die OPC- Konzentration zu steigern. Die empfohlene Tagesdosis liegt zwischen 20 bis 30 ml. Deren Polyphenol- und OPC Anteil liegt jedoch deutlich höher, als die der drei o.g. Studien, siehe S. 40. Auskunft darüber, siehe auch unter Bezugsquellen.

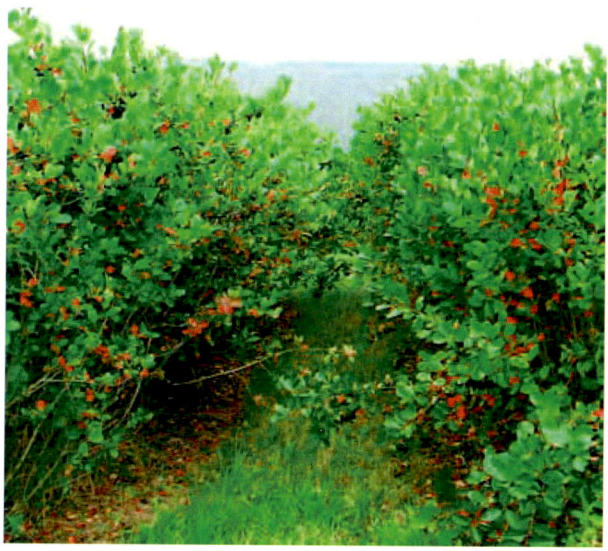

Abb. 25; Wildfruchtstrauch, Aronia melanocarpa

5. Teil

Anwendungsmöglichkeiten der Aronia-Beere

Früher setzte man die Aronia hauptsächlich wegen ihres intensiv rotfärbenden Pflanzenfarbstoffes ein (ähnlich wie die blaufärbende Heidelbeere), zur Schönung von Lebensmitteln und Einfärbung von Textilien. Seit man jedoch den hohen Gesundheitswert der Anthocyane erkannte und die Lebensmittelindustrie billigere Färbemethoden anwendet, wird der Ernteertrag erfreulicherweise immer öfters zu Gesundheitssäften und zu Nahrungsergänzungsmitteln verarbeitet. Die vielfältigen Anwendungsmöglichkeiten werden zunehmend raffinierter. Von getrockneten Beeren bis hin zu verschiedenen Mischsäften, darunter auch als Sirup, Likör, Obstwein oder Aroniatee oder Gelee gibt es mittlerweile auch Aronia-Zutaten im Hunde- und Katzenfutter.

Aronia-Beeren schmecken -wohl wegen des Gerbstoffanteils im ausgereiften Zustand- etwas herb-pelzig, dabei leicht fruchtig-bitter überlagernd. Der frische Saft riecht fruchtig aromatisch, ähnlich wie Preiselbeersaft. Beerensäfte allgemein, wirken auf die Mund-, Magen und Darmschleimhäute zusammenziehend (adstringierend), weshalb dem Aroniasaft (wie auch dem Nonisaft) geschmackskorrigierende mildere Säfte, z.B. Himbeere beigemischt wird.

Hausfrauen, welche die Aronia als Wildfrucht schätzen, setzen sie zur intensiven Färbung den Gelees, Fruchtsäften und Kompott-Mischungen oder der eingemachten Marmelade bei. Wegen des fruchtig-herb-bitteren Geschmacks verwenden Hausfrauen und auch manche Köche die durchpassierten Beeren zur Aromatisierung für Soßen aller Art.

Konfitüren und Soßenrezepte mit Aronia-Beeren

Wer die reifen Aronia-Beeren zu Marmeladen oder Kompotten verarbeiten möchte, braucht diese nur mit wenig Zucker aufkochen. Danach wird der Fruchtbrei püriert und mit etwas Gelierzucker nochmals aufgekocht. Zur individuellen Geschmacksabwandlung kann man auch Mango, Orangen oder auch Pfirsich oder Aprikosensaft dazugeben. Diese Konfitüren können als Soße auch zu Wildgerichten beigegeben werden, eventuell mit einem Schuss Rotwein oder Birnenschnaps oder auch mit Sojasoße abschmecken.

Polnische Freunde berichteten mir auch, dass der aus Aronia-Beeren hergestellte Wein in ihrer Heimat hoch geschätzt wird, wegen der verlängerten Gä-
rungszeit.

Wie viel getrocknete Beeren decken den Tagesbedarf?
Bei fachgemäßer Trocknung lassen sich Aronia-Beeren auch als Trockenobst
länger lagern.[61] 100 Gramm getrocknete Aronia-Beeren decken in etwa unseren täglichen Bedarf an Pro-Vitamin A (Betacarotin), Vitamin E, Vitamin B9, Vitamin C und Folsäure. Darüber hinaus enthalten sie auch genügend Eisen und
Jod, relativ viel Stärkezucker (Sorbit), der auch als Zuckeraustauschstoff für
Diabetiker geeignet ist, ansonsten getrocknet, wenig Säure (1 %).[62]

Ein paar Rezepte

Tipps zur Verwendung in der Gourmet-Küche
Der urige, fein-herb-fruchtige Bitter-Geschmack des Aroniamuttersaftes mildert
den Nachgeschmack übersüßer Mahlzeiten, stärkt den Magen und fördert den
Gallefluss. Mit dem eigentümlichen Geschmack des Aroniamuttersaftes lassen
sich vor allem Soßen (auch mit durchpassierten Beeren) super aromatisieren,
oder geschmacklich abrunden.
Die intensive Saftfarbe eignet sich ausgezeichnet zur Einfärbung von Gelees,
Kompott-Mischungen oder eingemachter Marmelade. Viele übersüßte Frucht-
säfte können mit einer Aronia-Zugabe angenehm abgemildert und aromatisiert
werden.

Anregungen für Konfitüren und Soßen mit Aroniamuttersaft oder Beeren
Marmelade oder Kompotte aus dem Aronia-Fruchtbrei benötigen wegen des
hohen Stärkezuckers zum Aufkochen deutlich weniger Zucker, außer etwas
Gelierzucker. Zur individuellen Geschmacksabwandlung, wählt man am besten
die köstlichen Säfte von Mango, Orangen, Pfirsichen oder Aprikosen.

Soßenrezept:
Ein guter Schuss Aroniamuttersaft gibt den Soßen zu Wildgerichten eine besondere Aromanote wie ein Fünfsternekoch verriet, eventuell dazu ein Schuss
Rotwein oder Birnenschnaps, oder auch mit Sojasoße aufwerten (Eiweißzuga-
be).

Aronia und Joghurt

Aus dem Aroniafruchtfleisch lässt sich w. g. Marmelade und Gelee herstellen die sich gut in den Joghurt mischen lassen. Holler-Gelee mit Ingwer und etwas Aronia-Direktsaft schmeckt sehr gut.

Gesundheitsmix

Gut schmeckt z.B. der Gesundheitsmix: Aroniamuttersaft 0,2 l., Birnensaft 0,6 und Holler Saft 0,2, insgesamt also 1 Liter. Der Birnensaft sorgt dafür, dass der pure Aroniasaft etwas von seinem pelzigen Beigeschmack verliert.

Aronia fresh up (Ein köstliches Trinkrezept)

In etwas heißem Wasser (0,25 l), gebe man einen kleinen TL Honig, dazu zwei Stamperl (4 cl) purer Aroniasaft und 1 EL Orangensaft.

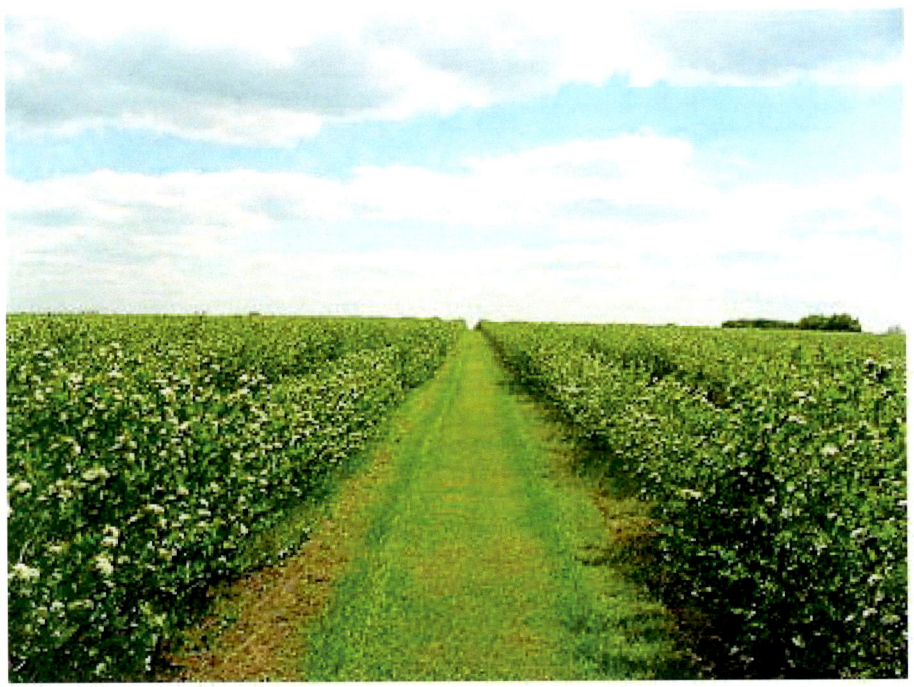

Abb. 26; Deutschlands größte Aroniaplantage liegt in Sachsen

Sorten, Anbauweise, Pflegeanspruch

Die Aronia melanocarpa wird heute in einigen Gegenden Europas auf Planta-
gen angebaut - großflächig, vor allem in den osteuropäischen Ländern (Polen,
Slowakei, Bulgarien, Ukraine), aber auch in Finnland und Schweden.
In Deutschland befindet sich in Schirgiswalde (Lausitz) die größte und älteste
Plantage (seit 1976). Eine weitere in Coswig (an der Elbe, zwischen Meißen
und Dresden).

Zu den beliebtesten vier Sorten gehören „Nero" abstammend aus Russland;
„Wang" aus Finnland; „Hugn" aus Schweden: „Rubina" abstammend von Viking
und „Aron" aus Dänemark. Aufgrund ihrer mehrmaligen, rigorosen Eiszeiter-
probung ist sie sehr genügsam, braucht also nicht extra gedüngt zu werden; sie
wächst auf fast allen Böden, verträgt aber keine sumpfigen und keine ausge-
trockneten Böden. Der pH-Wert des Bodens sollte nicht über sieben sein.[63] Die
Blütezeit der Aronia ist im Mai, ca. zehn Tage lang, wobei die weißen Blüten
denen der Apfel- oder Kirschblüte oder dem Weißdorn ähneln. Imker stellen in
die Aronia-Plantagen gerne ihre Bienenvölker hinein, weil die Aroniablüte den
Bienen eine ergiebige Weidepflanze ist.

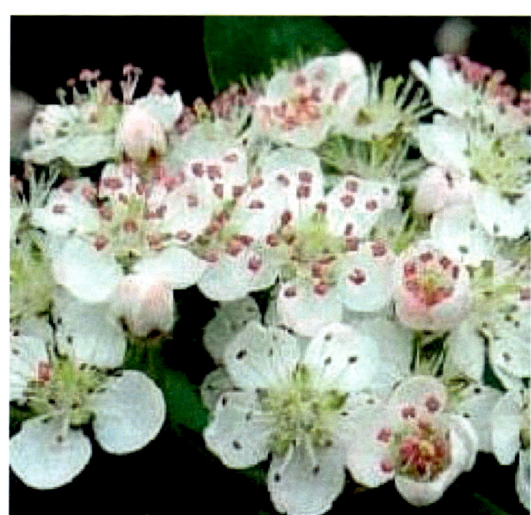

Abb. 27; Aronia melanocarpa, in der Blüte

Die Aroniapflanze übersteht sicher frostige Tage und Nächte; sie ist winterhart bzw. frostbeständig. Das Beruhigende an ihr:
Nahezu gegen alle Pflanzenschädlinge und Krankheiten ist sie resistent, braucht also nicht gespritzt oder sonst wie behandelt werden.
Der gesundheitliche Nutzen der Aronia-Beere ist demnach durch keinerlei Giftbelastungen eingeschränkt oder in Frage gestellt; in dieser Hinsicht ist nichts zu befürchten.

Tipps für den Selbstanbau

Der etwa zwei bis zweieinhalb Meter hohe Wildfruchtstrauch Aronia melanocarpa (Stämmchen-Form) ist ein sich selbst befruchtender, d. h. er bringt einzeln gepflanzt sicher Früchte hervor. Im Herbst sollte jeder Setzling, mindestens im Abstand von eineinhalb Metern, gepflanzt werden. Ab dem zweiten Standjahr kann geerntet werden. Bei gutem Standort liefert ein drei bis vierjähriger Strauch ca. 16 kg Beerenobst. (mit magnetisiertem Gießwasser deutlich mehr!). Setzlinge und frisch gezogene Triebe gibt es in Baumschulen und Großgärtnereien, im Übrigen verweise ich auf die beratende Kompetenz der Fachleute, siehe auch im Anhang unter Bezugsquellen.

Erntetipps

Die Aronia-Beeren reifen bis Mitte August aus, danach müssen sie schnell geerntet und zügig verarbeitet werden, schon wegen der Vögel. Grundsätzlich lassen sich die Aronia-Beeren nur im vollreifen Zustand pflücken, auch deshalb weil sie sonst zu bitter und pelzig schmecken. Aber auch wegen der wichtigen Begleitstoffe der Pflanzenmatrix, die voll ausgereift sein muss, um ihre erstaunliche Wirkung zu entfalten. *Wenn Früchte aus Profitgier unausgereift, also grün geerntet werden, fehlen die Pflanzenbegleitstoffe, z.B. Bananen u.a. und sind damit für die Gesundheit wertlos.*

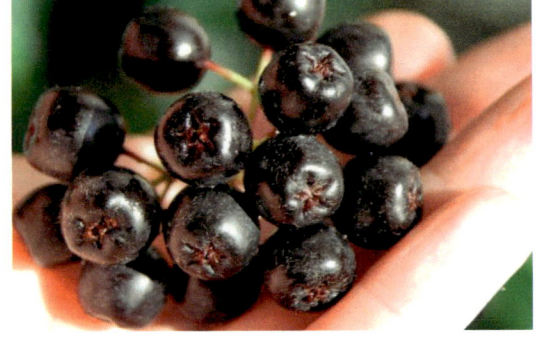

Abb. 28; frisch gepflückte Aroniabeeren

Es herbstelt.....

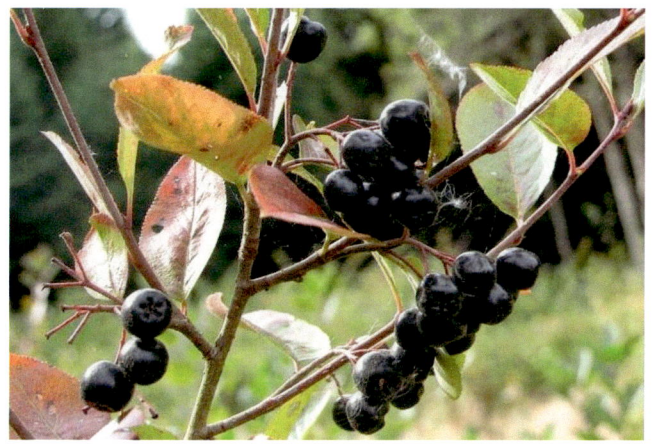

Abb. 29

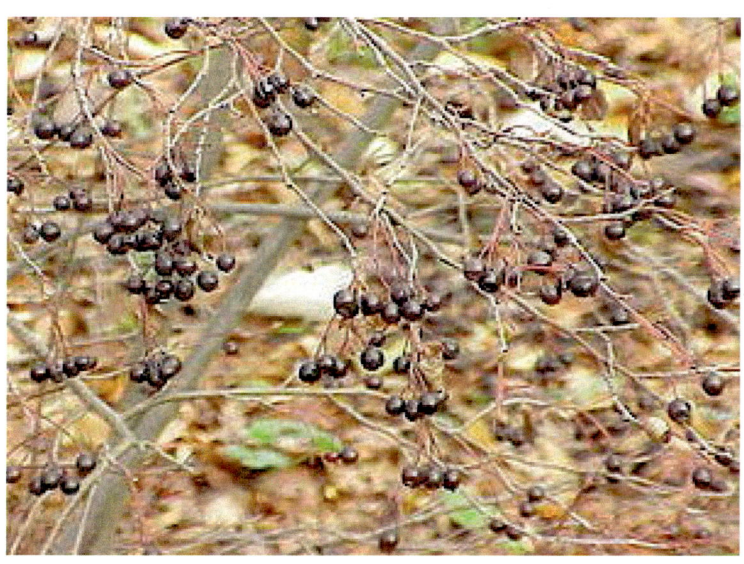

Abb. 30; Und die Blätter fallen…….

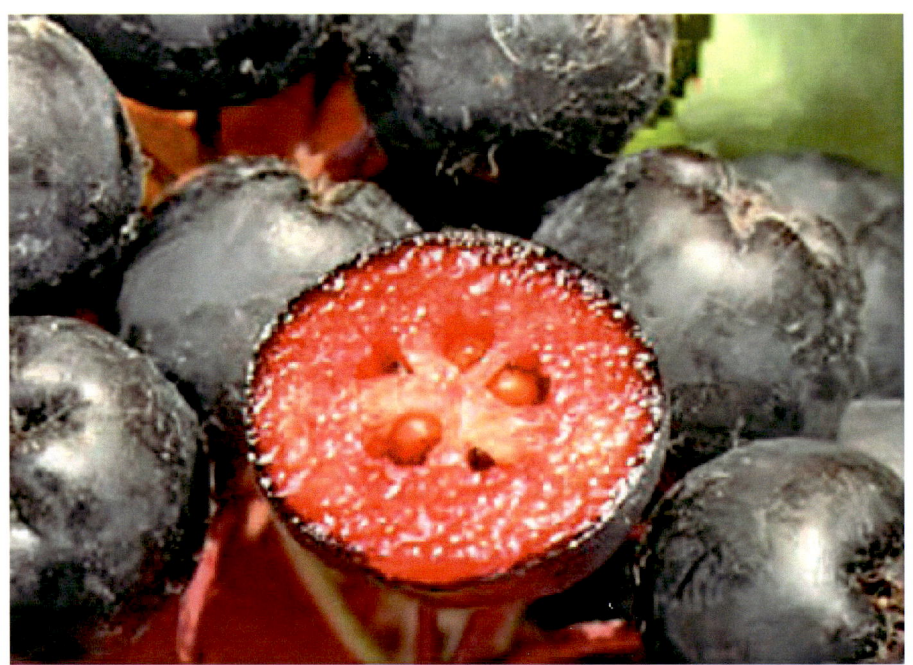

Abb. 31; Wenn die Beeren im vollen Saft stehen!

Die Saftausbeute hängt vom Sommer ab. Bei einem guten Jahr kann etwa 70% des Beerengewichtes erwartet werden. Kurz vor der Ernte sollte man dringend die Sträucher mit feinmaschigen Netzen überdecken, denn die Vögel können in einer Nacht die gesamte Ernte einer Plantage auffressen.

Bei kleineren Anbauflächen wird von Hand geerntet. Dabei werden die Dolden wie bei der Holunderernte einfach abgeknickt. Bei den großen Plantagen, wo die händische Erntemethode viel zu teuer wäre; kommen allerdings Rüttelmaschinen wie bei der Johannisbeere zum Einsatz. Das Keltern sollte vor Ort, sofort nach der Ernte beginnen, andernfalls das Fruchtfleisch schnell verdirbt (oxidiert) und der Saft nicht mehr verwertbar ist.

Die Fermentierung der Blätter bringt nochmals mehr Wirkstoffe!

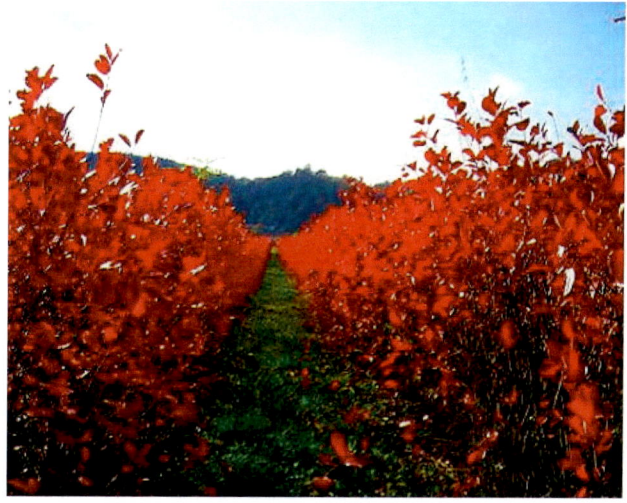

Abb. 32; Rote Herbstpracht

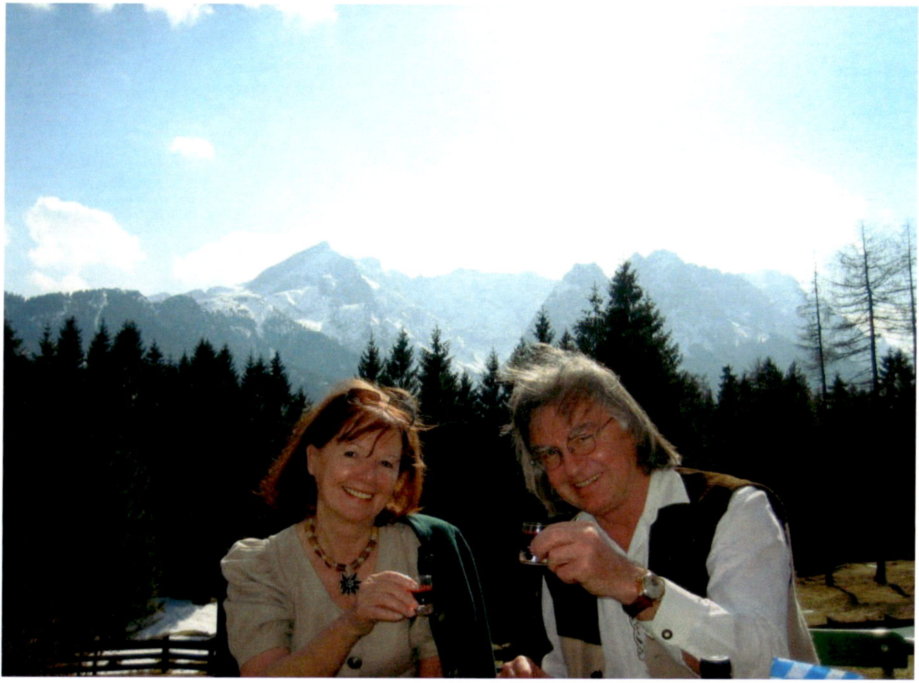

Abb. 33; Prost, auf' n Aronia-Almdudler!

Notizen, Erfahrungen

6. Teil, Exkurs

1. Biophotonische Informationsimpulse aus Lebensmitteln
2. Die Übertragung gespeicherter Biophotonen aus Früchten und Beeren

Kleine Einführung in die Biophotonen

Die (ruhe) masselosen Photonen, auch als „Lichtquanten" bezeichnet, sind die universellen Informanten und Vermittler zwischen den Welten und Ebenen. Sie muten an wie unsterbliche Botschafter des Unendlichen, die weder dem Raum noch der Zeit unterworfen sind, denn Energie und Licht kann nur umgewandelt werden - geht also nicht verloren. Photonen durchdringen alle Formen und hinterlassen vom Atom bis hin zu den riesigen Galaxienhaufen unzählige Impulse, die dem großen, göttlichen Entwicklungsplan dienen und uns zu jener unsterblichen Identität leiten, wohin sich letztlich jedes Wesen sehnt. Warum z.B. Pflanzenbegleitstoffe ein so enormes evolutives Gedächtnis besitzen, verdanken sie dem Überschuss ihrer Biophotonen, deren Impulse die Bewegungen der Moleküle mit ihren unzähligen Reaktionspartnern gezielt steuern. Das Gedächtnis der Biophotonen ist unfehlbar und verwertet jede Resonanz, welche sie immer richtig weitergibt. Anders betrachtet, vernetzen Photonen alles; sie erzeugen unzählige Energiefelder, Reaktionsräume- und Muster, welche ineinander übergehen und doch behält jedes für sich seine ganz eigene Lebens- und Informationswelt. Dies bedeutet mehr Teilhabe am Ganzen, mehr Leben und somit auch mehr Freude und Wissen, für Mensch, Tier, Pflanze und die Welt der Mikroorganismen [64], siehe auch Glossar.

Als Biophotonen durchqueren sie unsere Bewusstseinsebenen, durchdringen jede Zelle - bringen Moleküle, Elektronen und Atome zum Erklingen; sie nehmen unsere Stimmungen, Sehnsüchte und Sorgen auf, bewahren sie, selbst wenn die biologischen Lebensfunktionen des Körpers erloschen sind. Es ist unsere einmalige Lebensgeschichte, die sie weitergeben, an andere oder an das Ganze, zur Erkenntnis und Weiterentwicklung. Jeder gelebte Impuls dient immer dem Ganzen und dem Omega Punkt, mag die Lebensgeschichte sein wie sie will.

Woher kommen Photonen?

Sie kommen aus der Umwelt, wenn man so will, von kosmischen Lichtquellen, also von Galaxien und Fixsternen aber auch von der Photonenweitergabe der Elektronen. Näher hin vom Sonnenlicht, der Luft (atmosphärischer Sauerstoff) und als Bio-Photonen vom Wasser und aus der Nahrung. Sie sind nicht -wie manche mutmaßen- „der göttliche Geiststoff", sondern bestenfalls Elemente der feinstofflichen Ebene oder Mikrokosmos, wie übrigens alle Schwingungszustände, denn nichts existiert auf Erden ewig, alles ist vergänglich und wandelt sich, am schnellsten die Schwingungen. Nur die eine absolute Kraft, aus der alle Formen und Schwingungen hervorgehen und wieder eingehen bleibt in alle Ewigkeit denn sie ist jenseits aller Schwingungen - nicht zu fassen, doch ihre ewige Gegenwart kann jeder spüren, der eines guten Willens ist.

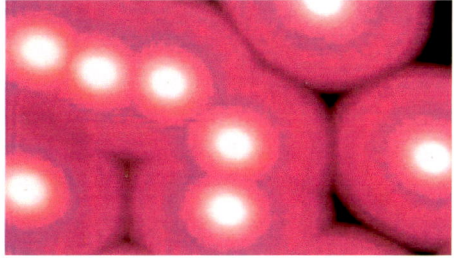

Bei den Fotoauswertungen oder den bildgebenden Softwaredarstellungen, sieht man im Zellverband direkt die Photonenstrahlung aus dem Zellkern. Die feine Corona der Oberflächenstrahlung, zeigt sich in Abb. 34, als ein zarter, lumineszierender Saum, welcher das Organ oder die Zelle umgibt.

Was tun Biophotonen in den Zellen

Bedenkt man, dass etwa zehn Millionen Zellen pro Sekunde im menschlichen Organismus absterben und rechtzeitig durch Teilung wieder identische Kopie nachliefern, dann kann dies nur über ein Medium möglich sein, das mindestens mit Lichtgeschwindigkeit arbeitet und dies sind eben die gebündelten Biophotonen, die in einer vernetzten Laser-Formation mit allen Zellen gleichzeitig kommunizieren. Gespeicherte Biophotonen, z.B. in der Pflanzenmatrix von Gemüse und Obst, erreichen natürlich auch die Kerne aller Zellen, also die je-

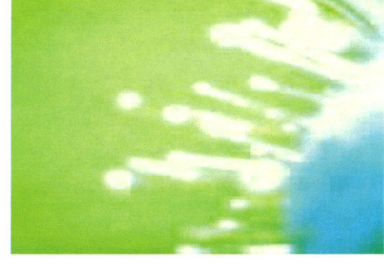

weilige Erbinformation, von wo sie, wiederum mit entsprechenden Informationen ausgestattet, an die verschiedenen Gewebsverbände, insbesondere ins Bindegewebe, ausgesendet werden und dort mit Lichtgeschwindigkeit das komplexe Zusammenspiel aller produktiven sowie lebenserhaltenden Vorgänge steuern. Besonders intensiv kommunizieren Biophotonen in den Mitochondrien- den Kraftwerken der

Abb. 35; Photonen-Corona

Zellen-, wo sie aus den Nährstoffen mittels ihrer Impulse, z.B. aus Zucker Energie extrahieren und in eine verwertbare chemische Speicherform verwandeln (ATP), siehe auch Anmerkung [51].

Alle Zellelemente und Strukturen sind nur die materiellen Einrichtungen, etwa wie Maschinen und Förderbänder, wie in einer Fabrikhalle. Die Arbeitsabläufe werden durch einen Produktionsplan festgelegt. Dieser wird von der Steuerzentrale (Zellkern) erstellt und dann über Informanten, -das wären die Vorarbeiter, Abteilungsleiter oder Meister- (Photonen) an die Arbeiter und Angestellten weitergegeben (Moleküle). Demnach wären die Photonen diejenigen, welche gemeinsam den Plan weitegeben und begeistern oder anregen, während die praktische Umsetzung den Elektronen und Molekülen obliegt, wobei die Elektronen die Informationsimpulse praktisch nutzbar machen, siehe auch Anmerkung [65]

Gesunde Zellen strahlen weniger Photonen ab, diese verbleiben im Zellmilieu als stehende, ruhige Wellen (Laserlicht) und regen dort gezielt über Hohlraumresonanzen, die Elektronen und Moleküle der Zellorganellen an.[65.1] Kranke oder gestörte Zellen verlieren jedoch unkontrolliert Photonen, weil sie ihre Impulse, z.B. wegen des zu geringen Elektronenangebots, nicht mehr weitergeben können, wie dies häufig bei verbrauchten Zellen oder degenerativen Zerfallsprozessen (bei zu viel Stress oder „Fastfood-Genuss") der Fall ist.[65.2] Im Extremfall zerstrahlen sie in unregelmäßigen Quanten ihr gesamtes Energiepotential, in kurzer Zeit. Der energetische Zelltod setzt dann ein, wenn alle Biophotonen verstrahlt sind. Als letztes gibt die DNS ihre Photonen ab, die gleichzeitig als Empfänger- und Sendeantenne fungiert. Solange sie fähig ist, Sonnen- oder Nahrungsphotonen zu empfangen, besteht auch Aussicht auf Wiederherstellung des alten Zustandes.

Es geht also um eine kontinuierliche Energiezufuhr und um *einen möglichst hohen Sättigungsgrad des Organismus mit Biophotonen,* ähnlich wie das ständige Aufladen eines Akkus mit einer Lichtmaschine! Die Energie kann auf mehreren Ebenen zugeführt werden, z.B. in Form von Wärme, über Magnetimpulse, über aufladende, ionisierte Luft (die Luftvitamine), über Kräuter sowie natürliche Lebens- und Nahrungsergänzungsmittel, über die Atmung (Pranayama), über den Schlaf und die richtige Entspannung. Mental über die konzentrierte Aufmerksamkeit (Visualisierungen), über Meditation und Gebet und über positive Gespräche etc. Die wohl wirksamste Lichtzufuhr ist jedoch der Zustand der Liebe, wie überhaupt Energie stets eine Frage des Liebes-Zustandes ist! Wird der Mensch selbst zu einem strahlenden Photon, dann ist seine Lichtfülle so stark, dass er gerne seine Impulse weitergibt, ohne zu fragen, was er dafür bekommt. Und je mehr er gibt, desto mehr bekommt er, eben wie es uns die Photonen seit Ewigkeiten vormachen.

1. Biophotonische Informationsimpulse aus Lebensmitteln

Seit Prof. Fritz A. Popp seine Forschungsergebnisse über die Photonenstrahlung der organischen Materie und im Speziellen über Biophotonen in Lebensmitteln veröffentlichte, öffnete sich in der biologischen als auch in der physikalischen Wissenschaft ein neues Tor, das erstaunliche Zusammenhänge von Lebensenergie und organischer Materie aufzeigt. Die Entdeckung, dass jeder Organismus Licht aussendet, hat die interdisziplinäre Wissenschaft auf den Plan gerufen und heute kann z.B. die Qualität eines Stoffes, etwa eines Lebensmittels, am Ordnungsgrad (Kohärenz) der Photonen exakt messen, was unbestechlich auf bestimmte Kriterien hinweist.

Was wird gemessen?

Gemessen werden nicht Kirlianseffekte, sondern die Intensität sowie die Kohärenz der Photonenabgabe, mittels Photonenzähl-Apparate, plus bildgebender Software, überwiegend an Objekten der organischen Materie. [65.3]

Biophotonische Phänomene sind also lichtoptisch sichtbar gemachte Ausstrahlungen bzw. Frequenzen der mineralischen und organischen Materie. Diese noch recht junge „Biophotonik" (gerade mal 50 Jahre) ermittelt über die Photonenanzahl deren Intervalle sowie Kohärenz und Intensität, zunächst den Zustand oder den Grad molekularer Ordnung, nicht jedoch die biochemischen Inhalte. [66]

Ein frisch gepresster Natursaft strahlt z.B. nach den Analysen kohärenter (regelmäßiger, gebündelter) und intensiver als ein erhitzter (der Zusammenhang mit den Salvestrolen drängt sich sofort auf, siehe S. 30 und solche, die mit allen möglichen künstlichen Vitamin- und Mineral-Zusätzen aufgebessert sind. Letztere verursachen eher unregelmäßige Emissionen, was sich negativ auf den biologischen Entropie-Zustand auswirkt (Hinweis auf beschleunigte organische Zerfallsprozesse). [67]

Damit ist auch die Frage beantwortet, ob die biochemisch hoch ausgelobten, pulverisierten Nahrungsergänzungsmittel eine äquivalente Photonenabstrahlung aufweisen? Die Antwort ist eher ein Nein! Kohärent strahlen nur Pflanzen, die schadstoffarm oder sauber sind. Auch, je mehr Frischequalität und je ausgereifter die Matrix, desto kohärenter ist die Photonenemission. Diese Kriterien erfüllen nur die biologisch angebauten Sorten. Sobald natürliche Lebensmittel durch künstliche Zusätze verändert sind, kann die Photonik diese Unregelmäßigkeiten des molekularen Ordnungsgrad.

Die Photonenmessung kann dies mit einer Fehlerabweichung von maximal 5% erfassen. Je intensiver ein Lebensmittel künstlichen Bearbeitungsprozessen ausgesetzt ist (Anzahl der Herstellungsschritte), desto schwächer die Photonenabgabe und desto weniger kohärent (instabiler und chaotischer).[68]

Ein Beispiel dafür ist das nicht raffinierte Natursalz (mineralisch) oder der natürlich gewachsene, unbehandelte Rohrzucker (organisch). Bei beiden ist die Photonenabstrahlung oder Emission ungleich intensiver und kohärenter als bei den industriell bearbeiteten. Ebenso die Eier von glücklichen Freiland-Hühnern gegenüber den „KZ-Hühnern" in finsteren Legebatterien (Gott sei Dank, verhindern heute gute Gesetze diesen Wahnsinn).[69]

Das bedeutet: Lebensmittel mit einen hohen photonischen Ordnungsgrad übertragen diesen auf andere Organismen und verbessern oder stabilisieren deren Gesundheit und Vitalität, weil das bioenergetische Regulationspotenzial die Stoffwechselabläufe präzisiert, z.B. den Austausch von Wasserstoff und Elektronen über Trägermoleküle (Koenzyme und Redoxsysteme). Also effizientere Entgiftung, Entsäuerung und mehr Gleichgewicht im Auf- und Abbau innerhalb der Organismen! Damit wären wir bei einem neuen Gütesiegel für Lebensmittel, siehe auch Anmerkung[70].

Fazit

Je mehr Photonen eine Pflanze oder ein Lebewesen aus dem Spektrum des Sonnenlichtes oder Biophotonen aus der Nahrung aufnimmt und speichert, desto stabiler und nachhaltiger kann es seine Lebens- und Widerstandskraft aufbauen und an andere Organismen weitergeben, die deren Gesundheit und Vitalität unterstützen. Aber auch: Organische Zellen verwerten jene photonischen Impulse oder Informationen sofort, die sie für ihre Selbsterhaltung und Funktiontüchtig-keit im Moment am dringendsten benötigen.

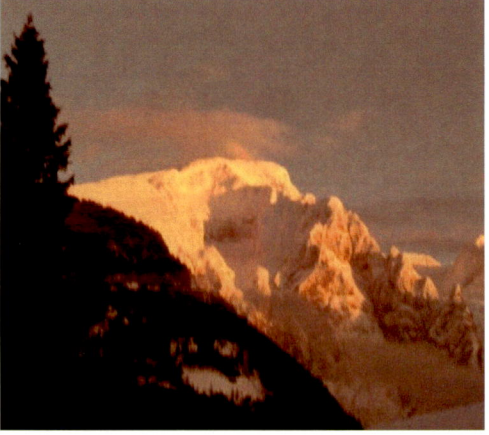

Abb.36; Hoher Göll im Abendrot

2. Die Übertragung gespeicherter Biophotonen aus Früchten und Beeren

Besonders die *genügsameren Klassen der Wildpflanzen*, z.B. im rauen Klima oder heißen Zonen (Hochgebirge), aber auch Waldbeeren sowie verschiedene Vogelbeeren und Wüstenpflanzen etc., besitzen wegen des langsameren Wachstums nicht nur eine dichtere, widerstandsfähigere Pflanzenmatrix, sondern auch eine höhere Konzentration an Vitalstoffen, die wir schon am intensiveren, aromatischen Duft riechen, etwa Pinienarten oder konkret der Bergthymian. Berg- als auch Wüstenpflanzen (Aloe Vera, Enzian) sind ohnehin dem Sonnenlicht stärker ausgesetzt und nehmen permanent das komplette Farbspektrum auf, deren ganzheitliche Informationen sie im Fruchtfleisch abspeichern. Das bedeutet, dass die gespeicherte Lichtenergie (Biophotonen) den Ordnungsgrad der Lebensenergie erhöht bzw. mehr stabilisiert. Wahrscheinlich sind die Biophotonen der übergeordnete Steuerungsfaktor, der das gesamte biochemische Geschehen reguliert und leitet, inklusive aller bekannten Wirkstoffe, gleich welcher Herkunft. Künftighin wird man ihnen eine vermittelnde Rolle zwischen immateriellem Bewusstsein und materiellen Strukturen zuweisen müssen.

Der Biophotonen-Transfer der Aronia-Beere

In einigen wissenschaftlichen Experimenten konnte nachgewiesen werden, dass, wenn man Anthocyan haltige Pflanzen vermehrt einer UV-Exposition aussetzt, sich die Anthocyane stark vermehren, gleichzeitig das Chlorophyll abnimmt.[71]

Das beweist, dass Anthocyane eine besondere Schutzfunktion ausüben, wobei, wie wir gleich sehen werden, daraus wichtige Nebeneffekte resultieren, die uns demonstrieren, dass die Natur die wahre Meisterin ist und alle Schulweisheit nur davon träumen kann. Wenn aus biochemischer Sicht die harte, violettblau-schwarze Schale der Aronia-Beeren (hohe Anthocyan-Konzentrationen) dazu dient, erfolgreich den Angriffen aggressiver UV-Strahlen standzuhalten, gleichzeitig reaktive Sauerstoffspezies abzuwehren, so entsteht andererseits übers Chlorophyll Sauerstoff als „Abfallstoff." Also: aus einer Schutzfunktion gibt es für andere Lebewesen gleichzeitig ein Geschenk, -der lebenswichtige Sauerstoff! Ist das nicht wunderbar? Vom höheren, bioenergetischen Standpunkt aus, ist die Aronia ein idealer Lichtabsorber, weil die violett- blauschwarze Schale die Sonnenphotonen regelrecht einfängt, ja das komplette Farbspektrum des Sonnenlichtes aufsaugt und speichert.[72] Nach dem Biophotonengesetz erhöht sich der energetische Ordnungszustand eines Organismus (ganz gleich auf welcher Bewusstseinsstufe er steht), je mehr Sonnenphotonen er über die Nahrung speichert! Infolge der hohen Lichtabsorption der Aronia und auch anderer dunkel-blau-häutiger Beeren und Früchte baut sich in der Pflanzenmatrix ein sehr starkes bioenergetisches Potenzial auf, also ein stabiler kohärenter Ordnungszustand, der im menschlichen Organismus weiter wirkt, indem er energetische Schwankungen ausgleicht und dem gesamten Energiesystem mehr Widerstand und Effizienz verleiht.[73]

Dies ist mehr als nur die ergänzende Zufuhr essenzieller Inhaltsstoffe! Weil aber für die wundersamen, gesundheitlichen Reaktionen und Besserungen die biochemischen Erklärungsmodelle z. T. versagen, müssen wir, um dem Geheimnis der Aronia-Beere näher zu kommen, die biophysikalischen, energetischen Faktoren aus der Photonik einbeziehen.

Welche tiefere Erkenntnis können wir daraus ableiten?

Wildpflanzen, die unter kargen Wachstumsbedingungen gedeihen, daher kaum Pflege benötigen, haben sich über Jahrmillionen eine höhere Widerstandskraft und raffiniertere Überlebensstrategien erarbeitet. Der tiefere Grund ist ihre Fähigkeit, mehr Sonnenphotonen zu absorbieren, ohne einen Sonnenbrand zu bekommen, daher konnten sie ein erheblich höheres bioenergetisches Potenzial aufbauen (Photonendichte und Kohärenz).

Besonders für diejenigen Anteile und Substanzen der Pflanzenmatrix, war dies von Vorteil, welche für die Abwehr und Versorgung (Immunität und Widerstandsfähigkeit), also fürs Überleben zuständig sind. Anders die verweichlichten Nutzpflanzen, die großflächig angebaut und durch systematische Bearbeitung und verwöhnende Pflege ihre Widerstandskraft völlig verloren, auch wenn sie heute durch Zuchtauswahl einen hohen Nährwertertrag erbringen.

Sofern wir Aronia-Beeren oder deren ursprünglichen Muttersaft mit der Nahrung aufnehmen, liegt ihre gesundheitliche Bedeutung in der intensiveren Informationsdichte, welche die Wiederherstellung des Stoffwechselgleichgewichtes und sämtlicher Regelkreise wesentlich unterstützt. Es geht aber auch um die Einwirkung auf die geistige Grundausrichtung, -das Wesen des innewohnenden Pflanzengeistes-, nämlich *die Beharrlichkeit und die unbedingte Bereitschaft, immer wieder neu zu überwinden.* Es ist dieser sich stets neu aufrichtende Trotz, dieser Wille des kompromisslosen Siegers, der jede Schwierigkeit meistert, in einem Entweder-Oder-Bewusstsein. Dieses verleiht solchen Pflanzen und Früchten wie die Aronia-Beere ihre besondere Bedeutung und hebt sie über die bloßen physischen Funktionsanregungen weit hinaus. Wer solcherlei Pflanzen, Kräuter oder Früchte ständig einnimmt, dessen Geist wird „infiziert", ja imprägniert bzw. immer wieder neu geimpft vom positiv- trotzigen Durchstehvermögen. Es ist w. g. der machtvolle und starke Geist des Beharrlichen und Genügsamen, der sich vor keinem Hindernis fürchtet, sondern hindurch geht, wie durch das Auge eines Hurrikans.

Heute sehen wir immer mehr selbstherrliche, aufgeblasene „Big-Egos" mit maßlosen Ansprüchen, mimosenhaften Empfindlichkeiten; selbst mächtig austeilend, belasten sie andere mit ihrem riesigen Geltungsbedürfnis und Machtgehabe. Sie haben sich dem äußerlichen Konsum verschrieben und wollen aus dem Vollen schöpfen, ohne dafür etwas zu leisten, geschweige denn zu geben, und so stehen sie sich selbst im Wege - sind in narzisstische Selbstbezüge verstrickt, doch nur ein umfassender Gesinnungswandel kann sie noch vor dem Chaos auf dieser Erde retten!

Was wir brauchen, ist eine neue Qualität von Menschen, die genügsamer sind, mit einem echten Team-Geist, sich auch freuen über den Erfolg des andern, ihn unterstützen und unauffällig aber konsequent ihren Weg gehen, mit gelassener Gewissheit, um am Ende verdient den Sieg zu ernten, wie die Aronia-Beere! Wie war doch der Satz aus dem Munde eines alten mir gut bekannten Bauern? *„Die Genügsamen und Beharrlichen gewinnen die Schlachten, nicht die Intelligenten! "*[74]

Und: Der Genügsame braucht wenig für sich, ihm geht es nicht um die Befriedigung seiner Wünsche, daher ist er frei und kann sich voll auf seine Aufgabe – sein Ziel konzentrieren! Er fokussiert klar und eindeutig, deshalb wird er den Anspruchsvollen und Verwöhnten mit Leichtigkeit besiegen, weil es ihm auch „ums Prinzip" geht, dem anderen jedoch um die Befriedigung seiner persönlichen Wohlfühl-Wünsche, aber auch Macht- und Geltungsansprüche, mit denen er sich selbst im Wege steht! Wer nun steht dem Ganzen näher?

Das Geheimnis des Erfolgs ist der „lange Atem", dem es nur um das Werk geht, das in die Ewigkeit hineinreicht. In der *gelassenen, selbstlosen Gewissheit* liegt der Knackpunkt des *Erfolges und des Überlebensspiels,* aus welcher der Sieger seine Kraft schöpft, ob Pflanze, Tier oder Mensch oder Jenseitiges, es ist dies eine Grundwahrheit, an der niemand vorbei kommt.[74.1] Für die genügsame Pflanze ist es die Wechselwirkung zwischen photonischen Impulsen kampfer probter Pflanzenmatrix, aus der sich der hohe bioenergetische Ordnungszustand herausbildet und nur ein solcher kann den organischen Zerfall (Entropie) nachhaltig entgegenwirken und mehrere Eiszeiten sowie Kometen-Einschläge überstehen. Nur eine Bedingung gilt auch für die genügsamsten Pflanzen: Auch sie brauchen gelegentlich Wasser und Sonne. Was sie nicht vertragen sind Spritzgifte, Überdüngung und sonstige denaturierende Boden-bearbeitungen.[74.2] Doch auch solche Methoden werden nur einen Moment in der Erdevolution dauern, bis höhere Erkenntnisse solchen Spuk beenden.

Die genügsamen Allrounder sind die Sieger

Ebenso ist diese Erkenntnis gewiss: Je weniger eine Spezies, -sei sie Pflanze oder Tier- spezialisiert ist, desto offener und v. a. freier ist die mehr oder weniger eingefärbte Wahrnehmung, da es sich immer wieder auf Neues einstellen muss. Der Kolibri beispielsweise ist auf den Blütennektar spezialisiert. Er ist klein, sehr leicht und kann wie ein Hubschrauber über dem Erdboden, direkt vor der Blüte schwirren. Mit seinem sehr langen, leicht gebogenen Saug-Schnabel dringt er bis zum Grund des Blütenkelches vor und löffelt mit der langen Zunge den Nektar aus. Doch sobald die Blütenpracht dahin ist, muss er sich mühsam über Wasser halten -ums nackte Überleben kämpfen. Ganz anders die wenig spezialisierten Ratten, die sich auf neue Problemsituationen im Vergleich zu anderen Nagern viel schneller einstellen. Ihre hohe Überlebensrate in schwierigen Zeiten verdanken sie ihrer Bereitschaft, immer wieder Neues zu lernen. Ein zweites ist die Genügsamkeit, die eine wichtige Voraussetzung fürs Überleben ist. Fürs Pflanzenreich gilt dies noch mehr. Ein genügsames Wesen entwickelt ganz von selbst eine offenere Wahrnehmung, nicht weil es den trägen Überfluss oder die einschläfernde Fülle sucht, sondern sich im meist kargen Angebot stets auf verwertbares Einzelnes oder Neues ausrichtet. Physiologisch lässt sich daraus leicht ableiten, dass, je weniger Spezialisierung, desto mehr Zellen können sich den unterschiedlichen Bedingungen schneller und leichter anpassen und das Informationsangebot der Photonen umso vielfältiger und präziser nutzen bzw. praktischer verwerten. Immer dann, wenn sich eine Spezies zu sehr festlegt und in Sicherheit wiegt, ist sie vom Aussterben bedroht! Demnach ist die wahre innere Fülle, die Fähigkeit, offen zu bleiben, um sich möglichst auf die jeweiligen Situation angemessen einzustellen, kurz: Herr des momentanen Geschehens sein. Und dies war immer schon die entscheidende Überlebens- und Entwicklungsstrategie in der Evolutlon auch für uns Menschen, - nämlich die volle Aufmerksamkeit auf jenes zu richten, was Hier und Jetzt gerade geschieht.[75]

Entwicklungsstand nach ca. 7.000 Jahren:

Von der OPC-reichen Rohkost aus Beeren, Kräutern, Nüssen, Wurzeln, Gemüse und Früchten zum fäulnisbildendem Fastfood.

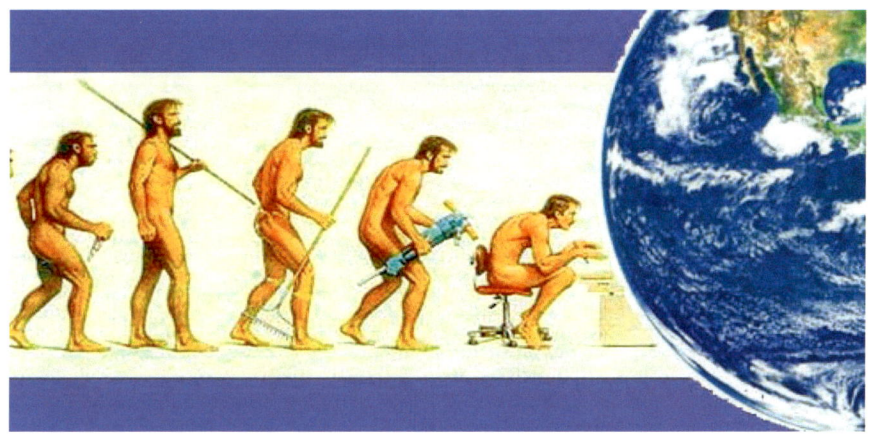

Abb. 37; Von langen Jagdausflügen, zum plattgedrückten Bürosessel und Hexenschuss. Laufen Sie auf der Suche nach Nahrung täglich 30 Kilometer zu Fuß?

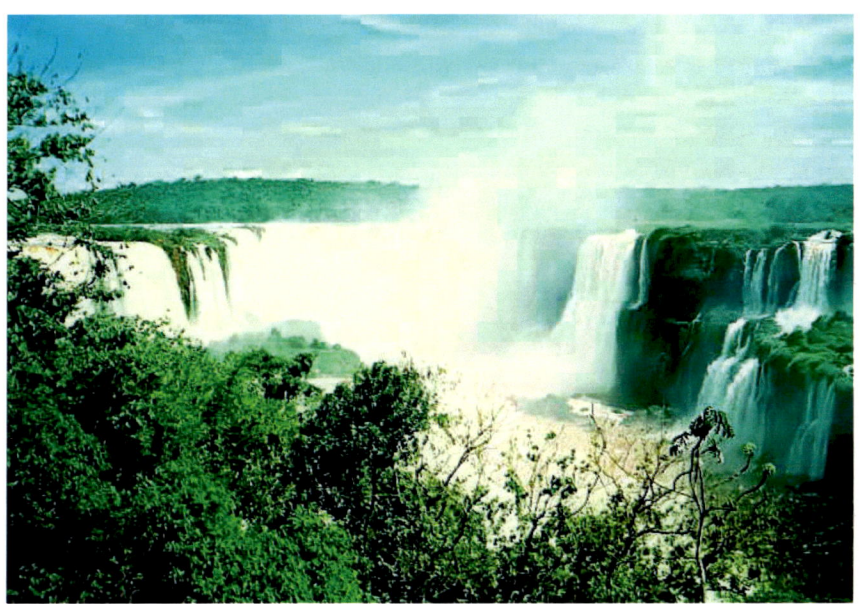

Abb. 38; Viktoriafälle in Afrika

7. Teil

Die Rückkehr zur produktiven Darmflora

Die Lebewesen, ob Tier, Mensch oder Pflanze, waren in der Frühzeit extremen Strapazen ausgesetzt, denen unser verweichlichter, wenig belastbarer Organismus nichts entgegensetzen könnte; denn schon nach kurzer Zeit müsste er jämmerlich zugrunde gehen. Ganz zu schweigen von den psychischen Verwöhn-Schäden, durch die jedweder Widerstands- und Überwindungsgeist abhandengekommen ist, verursacht durch eine inzwischen fragwürdige Zivilisation, deren Konsum- und genussorientierte Gesellschaftsform einseitig, eine nur äußerlich verweichlichte Lebensform kultiviert und Annehmlichkeiten immer perfekter organisiert, dabei die inneren Werte des *Wahren, Schönen und Guten* vergessend und somit dem unausweichlichen Chaos zutreibt, wenn sie so weiter macht.

Im Vergleich zum heutigen „modernen Zivilisationsmenschen" stellt sich die Frage, wie es möglich war, dass der eiszeitliche Homosapiens mit dem kargen, pflanzlichen Rohkost-Angebot, den rauen Naturelementen erfolgreich widerstehen konnte, dabei sich auch noch vermehrend?
Hatten die Beeren, Kräuter, Nüsse, Wurzeln, Wildkörner, Möhren, Pilze, Sanddorn, Wild Obst u.a. einen höheren Nährwert, zudem mehr Schutzmechanismen (antioxidatives Potenzial) gegen die rohen Naturkräfte?
Oder war es der hohe Anteil kohärenter Biophotonen, sprich: das energetische Ordnungspotenzial, was den Jägern und Sammlern trotz so mancher körperlicher Schwächen, der klirrenden Kälte und den schneidend-scharfen Winden jene enorme Widerstandskraft verlieh, um die mühsamen Überlebensstrategien durchzuhalten auf der täglichen Suche nach Nahrung und schützendem Obdach? Die plausiblen Antworten müssen sowohl im Körper als auch im Geist gesucht werden!
Teils bezogen die frühen Menschen, ähnlich den großen pflanzenfressenden Tieren, ihre Vitalität und ihr großartiges Durchstehvermögen aus der o.g. einfachen Kost, teils aus einer vielseitig produzierenden Darmflora, die alle Energie- und essenziellen Nährstoffe komplett selbst herstellte, somit eine gewisse Unabhängigkeit ermöglichte, besonders in Zeiten, wo das Nahrungsangebot sehr knapp war oder zeitweise ganz ausblieb. Und nicht zu letzt war da auch der un-

beugsame Wille des Überlebens entscheidend – Sieger zu sein! Auch die Wahrnehmungseinfärbung (vorurteilsfrei und jenseits bewusstseinsschädigender Gegensatzausgrenzungen) sowie die daraus resultierenden besonderen Verarbeitungsprozesse müssen anders gewesen sein; über die wir allerdings mehr spekulieren als wissen können, siehe auch Anmerkung [84] und auch S. 82- 84. Ich wünschte, ich hätte mehr von der Genügsamkeit und Belastbarkeit des Frühmenschen.

Verdauung und Stoffwechsel immer noch wie in der Frühzeit

Rechnen wir einmal die organisierte Existenz der Menschen in Generationen zurück, so lebte der Mensch als Jäger und Sammler ca. 100.000 Generationen lang (durch mindestens zwei Eiszeitperioden hindurch[76]) und ernährte sich wie gesagt, überwiegend von Kräutern, Wurzeln, Erdnüssen, Trüffeln sowie Busch- und Baumfrüchten (Beeren) usw., das belegen die Paläo-archäologischen Funde.[77] Dann, als die Menschen sich allmählich auf Ackerbau und Viehzucht umstellten (Zeit der Besiedelung und Landnahme), lebten sie ca. 500 Generationen lang von den landwirtschaftlichen Erzeugnissen aus Milch, Getreide, verschiedenen Gemüsefrüchten und Obst, aber auch von dem Fleisch domestizierter Haustiere. Seit nunmehr elf Generationen, also mit dem allmählichen Beginn des Industrie-Zeitalters (beginnend um 1835), verfeinerte sich die Nahrung zunehmend. Erst mit den letzten drei Generationen wurde unser Magen-Darmsystem von der gesundheitsschädigenden Fastfood-Kultur verseucht (Instantkost aus Pulver, Dosen und Pappschachteln).

Illusionärer Zweckoptimismus

Es ist eine Illusion zu meinen, der Mensch könne sich an jede neue Umweltbedingung schnell anpassen, also wird ihm dies auch mit der neuen Esskultur - dem fäunisbildendem Fastfood- gelingen. Doch niemals kann der Organismus während dreier Generationen sich auf eine denaturierte Ernährung umstellen, er wird eher daran verfaulen und dies bei lebendigem Leibe!

Die Biologie der menschlichen Vorfahren hat sich über Jahrmillionen erfolgreich aus der Evolution heraus entwickelt und wird bei ihrem bewährten Konzept bleiben. Schwerlich wird es uns gelingen, daran etwas zu ändern, andernfalls werden wir gnadenlos hinweggefegt! Aber auch der Stoffwechsel wird grausam rebellieren, der nur dann seine Aufgaben gut erfüllen kann, wenn er das bekommt, was ihm seit Jahrmillionen vertraut ist, daher auch weiß, wie er die natürliche Nahrung positiv zur Energiegewinnung nutzen kann.

Was hat sich geändert?

Negativ geändert hat sich die bakterielle Zusammensetzung der Darmflora, die schon während einer Generation zum giftigen Herd werden kann und die biologische Entropie (Zerfallsprozesse) erheblich beschleunigt. Wie weit die Darmflora des „modernen Menschen" schon degeneriert ist, sehen wir an dem riesigen Bedarf essenzieller (unverzichtbarer) Nährstoffe. Beispielsweise kann sie nur noch acht von zwanzig Aminosäuren und nur noch wenige vitaminoide Stoffe selber herstellen, muss sich daher die meisten Vitamine zuführen.

Laut Ernährungsexperten müsste der Mensch sich mindestens 50 Extra-Nährstoffe täglich zuführen, andernfalls würden dem „modernen Menschen" schwere Mangelerkrankungen ins Haus stehen.[78]

Die Steuerfunktion einer hochwertigen Darmflora

Früher konnte eine physiologisch gut funktionierende Darmflora mit ihren hochspezialisierten Bakterien sämtliche essenziellen Vital- und Aufbaustoffe - darunter auch *alle 20 Aminosäuren* (Eiweißaufbaustoffe) synthetisieren. Es sind also die kleinsten Darmspezialisten, die uns alles, was der Stoffwechsel benötigt, liefern; dafür dürfen sie auch im Darm - bei konstanter Temperatur nach Belieben in gleichgesinnter Gemeinschaft – schmarotzen, siehe auch Glossar. Jede hochwertige Darmflora hat – ähnlich wie das Nerven- und Hormonsystem- eine umfassende Steuerfunktion auf alle Stoffwechselvorgänge, weil nur ihr – als die individuellste, einzigartige Nachschubbasis- die Aufgabe zukommt, alle essenziellen Nähr- und Vitalstoffe zur Verfügung zu stellen. Darüber hinaus beherrscht sie auch das Immunsystem – bietet sich jederzeit als „Manöverfeld" der Abwehr an, wodurch Krankheiten kaum eine Chance haben. Dies bedeutet, dass wir ihr das Beste geben müssen, damit sie wieder an jene Leistungen anknüpft wie in der Morgendämmerung des Homosapiens.

Der Darmflora mit Aronia zu neuer Ursprünglichkeit verhelfen

Was wir heute wirklich brauchen sind natürliche, pflanzliche und mikrobielle Lebens- und Zusatzmittel, welche die Darmflora systematisch wieder in den einstigen Produktionszustand versetzt, wie zu Zeiten, als der Mensch noch Jäger und Sammler war, siehe auch Glossar: Lebensmittel funktionelle!

Sie soll ja wieder fähig sein, jene hochspezialisierten Darmbakterien zu generieren, die in der Lage sind, sämtliche essenziellen Aufbau- und Vitalstoffe zu synthetisieren, darunter auch alle Aminosäuren (Eiweißaufbaustoffe). Neben den bakteriellen Gärgetränken (indischer Soma, Kefir, Kombucha, vergorene Gemüsesäfte u.a.) erfüllen die rotblauen Pflanzenfarbstoffe -die Anthocyane sowie deren Abkömmlinge- offenbar o.g. Forderungen, denn sie stimulieren den Stoffwechsel und modifizieren die Ausscheidung der individuellen Darmbakterien ganz zum Wohle des Wirtsorganismus. Ihre vitaminoiden Metaboliten und Vorstufen für den Stoffwechsel (die kurzkettigen Trimere und Dimere) entfalten im Blut und im ganzen Organismus außerordentliche, vitalisierende Effekte, wahrscheinlich auch noch photonisch anregend, die der Körper dringend für seine physiologischen Funktionen und Reparaturen benötigt.[79] Dies zeigt wiederum, dass das mikrobielle Leben uns nur dann freundlich gesinnt ist, wenn es das bekommt, was ihm seit Jahrmillionen guttut. Hier setzt wieder mal das Gesetz des wechselseitigen Gebens und Nehmens ein, zum Wohle aller, so wie es die göttliche Vorsehung für die Weiterentwicklung immer schon weiß.

Kann der Rückgriff auf Pflanzenbegleitstoffe auch unsere Lebensdauer verlängern?

Vom physiologischen Standpunkt aus ist diese Frage mit einem klaren Ja zu beantworten. Die in dieser Arbeit vorgelegten Indizien und wissenschaftliche Belege können nicht mehr wegeredet werden, nach dem Motto: *„Was nicht sein darf, kann nicht sein."* Ernährungswissenschaftlich ist inzwischen klar, dass in der Krebsprävention und bei Stoffwechselfunktionsstörungen auf den Einsatz der Polyphenole nicht verzichtet werden kann und den Aronia-Anthocyanen als Nahrungsergänzungsmittel erhöhte Bedeutung zukommt. Der Hauptgrund ist, dass Polyphenole die Bindegewebsfunktion verbessern und deren Versorgungaufgaben mehr unterstützen als alle bisher bekannten Wirkstoffe, siehe auch Anmerkung 18. Zurzeit gibt es weltweit über die Aronia und deren Polyphenole mindestens an die 100 Studien,- die Dissertationen nicht mitgerechnet. Auch die neuesten Studien im dritten und vierten Teil des Buches über die zellphysiologischen Effekte der Anthocyane u.a. Pflanzenbegleitstoffe (zellulärer Energiegewinnungsprozesse) betonen die positiven Einwirkungen auf komplexe Zellfunktionen, z.B. die Reduzierung des oxidativen zellulären Stress und die Besserungen relevanter Blutwerte, oder etwa bei Durchblutungsstörungen, die Ausleitung toxischer Schlacken und die positiven Effekte auf Disbiosen der Darmflora.[79.1] Bisherige Forschungsergebnisse beweisen auch, dass die denaturierte Zivilisationskost, insbesondere die raffinierte Produkte wie Zucker und Salz, Konfitüren, Auszugsmehle, Konserven, alle gängigen Erhitzungsmethoden und vor allem *die Entfernung (aus geschmacklichen*

Gründen) unerwünschter Pflanzenbegleitstoffe, die in Rinden und Schalen besonders hochkonzentriert sind, sowie die vielen zugesetzten Konservierungsstoffe, den organischen Alterungs- und Verfallsprozess erheblich beschleunigen und den freien Radikalen *-die wesentlichen Alterungsfaktoren-* Tür und Tor öffnen,[80] siehe auch in den umfassenden Anmerkungen zum Alterungsprozess von 80 bis 80.4. Daher müssen alle Pflanzenbegleitstoffe unbedingt in die Ernährung miteinbezogen werden, insbesondere die große Gruppe der Polyphenole, in welcher die Flavonoide eine überragende Rolle spie len, als erstrangige Antioxidantien, welche am stärksten die Verlangsamung des Alterungs-

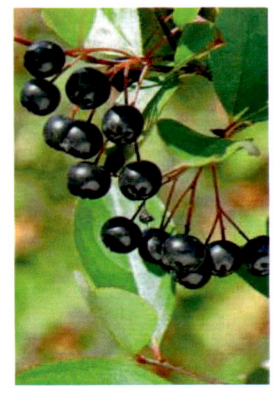

Abb. 39; Aronia

prozesses bewirken.[81] Auch gibt es genügend wissenschaftliche Hinweise, die den Zusammenhang zwischen Krebserkrankung und denaturierter Ernährung nahelegen. Neuere Forschungen, siehe S. 38, zeigen, dass Polyphenole das Krebsrisiko erheblich senken und die deutsche Bundesregierung hat dahingehend bedeutende Forschungsaufträge an Elite-Universitäten vergeben.[82]

Natürlich reduzieren Polyphenole allein noch nicht den Alterungsprozess. Auch Lebensmittel mit einem Biophotonen-Überschuss tragen dazu bei, doch meistens sind es die biophotonenreichen Pflanzenbegleitstoffe, welche dieses Plus haben und diese sind nun mal in biologischen Erzeugnissen am stärksten präsent (Biokost). Je mehr Biophotonen ein Lebensmittel transferiert, desto mehr Impulsspielraum erhält der Organismus für eine umfassende Regenerierung, die eine notwendige Voraussetzung zur Ausbremsung des Alterungsprozesses ist. Damit haben wir wieder einmal die biochemische Ebene verlassen und befinden uns auf der nächsthöheren Stufe, nämlich der energetischen, wo es nur noch um ein geordnetes „Billardspiel" mit Atomen, Molekülen, Elektronen geht, das von den Photonen (Billardspieler) vermittelt wird. Mit diesem Sprung eröffnen sich weitere Bewusstseins-Ebenen, siehe auch Anmerkung,[83] und S. 124, doch an eine Vollwertkost und ein umfassendes Nahrungsergänzungsmittel gewöhnt man sich am leichtesten, während die übergreifenden, geistigen Faktoren, wie z.B. die Sicht- und Einstellungsweise und die direkte Kontrolle über subtile Wahrnehmungseinfärbungen erheblich schwieriger zu bewerkstelligen sind.[84]

Zusammenfassung

Bei den umfassenden Recherchen über die Aronia melanocarpa wurde immer klarer, dass diese Pflanze eine sehr harte Überlebensschule hinter sich hat und wohl mehrere Eiszeiten überstand. Dies war offenbar nur möglich, weil sie von Beginn an auf Genügsamkeit angelegt ist und über Jahrmillionen eine extrem widerstandsfähige Pflanzenmatrix entwickelte. Der Hauptwesenszug der Aronia ist ihr sehr starker Überlebenswille.

Die Menge ihrer Pflanzenbegleitstoffe (Polyphenole, Anthocyane, OPC sowie Ellagsäure) übertrifft die der anderen Wildfrüchte insbesondere die der Beeren erheblich und ist beeindruckend! Vor allem ist die Aronia mit OPC ein Spitzenreiter, das schlechthin als der „Superstoff des Bindegewebes" gilt.

Die Beeren waren und sind eine Urnahrung seit der Morgendämmerung des Homosapiens. Gut möglich, dass sie wegen ihrer umfassenden Heilwirkung schon prähistorisch eingesetzt wurde, wie einige Mythologien stark vermuten lassen.

Die Naturvölker in Nordamerika -Indianer- verwendeten sie vielseitig, auch als Winternahrung und für schamanische Heilzwecke.

Gegen Ende des 19. Jh. kam sie nach Europa und wurde zuerst als russisches „Allround-Hausmittel" volksmedizinisch verwendet und auf Grund mehrerer Studien auch zu medizinischen Zwecken verarbeitet, z.B. gegen chronische Durchblutungsstörungen. Dies erforderte einen erhöhten Bedarf, daher wurde sie offiziell als Obstsorte anerkannt. Somit steht die Aronia melanocarpa einzigartig da und macht sie zur ungekrönten *„Königin in der Beerenfamilie."*

Ihre Einzigartigkeit untermauert sie auch durch ihre radioaktive Strahlenresistenz, was russische Militärs dazu bewog, sie als Standard-Ration jedem Soldaten der Warschauer Armeen ins Marschgepäck zu verordnen. Auch während der Tschernobyl-Katastrophe verteilten die Behörden an die betroffene Bevölkerung vorsorglich Aronia-Tabletten.

Landwirtschaftlich und Ernährungsphysiologisch ist sie eine der hochwertigsten Wildfrüchte, die in unseren Breitengraden unter einfachen Bedingungen natürlich wächst und seit den 50ern d. v. Jh. vor allem wegen ihrer Anspruchslosigkeit und Genügsamkeit, kultiviert und systematisch zuerst auf osteuropäischen Plantagen angebaut wurde. Seit einigen Jahren wird sie auch im Westen für die Nahrungsergänzung und gelegentlich noch zur Farbstoffgewinnung wieder angebaut. Ihr hoher Polyphenolgehalt, vor allem die Anthocyane, Procyanidine sowie Ellagsäure, macht sie zu einem unentbehrlichen, heimischen Poly-phenolspender, mit dem sie anderen, z.b. ausländischen Importfrüchten über-legen ist, zumal letztere des Öfteren massiv mit Pestiziden behandelt werden und weniger strengen Kontrollen unterliegen. Im Visier wissenschaftlicher Studien konnten zahlreiche Wirkungen eindeutig nachgewiesen werden, z.b. dass sie den Blutdruck senkt und die Durchblutung generell verbessert, vor allem in den Regionen, wo die Feinst-Durchblutung wichtig ist, z.b. die Sinnesorgane, insbesondere Augen- und Ohrenbereich so-wie das gesamte zentrale Nervensystem. Erstaunlich auch die Schwermetall-lausleitung durch die Überwindung der Bluthirnschranke, was offenbar beim Aufmerksamkeitsdefizit-Syndrom und Hyperaktivität (ADSH) sowie Parkinson und nun auch gegen stoffwechselbedingte Depressionen neue Hoffnungen setzt. Die Wirkstoffe der Aronia-Beere scheinen auf der zellulären Ebene, wo es um die Endverwertung des Sauerstoffes und der Nährstoffe geht, den Ener-giegewinnungsprozess anzuregen, im Sinne einer ökonomisch- effektiveren Energieausschöpfung.

Zudem enthält die Aronia-Beere in den Schalen reichlich Polyphenole, zuvor-derst Anthocyane und OPC (Oligomere Procyanidine), ebenso die wasserlösli-chen und auch fettlöslichen Vitamine sowie einige bedeutsame Spurenelemen-te. Aus diesem besonderen Gemisch wurden wissenschaftlich die höchsten an-tioxidativen Potenziale gemessen, daher zählt die Aronia-Beere zu den effek-tivsten Radikalfängern und übertrifft die klassischen Antioxidantien der Vitami-ne A, E, C und einiger Spurenelemente, um mindestens das Zehnfache. Das hat natürlich langfristig positive Konsequenzen, insbesondere auf die Verlang-samung des Alterungsprozesses. Die hervorragenden antioxidativen Eigen-schaften sind inzwischen von mehreren bedeutsamen Studien bestätigt. Einer der Gründe hierfür ist, dass besonders die blauschwarzen Pflanzenfarbstoffe Aronia-Anthocyane sowie deren Abkömmlinge sehr wahrscheinlich den Stoff-wechsel und die Ausscheidung der individuellen Darmbakterien ganz zum Wohle des Wirtsorganismus stimulieren. Deren vitaminoide oder vitalisierende Metaboliten entfalten im Blut und im ganzen Organismus eine außerordentlich stoffwechselaktive Wirkung, möglicherweise auch noch durch die vermehrte Photonenanreicherung, die der Körper permanent für seine physiologischen Funktionen und Reparaturen benötigt.

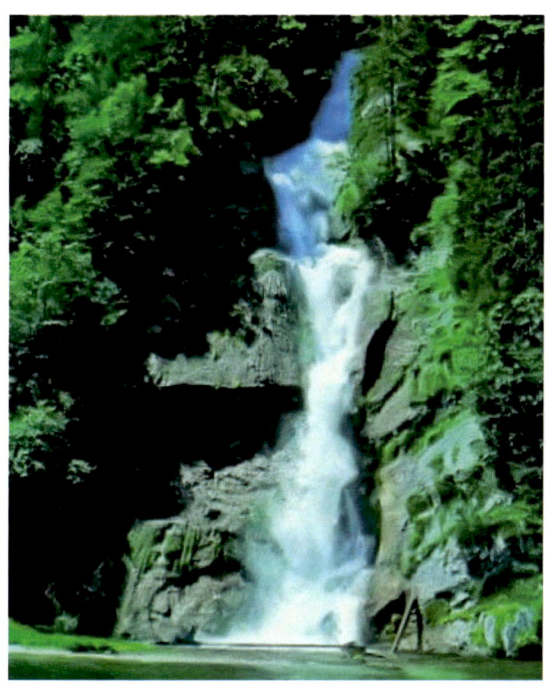

Abb. 40 Der Schrainbach-Wasserfall - am Königssee (Berchtesgaden)

Dies führte mich zu der Überlegung, ob mit dem frischgepressten Aroniasaft eine Umstimmung der Darmflora hin zum ursprünglichen Zustand, wie ihn einst die steinzeitlichen Jäger und Sammler hatten, möglich ist. Die jüngsten Forschungen in Berlin geben Hoffnung, dass generell Pflanzenbegleitstoffe eine leistungsfähige Darmflora fördern können, vor allem die Anthocyane, und es künftighin möglich sein wird, solche Darmbakterien zu stimulieren, deren Metaboliten (Spaltprodukte als Bau- und Vorstufen), dem Wirtsorganismus all die Stoffe liefert, die er für seine Gesunderhaltung benötigt. Darunter auch alle essenziellen Stoffe, auf deren Zufuhr der verwöhnte Zivilisationsmensch heute von außen angewiesen ist.

Die Aronia-Beere zeigt eine gute Resistenz gegenüber Schädlingsangriffen und auch starken Temperaturschwankungen hält sie problemlos stand (Frostresistenz, harte Nachtfröste), deshalb braucht sie nur wenig Pflege und auch keinen chemischen Schutz aus giftigen Pestiziden. Zudem kann sie nur im vollen Reife-Zustand geerntet werden (die Dolden lassen sich vorher nicht knicken).

Je weniger Bearbeitungsprozesse ein Lebensmittel ausgesetzt ist (Konservierung, Erhitzung sowie Spritzgifte, Lagerung und Transport), desto geringer ist der Schadstoffrückstand (gilt auch für Bioprodukte) und desto höher die Biophotonen-Anreicherung (der bioenergetische Faktor), welche über die körperliche Energetik, die allgemeine Vitalität und Widerstandskraft übertragen, siehe auch S. 132, über die energetische Ernährung.

Aus höherer bioenergetischer Sicht ist die Aronia ein idealer Lichtabsorber, der das komplette Farbspektrum des Sonnenlichtes aufsaugt und speichert. Nach dem Biophotonengesetz erhöht sich der energetische Ordnungszustand eines Organismus (ganz gleich welcher Kategorie er angehört), je mehr gespeicherte Sonnenphotonen er über die Nahrung aufnimmt! Das hohe bioenergetische Potenzial der Aronia-Beere und auch anderer dunkelhäutiger Beeren und Früchte vermag den kohärent-ausgeglichenen Ordnungszustand im menschlichen Organismus nicht nur zu stabilisieren, sondern auch zu korrigieren, und dies ist mehr als nur die ergänzende Zufuhr essenzieller Inhaltsstoffe. Die Informationsqualität der Sonnenphotonen ist immer ganzheitlich und verfügt über ein enormes evolutives Gedächtnis, das in den Zellen je nach Bewusstseinsstufe entsprechend reflektiert.

Das Kriterium

Im allgemeinen werden die Säfte schonend verarbeitet, jedoch bleibt zu wünschen übrig, dass sie zumindest kalt abgefüllt werden, um die volle „Vital-Power" an den Kunden weiterzugeben. Es ist wissenschaftlich längst erwiesen, dass die bioaktiven Stoffe der Beeren-, Obst- oder Gemüsesäfte, die schonend gepresst und kalt abgefüllt sind, eine deutlich dynamischere Wirkung entfalten, als die schonungslos erhitzten. Bislang sind mir unter den Aronia-Abfüllungen nur zwei Produkte bekannt, die dieses wichtige Kriterium erfüllen. Die heilende Potenz solcher wahrhaft naturbelassenen Säfte ist den heiß abgefüllten deutlich überlegen, allerdings auch um einiges teurer. Es gibt einige pflanzliche Konservierungsstoffe, die jedoch aus wirtschaftlichen Gründen nicht angebaut werden, da die chemischen nicht nur billiger sondern auch haltbarer und kostengünstiger gelagert werden können. Das ist wieder mal typisch in unserem Gesellschaftssystem: Das Geld ist wichtiger als die Gesundheit; Hauptsache man spart! *Da hört man: „Ob das der Gesundheit wirklich schadet wollen wir erst mal abwarten",* so die profitorientierte Einstellung des *modernen, cleveren* Zivilisationsmenschen. Tja, dann wollen wir doch mal abwarten, was wirklich mit der Gesundheit passiert. Ich bin sicher: vorzeitiges Siechtum!

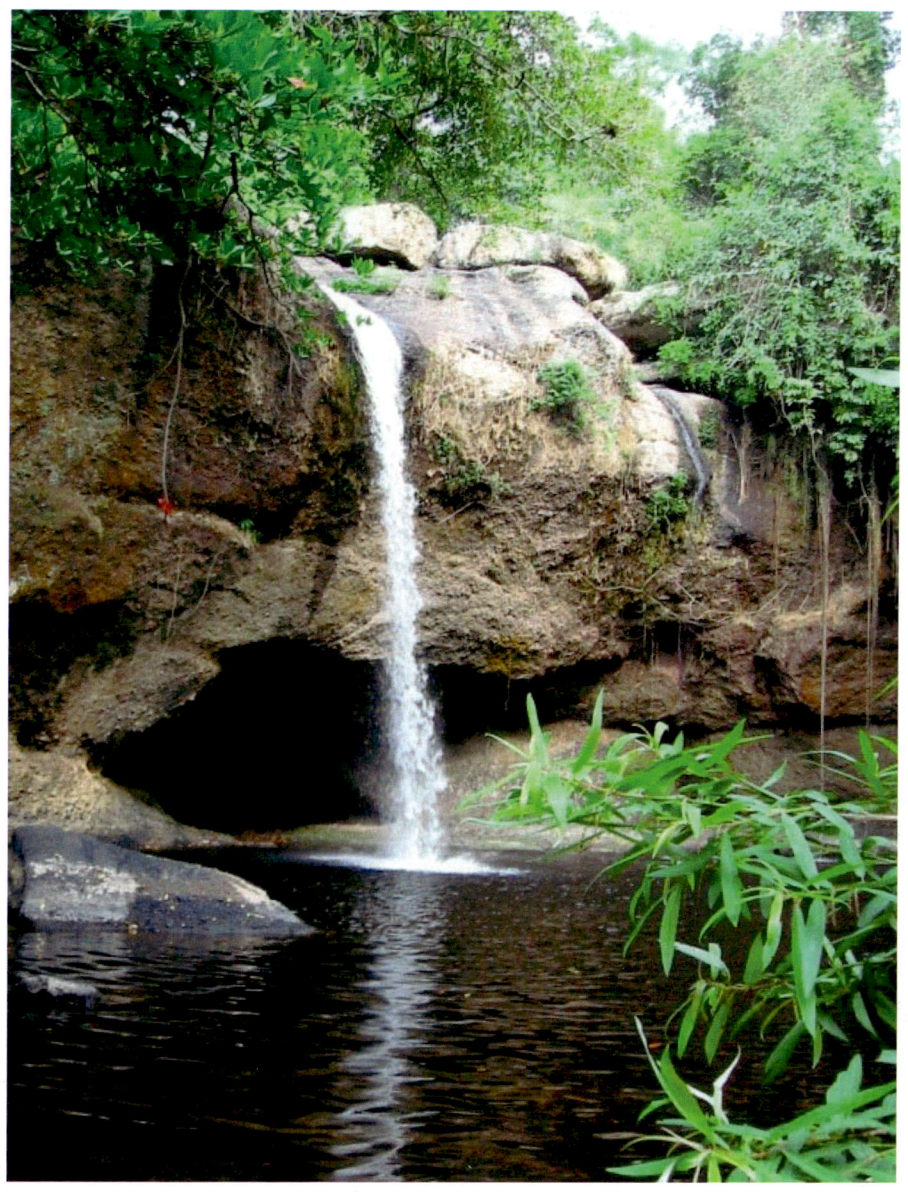

Abb. 41; Wassergrotte mit Wasserfall

Anhang

1. Anthozyane und Strahlenkrankheit

von Professor, Dr. Iwona Wawer, Lehrstuhlinhaberin für
Lebensmittelchemie und Pharmazie an der Universität in Warschau

Aus ihrem Buch: *„The Power of Nature – Aronia melanocarpa,"*
Kapitel 9.2:

Am 25./26. April 1986 ereignete sich in Tschernobyl, Ukraine der weltweit schrecklichste Vorfall in einem Atomkraftwerk. Von den 600 im AKW Beschäftigten und den Feuerwehrleuten, die unmittelbar nach dem Inzident in der Nähe des brennenden Reaktors gewesen sind, haben 134, Dosen zwischen 0.7 und 13 Sv. abbekommen. Darunter sind auch 31 Personen, die innerhalb der ersten 3 Monate nach der Katastrophe trotz intensiver Behandlung verstorben sind. Etwa 800.000 Feuerwehrleute und Soldaten waren in den Jahren danach im Einsatz bei der Säuberung des komplexes. Viele von ihnen leiden an Lungenkrebs und Leukämie, Herz- und Gefäßerkrankungen sowie Entzündungen des Magen- und Darmtraktes.

Wie wirkt sich die Strahlung auf den menschlichen Körper aus?
Beim Zerfallen der Urankerne ^{235}U entstehen im Kernreaktor durch die Kern-Spaltung unterschiedliche radioaktive Produkte. Die schädlichsten sind Jod (131), Cäsium (137), Strontium (90) und Plutonium (239). Die Staubpartikel mit radioaktiven Elementen in der Luft können in die Atemwege gelangen, sich durch Niederschläge und Wasser im Erdreich ablagern bzw. über die Pflanzen in die Nahrungskette kommen. Kommen die Zellen des menschlichen Körpers mit einer derartigen Strahlung in Berührung, entstehen freie Radikale. Diese Radikale, oder auch Ionen, können die Zellfunktionen beeinträchtigen. Dabei kann die DNS im Zellkern, -die genetische Information zu Fortpflanzung, Struktur und Funktion der Zellen- beeinträchtigt werden. Wissenschaftlich ist bereits nachgewiesen, dass eine solche Schädigung der DNS Krebs und andere genetische Anomalien hervorrufen kann.
Wir hoffen sehr, dass sich so eine Katastrophe in Zukunft nicht wiederholt. Allerdings sind nach wie vor zahlreiche Atomkraftwerke in Europa in Betrieb. Darüber hinaus können auch Terroristen ein AKW attackieren.

Die erfolgreiche Behandlung muss stets fester Bestandteil eines jeden Notfallplans sein, der Maßnahmen vorsieht im Falle von Störereignissen, etwa beim Austreten von Strahlung aus radioaktiven Quellen.

Nicht alle menschlichen Organe reagieren gleichermaßen empfindlich auf die Strahlung. Lymphknoten, Knochenmark, Magen- und Darmtrakt, Schilddrüse, Brust und Eizellen der Frauen gelten als besonders gefährdet, durch die Strahleneinwirkung.

Außerdem ist die Anhäufung von Radionukleiden in bestimmten Organen ganz besonders ausgeprägt. Das radioaktive *Jod* verbleibt vor allem in der Schilddrüse; die Strahlung kann sich negativ auf deren Funktionieren auswirken und dazu noch zu Krebs an der Schilddrüse führen. *Cäsium 137*, das sich im ganzen Körper und auch an bestimmten Organen ablagert, gilt ebenfalls als potenzieller Verursacher von Krebs. *Strontium* verbleibt in Zähnen und Knochen. Und da sich die neuen Blutzellen im Knochenmark bilden, kann dadurch Leukämie hervorgerufen werden. Menschen und Tiere, die innerhalb kurzer Zeit starker Strahlung ausgesetzt sind, zeigen eine akute Wirkung. Diese muss von der so genannten späten Wirkung unterschieden werden, beispielsweise Tumore oder genetische Mutationen, die häufig erst nach Jahrzehnten auftreten können.

Eine Dosis über 0.5 Sievert (Sv) gilt als hohe Strahlendosis. Darüber hinaus treten ungünstige Erscheinungen unverzüglich auf, oder zumindest innerhalb von wenigen Tagen. Das Immunsystem wird geschwächt, Veränderungen im Blutbild und im Magen- und Darmtrakt sind die Folge, Lunge, andere innere Organe und das zentrale Nervensystem werden ohne Ausnahme beschädigt. Bei aufgenommenen Dosen von 1 bis 2 Sv und mehr beträgt die vorhersehbare Sterblichkeitsrate -den Fachleuten der Strahlenmedizin zufolge- 20 %.

Allgemein bekannt ist, dass das Generieren von freien Radikalen das Hauptergebnis von Bestrahlung ist und, dass nach einer Bestrahlung zahlreiche Schädigungen eintreten, hervorgerufen durch die Aktivität der *Kaskaden von freien Radikalen. Die Wirkung wurde von polnischen Wissenschaftlern der Militärakademie Lodz bei Kaninchen (27) und bei Mäusen (100) untersucht.*[1]

Die Tiere wurden mit ^{60}Co – Quellen bestrahlt und haben Dosen von 4 Gy aufgenommen. Berechnet worden sind die biochemischen Exponenten dieser Prozesse: Aktivität von Adenosindesaminase im Blutserum und deren Konzentration Generierung von superoxiden Anionen in den Blutgranulozyten Chemieluminiszenz der Splenozyten.

Bedeutende Veränderungen in der Blutzusammensetzung wurden nach der Strahlenaussetzung der Tiere beobachtet. Die durchschnittliche Anzahl an Leukozyten im peripheren Blut der Kaninchen ist weniger als die Hälfte gegenüber den Messungen bei der Kontrollgruppe (Abb. 17). Die Bestrahlung führt zur Verringerung der Aktiviät von Adenosindesaminase und zur Erhöhung der Chemieluminiszenz der Splenozyten bei den Mäusen. Die Generierung von superoxiden Radikalen im Blut der Kaninchen wurde nach deren Bestrahlung beobachtet (s. Abb. 18). Das bestätigt die Wirkung der freien Radikalen und der aktiven Formen des Sauerstoffs nach der Strahlenaussetzung der Tiere (Dosis von 4.0 Gy).

Der Mechanismus des Schutzeffekts des Extraktes aus Anthozyanen beruht vermutlich auf der Reduzierung der Oxidationsprozesse. Bei einer viertägigen Beobachtung der Kaninchen war ein wesentliches Anwachsen der Aktiviät der Enzyme bei der Gruppe zu erkennen, die den Extrakt aus Anthozyanen verabreicht bekam. Das simulierte Generieren eines superoxiden Anions verringerte sich durch die Aufnahme von Extrakt aus Anthozyanen bedeutend. Berücksichtigt man sämtliche untersuchten biochemischen und morphologischen Parameter, kommt man zu dem Schluss, dass der Extrakt aus Anthozyanen (auch Anthozyanfarbe genannt) und der Saft Antioxidanzeigenschaften besitzen.

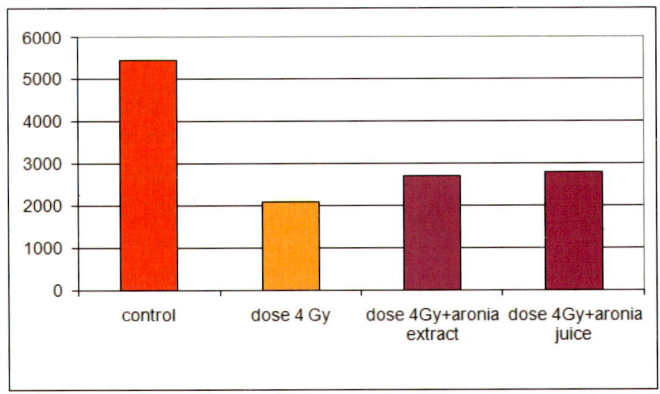

Abb.42; (17) SEQ Rysunek * ARABIC Strahlenschutzeffekt des Aroniaextraktes und des Aroniasaftes; durchschnittliche Anzahl an Leukozyten im peripheren Blut von Kaninchen nach dem vierten Tag der Aufnahme von 4 Gy Gammastrahlen, [aus: Andryskowski (1998)].[1]

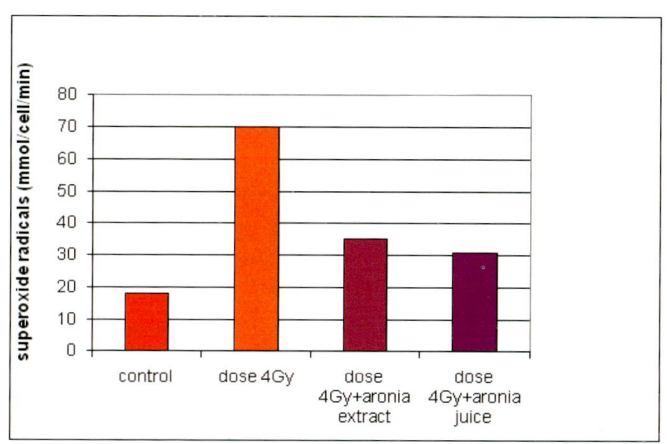

Abb. 43 (18) *Superoxide Radikale (Mmol/Zelle/Minute)*
Kontrollprobe / Dosis 4 Gy /Minute 4 Gy+ Aroniaextrakt / Dosis 4 Gy+ Aroniasaft
Abb. SEQ Rysunek * ARABIC 18. Strahlenschutzeffekt des Aroniaextraktes und des Aroniasaftes; simuliertes Generieren einer freien superoxiden Radikalen aus Granulozyten im peripheren Blut von Kaninchen nach dem vierten Tag der Aufnahme einer Dosis von 4 Gy Gammastrahlung (aus: Andryskowski (1998) [2]

Der Strahlenschutzeffekt von Anthozyanen aus Aronia wurde durch die Experimente an Zellen bestätigt

Nierenzellen des grünen Affen (GMK) sind für derartige Experimente besonders geeignet, da sie den Komplex aus radioaktivem Technetium und 2,3-Merkapto-Thio-Succine - Säure ^{99m}TcDMSA (d. i. ein radio-pharmazeutisches Mittel speziell zur Erkennung und Diagnose der Morphologie und Pathologie der Nieren, das häufig bei einer Szintigraphie der Nieren eingesetzt wird) leicht absorbieren.

Ein deutlicher Strahlenschutzeffekt auf die GMK – Zellen wurde nach dem Hinzufügen von Zyaniden und den entsprechenden Glykoniden und Extrakt aus der Aroniafrucht (Aronox) beobachtet. Die Wirkung wurde eingeschätzt wie folgt:

1. Anzahl der Zellen nach γ –Strahlung, ausgestrahlt von ^{99m}Tc, Bestimmung der Aktivität der Dehydrogenase (die den Grad der Schädigung des Zellmetabolismus wiedergibt).
2. Messen der Radioaktivität von ^{99m}TcDMSA; diese wird von den Zellen

verschluckt, die nach dem ersten Experiment übrig geblieben sind (die Zellen wurden für die Dauer von 30 Minuten erneut der Strahlung ausgesetzt und mit einer physiologischen NaCl – Lösung gewaschen). Dieses Experiment ist eine gute Maßnahme für die Vitalität der Zellen.

Beobachtet wurden die Verringerung der Anzahl der Zellen und bestimmte Erhöhungen der Aktivität der Dehydrogenase nach der Zugabe von Anthozyan-lösung, und zwar ohne Strahlung. Anthozyane und die übrigen Verbindungen im Extrakt sind kein natürliches Medium für die Nierenzellen. Und dennoch gewährleisten diese Verbindungen nach einer Bestrahlung eine Schutzbarriere und verringern die Folgen des Oxidationsstresses. Ohne die Schutzverbin-dungen ist die als LDH (Laktat der Dehydrogenase) gemessene Schädigung wesentlich umfangreicher (s. Abb. 19).

Radioprotective effect of anthocyanins from aronia

Abb. 44; (19) *Strahlenschlutzeffekt durch die Aroniaanthozyane*
LDH – Aktivität (I.U.)
Kontrollprobe Tc Aronia u. Aronia + Tc
Abb. SEQ Rysunek * ARABIC 19. Strahlenschutzeffekt von Aroniaextrakt bei einer Kultur von GMK - Zellen: Bestimmung der LDH – Aktivität nach Gammabestrahlung von [99m]Tc.

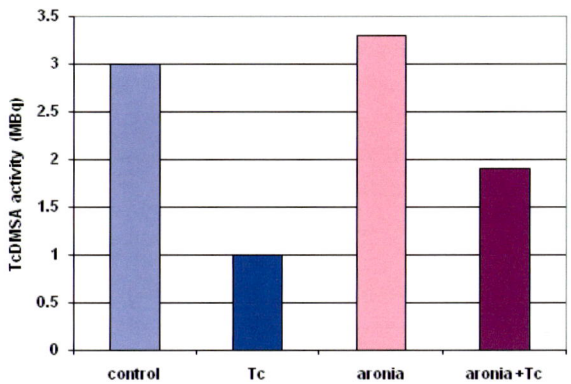

Radioprotective effect of anthocyanins from aronia

Abb. 45 (20) *Strahlenschlutzeffekt durch die Aroniaanthozyane*
TcDMSA (Mbq)- Aktiviät
Kontrollprobe /Tc /Aronia/ Aronia + Tc

SEQ Rysunek * ARABIC 20. Strahlenschutzeffekt von Aroniaextrakt auf GMK - Zellen;
TcDMSA – Aktivität nach mehrmaliger Bestrahlung mit [99m]Tc.

Interessant ist, dass die nach Zugabe von Anthozyanextrakt zur Kultur übrigge-
bliebenen Zellen vitaler und kräftiger werden und [99m]TcDMSA absorbieren. Die
Bestrahlung von ungeschützten Zellen führt zu dreimal niedrigerer Aktivität im
Vergleich zur Kontrollkultur. Trotzdem wird die niedrige Vitalität der bestrahlten
Zellen höher, wenn die Zellen mit Aroniaextrakt versehen sind.

Diese Ergebnisse lassen folgende Schlussfolgerung zu:
Die im Aroniaextrakt enthaltenen chemischen Verbindungen sind effektive
Antioxidanzien und wirken als Stoffe, welche die freien Radikalen beseitigen;
denn sie sind in der Lage, dem oxidativen Stress in den Zellen nach γ-Bestrah-
lung entgegen zu wirken.
Es bedarf noch zusätzlicher Experimente, um den Molekularmechanismus der
Wirkung von Aroniaextrakt komplett zu verstehen. Der Extrakt ist nicht nur eine
einzige chemische Verbindung, sondern ein Gemisch aus unterschiedlichen
Stoffen: Anthozyane, Prozyanidine und Polymere von (-)- Epitechin, Hydrozy-
namsäure und viele andere Verbindungen.[3] Die meisten davon sind starke Anti

101

oxidanzien und sind an den Reduktions- und Oxidationsreaktionen beteiligt. Außer ihrer Fähigkeit, in Wechselwirkung mit den freien Radikalen zu treten, können der Reaktionsmechanismus und die Aktivität bestimmter Verbindungen unterschiedlich sein. Ausgesprochen interessant waren die festgestellten Wechselwirkungen zwischen ihnen und den Zellenzymen.

Die effektiven Strahlenschutzmittel, die nach einer erlittenen Strahlung aufgenommen werden können, sind notwendig zur Vorbeugung von akuten und langfristig auftretenden Schädigungen.

Über die Strahlenschutzwirkung einiger Pflanzenextrakte wurde bereits berichtet, beispielsweise von **grünem Tee** *Camellia sinensis*, reich an
(-)- Epigalokatechingalat[2] und **Kurkumin** aus *z Curcuma longa*, die prinzipiell als Färbemittel für Lebensmittel Verwendung finden.[4]

Die langfristige orale Aufnahme von (-)-Epigalokatechingalat, der Hauptkomponente des grünen Tees, verlängert bei Mäusen nach einer tödlichen Bestrahlung die Lebensdauer bedeutend.

Der Gehalt an Urin - 8-OHdG (ein Biomarker für die DNS-Beschädigung) bei Ratten wurde bedeutend erhöht durch das Aussetzen in nicht flüchtigen Dosen γ - Strahlung; die Aufnahme von Kurkumin über 3 Tage vor und/oder 3 Tage nach der Bestrahlung verringert die erhöhten Konzentrationen. Die Einschätzung seiner Schutzwirkung gegen langfristige Folgen zeigt, dass Kurkumin das Auftreten von Tumoren in der Milchdrüse und in der Hypophyse wesentlich verringert. *Curcuma longa* kann wegen seiner verhältnismäßig niedrigen Toxizität als Strahlenschutz nützlich sein, siehe im Literaturverzeichnis.
Die Strahlenschutzwirkung von Pflanzenpräparaten ist bei Tieren (Mäusen und Ratten) nachgewiesen. Im Vergleich zu den Laborexperimenten sind die Untersuchungen an Menschen ziemlich eingeschränkt.
Von klinischen Untersuchungen von Nahrungszusätzen (β-Karotin, Antioxidanzien aus den Blättern des *Ginkgo biloba*) wird bei Personen berichtet, die der Katastrophe in Tschernobil ausgesetzt waren. Bei Patienten aus der verstrahlten Region in der Nähe von Tschernobil [5] wurde die Bildung von 8-OHdG im Urotelium der Blase durch langfristige Aussetzung der Strahlung hervorgerufen, und zwar als Ergebnis von Oxidationsstress. Dennoch sind die Schutzmechanismen gegen Krebs durch Nahrungszusätze, die die Reaktionen gegen

die Strahlung modulieren können, recht unklar. Klinische Untersuchungen von Menschen, die während einer medizinischen Bestrahlung der Strahlung ausgesetzt sind, schätzen die frühen Auswirkungen von Interventionen durch die Nahrung auf chronische Strahlungsschäden ein. Wenig bekannt sind die späten Schutzwirkungen von Antioxidanzien gegen Krebsbildungen, wenn der Schaden bereits viele Jahre zuvor entstanden ist.

Eine sehr interessante Untersuchung wurde 2004 veröffentlicht. Dabei geht es um die Faktoren von Nahrungsaufnahme und Sterblichkeit durch Krebs bei den Überlebenden von Atombomben.[6] 1980 wurde die Nahrungsaufnahme einer Gruppe von 36.228 Personen untersucht, die 1945 den Atombomben in Hiroshima und Nagasaki ausgesetzt waren. Die Personen, bei denen die Verstrahlungsdosen damals bekannt waren, wurden im Laufe von 20 Jahren bezüglich ihrer Sterblichkeit an Krebs begleitet. Auf diese Weise wurde die kombinierte Wirkung der Aufnahme von Obst und Gemüse und der Strahlenaussetzung in Zusammenhang mit dem Risiko durch Tod an Krebs erforscht. Die Strahlenaussetzung von 1 Sievert (Sv) erhöht das Risiko von Krebstod um 48 bis 49%. Die zusätzlichen Kombinationseffekte weisen ein geringeres Krebsrisiko bei den 1 Sv ausgesetzten Personen aus, die sehr viel Obst und Gemüse gegessen haben. Die Verringerung des Krebsrisikos bei der Strahlung ausgesetzten Personen liegt bei 52% (nur Strahlenwirkung) bis 32% (das Ergebnis der Auswirkung von Gemüse und Strahlung) bzw. bis 34% (das Ergebnis der Auswirkung von Obst und Strahlung). In dieser riesigen Gruppe von Überlebenden hat die tägliche Aufnahme von Obst und Gemüse dazu beigetragen, dass die der Strahlung Ausgesetzten ein geringeres Krebsrisiko hatten, zumindest bis zu dem Grad, der auch bei Personen besteht, die nicht der Strahlung ausgesetzt waren.

1 G. Andryskowski, J. Niedworok,Z. Maziarz, B. Malkowski. Schutzwirkung natürlicher Farben aus Anthozyanen bei der experimentellen Strahlenkrankheit. Acta Pol. Toxicol. 6 (1998) 155-162; G. Andryskowski, J. Niedworok,Z. Maziarz, B. Malkowski. Wirkung von Farben aus Anthozyanen auf die Generierung von Superoxidradikalen und Chemielumiszenz bei Tieren nach der Aufnahme einer Dosis von 4Gy g Strahlung. Polnisches ökologisches Journal. 7 (1998) 537-541

2 M. Wolniak, G. Andryskowski, I. Wawer. Nicht veröffentlichte Ergebnisse.

3 S. Uchida, M. Ozaki, K. Suzuki u.a. Strahlenschutzwirkung von (-) Epigalokatechin 3-O-Gallat (Tanin aus grünem Tee) bei Mäusen. Life Sci. 50 (1992), 147-152

4 H. Inado, M. Onoda. Strahlenschutzwirkung von Kurkumin, gewonnen aus Curcuma longa L.: hemmende Wirkung auf die Bildung fon Urin − 8-Hydros-2' Deoxiguanosin, Tumorgenesis, jedoch keine Sterblickeit, hervorgerufen durch γ − Strahlung.

Internationales Journal für Strahlenonkologie, Biologie und Physik. 53 (2002) 735-743

5 A. Romanenko, K. Morimura, H. Wanibuchi u.a. Erhöhter oxidativer Stress bei Veränderung der Gene im Urotelium der Blase nach der Katastrophe von Tschernobil. Internationales Journal für Krebserkrankungen 86 (2000) 790-798

6 K. Sauvaget, F. Kasagi, C. A. Waldren. Faktoren in Ernährung und Krebssterblichkeit unter den Überlebenden der Atombombardements. Untersuchungen der Mutationen (2004) Wer ein Exemplar dieses Buches erhalten möchte, besuchen Sie uns bitte hier: http://Internet: superberries.com.

Und die Kräuter?

Seit ca. 20 Jahren hat sich in der Heilpflanzenforschung viel getan, vor allem was die Pflanzenbegleitstoffe betrifft, siehe auch S. 19! Inzwischen gibt es mehrere Lehrstühle für Naturheilkunde, Phytotoxikologie sowie Phytotherapie; dies ist sehr erfreulich. Die Haupt- und Nebenwirkungen der Arzneipflanzen werden heute genauso untersucht wie chemische Arzneimittel an Zellkulturen in Tierversuchen, und ebenso in klinischen Studien am Menschen. Es gibt heute ca. 300 wissenschaftliche Heilpflanzenmonographien mit relativ zuverlässigem Wirkungsprofil, auf das sich jeder Therapeut verlassen kann. Dies ist das Verdienst wissenschaftlicher Vereinigungen, z.B. „die Gesellschaft für Arzneipflanzenforschung, die für Phytotherapie oder Phytopharmaka" und auch die europäische Vereinigung: „The European Scientific Cooperative," kurz ESCOP genannt, auf deren Empfehlungen sich viele stützen, siehe unter Internet-Adressen.[85] Im Grunde bestätigen die wissenschaftlichen Monographien nur die alten Heilpflanzenerfahrungen. Wie sollte es auch anders sein? Das überlieferte Wissen kann nicht bloßer Zufall sein, sondern ist in Jahrtausenden langsam gewachsen; vieles auch durch leidvolle Beobachtungen.

Auch in der Aufbereitung- und Mischtechnik hat sich einiges getan, was Kollegen und Kräuterkundige schon seit Jahren fordern, z.B. die volle Bioverfügbarkeit und die gleichmäßige Verteilung der Heilkräuterwirkstoffe, (homogen) auch mit naturbelassenen Beerensäften. Da gibt es mittlerweile neue Herstellungsverfahren, die es möglich machen, hochdispersive Kräuterkondensate zu extrahieren, welche die Wirkung des Beerensaftes steigert, und den Radikal-Fänger-Wert hochkatapultiert, wie Laboruntersuchungen bestätigen. Mehrere solcher Kräuterbeerenmischungen gibt es bereits auf dem Markt, siehe auch S. 196 unter Bezugsquellen.

Dass Heilkräuter ihre teils phänomenale Wirkung auch ihrem hohen Polyphenolgehalt verdanken, versteht sich von selbst. Im Vorwort habe ich dazu einiges schon gesagt. Es gibt hier noch viele Geheimnisse! Hochkonzentrierte Gemüsesäfte, z.B. der Tomatensaft, wirkt wie ein Heilkraut, wenn man sich die umfassende Wirkung des Pflanzenbegleitstoffes Lykopin anschaut.

In seiner kompletten, pflanzlichen Matrix ist es ein hitzestabiles Tomaten-Carotinoiden und bindet Sauerstoffradikale; überdies schützt es auch die Zellmembranen vor Stickstoffdioxide, - Partikel, die in der verschmutzten Luft massenhaft vorkommen und weiter zunehmen.

Zudem regt Lycopin die Kommunikation der Zellen untereinander an; da es die Expression des Gens Connexin 43 steigert, werden mehr Proteine der „gapjunctions" synthetisiert, was die gegenseitige Wachstumskontrolle der Zellen anregt. Lycopin ist bzgl. seiner antioxidativen Wirkung zweimal aktiver als *isoliertes* Betacarotin. Der Verzehr biologisch gezogener Tomate ist also wesentlich effektiver als Betacarotin-Zusätze in Vitaminpräparaten!

Dass die Begleitstoffe die Kommunikation der Pflanzenmatrix beherrschen, sagte ich andernorts schon. Dies kann eigentlich nur über die Biophotonen geschehen, was bedeutet, dass sie lichtoptisch den klassischen Nährstoffen deutlich überlegen sein müssen, siehe auch S. 79- 80 und Glossar.

Die volle Entfaltung der Wirkung der Vitamine (pharmakokinetisch) ist nur gewährleistet, wenn sie in ihrer natürlichen Matrix eingebunden sind, d. h. die pflanzlichen Begleitstoffe ihre Schlepper- und Disponenten Funktion wahrnehmen können, sozusagen sind sie die „Logistiker" der Vitamine, wodurch sie als Co-Faktoren von den Enzymen weit besser angenommen werden, siehe auch S. 19 und Glossar. Die pflanzliche, photonenreiche Matrix, in welche die Vitamine eingebunden sind, ist für die Wirkung entscheidend, was bis vor wenigen Jahren völlig unterschätzt wurde. Vitamine ohne ihre pflanzliche Matrix können ihre eigentliche Dynamik kaum oder nur schlecht entfalten.

Eine typische pflanzliche Matrix ist z.B. kalt gepresster Beeren- oder Pflanzensaft, oder kalt geschlagene Pflanzenöle, z.B. Leinöl, Borretschöl, Nussöl, Sonnenblumenöl, Weizenkeimöl, Kürbiskernöl sowie viele ätherische Heilpflanzenöle, siehe auch Glossar.

Pflanzenwirkstoffe

Die Besprechung der bekannten Pflanzenwirkstoffe hat hier wenig Sinn, da die Praxis für uns wichtiger ist, doch gibt es ein paar interessante Zusammenhänge. Pflanzenstoffe und im Besonderen die Pflanzenbegleitstoffe, sind aus *organisch-mineralischer* Materie, daher für den Menschen das Beste, ganz gleich ob giftig oder nicht, denn auf die Dosis kommt es an! Mit den Atomen und Molekülen der pflanzlichen Materie reagieren tierische Organismen weit besser als mit künstlichen Stoffgemischen aus der Chemie und Industrie.

Pflanzenbegleitstoffe z.B., besitzen ein enormes evolutives Gedächtnis, dank ihres Überschusses an Biophotonen, deren Impulse die Reaktionen der Moleküle mit ihren unzähligen Reaktionspartner gezielt steuern.

Das Gedächtnis der Biophotonen ist unfehlbar und speichert jede Resonanz bzw. ist stets gegenwärtig. Nur so erklärt sich das Wunder, warum in jedem Augenblick Trillionen Reaktionsabläufe im menschlichen Organismus aufeinander abgestimmt sind und was im Krisenfall zu tun wäre. Gelänge es über Licht unsere Daten auf Trägermedien zu speichern so wäre die Speicherkapazität unendlich und der Abruf von Daten und Ereignissen mit Lichtgeschwindigkeit möglich. Dies würde unser beschränktes Weltbild auf den Kopf stellen. Vorerst

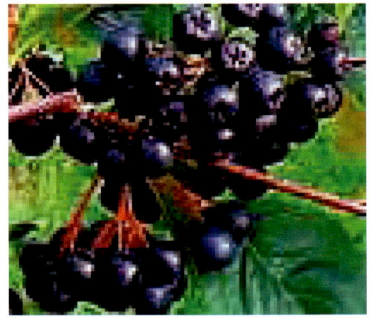

Abb. 46, Aronia

sind wir für diesen Quantensprung noch nicht reif! Es müsste ja jedem einleuchten, denn sowohl Mineralien, Pflanzen als auch tierische Organismen gingen in einem langwierigen Evolutionsprozess aus derselben Urmaterie hervor und begegnen sich immer wieder in der Nahrungskette aufs innigste. Eine Kohlenstoffverbindung oder ein Spurenelement, das schon einmal mit einem tierischen Organismus Bekanntschaft machte, reagiert beim zweiten Mal schneller und kann somit vom Organismus effizienter verwertet werden. Das ist auch der Grund, warum „der innere Arzt" genau weiß, welche Arzneiwirkstoffe er für seine Reparaturen aus der Pflanze herausholen muss, und wie er sie an de n richtigen Wirk-Ort (Zielorgan) heranführt. Die Wirkstoffe sind die kleinen Helfer des inneren Arztes und wir können's ihm getrost überlassen, wie und wo er sie einsetzt.[86]

Vier Beispiele über die Wirkungsweise der Heilpflanzen

Heilpflanzen blockieren oder verhindern die Ausbreitung von Erkrankungen viel raffinierter und schonender als Chemotherapeutika. Ich möchte hier nur vier Beispiele anführen, die zeigen, wie ihr Wirkmechanismus abläuft.

1. Bärentraubenblätter

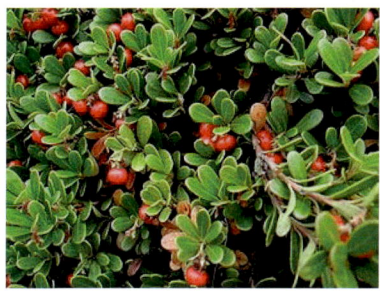

Die Flavonglycoside der Bärentrauben Blätter werden in der Niere aufgespalten, woraus das Phenolglycosid Arbutin entsteht, das den Urin ansäuert. Solche Bakterien, die nur im alkalischen Milieu gedeihen können, werden durch die einsetzende Säureflut binnen weniger Stunden neutralisiert und ausgeschieden. Die Blaseninfektion kommt zum Stillstand. Der Kräutertee wirkt -

Abb. 47

sicher Blasendesinfizierend durch die pH- Absenkung, gleichzeitig schleimhautstärkend. Bei längerer Gabe wird der Urin- weil alkalisch-, grün bis dunkelbraun, daher ist es ratsam einen Fachmann beizuziehen.

2. Preisselbeersaft

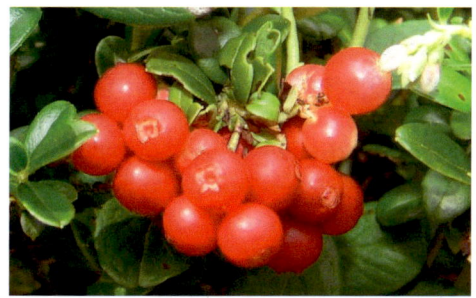

Die Tannine verschiedener Pinien und Beeren, wie etwa die der Cranberry (amerikanische Preiselbeere) können wegen ihrer Molekülgröße nicht direkt ins Blut gelangen, wirken aber dennoch antibiotisch (gleiches gilt auch für die Aronia- und Heidelbeere). Sie verhindern nämlich das Andocken von E. Coli (Darmbakterien) an die Schleimhautzellen der -

Abb. 48

Blase, der Harnröhre bis hinauf ins Nierenbecken, indem die Struktur der Tannine sich mit den Bakterien verhakt und diese dadurch leichter über den Urin ausgeschwemmt werden. Es handelt sich also um ein rein mechanisches Wirkprinzip, daher bleibt die Wirkung der Tannine nur auf die pathogenen Darmbakterien der Schleimhaut des Nieren- und Blasensystems beschränkt, siehe auch Anmerkung [40]

3. Weißdornextrakt

Hochdosierter Weißdornextrakt zeigt ähnliche Wirkungen wie die chemischen Herzdurchblutungsmittel, doch gleichzeitig auf mehreren Ebenen und vor allem ohne Nebenwirkungen. Auf Seite 24, habe ich über OPC geschrieben. Dieser Stoff befindet sich auch in höheren Dosen im Weißdornextrakt. Im wissenschaftlichen Phytocodex heißt es u. a: „Oligomere Procyanidine steigerten im

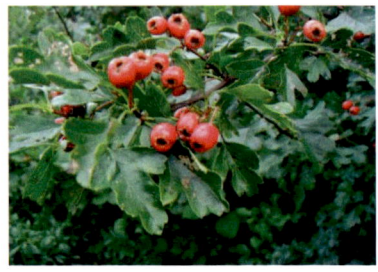
Abb. 49

Tierversuch die Herzmuskeldurchblutung dosisabhängig. Längere Gabe von Crataegus-Extrakt erhöhte die Hypoxie Toleranz (Sauerstoffmangel) am Meerschweinchen-Herzen." Und weiter: „Weißdorn wirkt auf das Blut und auf die glatte Gefäßmuskulatur: Untersuchungen mit einem höher dosiertem Crataegus-Extrakt ergaben eine Zunahme der Fließgeschwindigkeit der Erythrozyten in Arteriolen und Venolen sowie der Leukozyten. Bei höherer Dosierung führt ein Crataegus-Extrakt zu einer ACE-Hemmung. Eine blutdrucksenkende Wirkung kommt dem Weißdorn nicht zu, wohl aber können sich die Blutdruckverhältnisse durch die Besserung der Herzkraft normalisieren,".[87]

4. Cistusrose mit antiviralem Effekt, gegen Grippeviren

Das Harz der Cistusrose ist überwiegend polyphenolhaltig; auf Viruskulturen versprüht, wird deren Infektiosität und Virulenz erheblich gehemmt. Zudem wirkt es ähnlich wie Bienenharz (Propolis) hemmend auf das Wachstum von Pilzen und Bakterien, sofern es in ausreichender Konzentration versprüht wird. Die Art und Weise wie die Harz-Polyphenole, z.B. den A-Influenza-Virus hemmen ist noch nicht endgültig

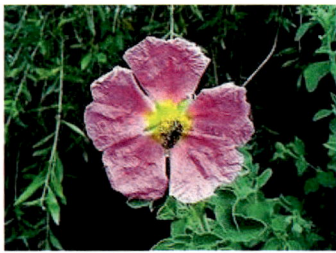
Abb. 50

erforscht. Virologen vermuten eine chemo-physikalische Blockierung des Viruspartikels, möglicherweise auch über photonische Impulse der Pflanzenbegleitstoffe, indem die Viren auf der Zelloberfläche nicht mehr andocken können und so ihr Eindringen in die Zelle verunmöglicht. Wie die Polyphenole dies genau bewerkstelligen, ist w. g. noch ungeklärt.[88] Das Gute an den Harz-Polyphenolen ist, dass sie von den Grippeviren nicht so ohne weiteres durch Mutation ausgetrickst werden können, da Harz-Polyphenole zugleich mehrfach sowohl über photonische Signale als auch über chemophysikalische Mittel und Abwehrmethoden verfügen.[89]

Grundprinzip und Bedeutung des Heilpflanzen-Wirkmechanismus

Es fällt hier ein wichtiges Grundprinzip auf: Pflanzliche Wirkstoffe lassen sich nicht so leicht austricksen wie chemisch-synthetische Mittel, die weder ein Eigenleben noch eine evolutive Intelligenz haben. Pflanzenwirkstoffe vernichten auch nicht, sondern wehren nur ab, indem sie neutralisieren oder Viren und Bakterien einfach unschädlich machen - sie „schachmatt" setzen. Auch durch ihre ernährende Funktion beschützen, erhalten und stärken sie die Organismen und beugen vor. Jedes Lebewesen vom Virus bis hinauf zu den Säugern, hat im Schöpfungsplan ihren einmaligen Platz und ihre ureigene Funktion. Der Natur geht es immer nur ums Gleichgewicht, nicht aber Ausrottung. Hat eine Spezies evolutiv ausgedient, geht aus ihr eine höhere Variante hervor, denn es gibt nur Weiterentwicklung und Aufstieg zu Höherem. Von diesem universellen Grundprinzip könnten wir im täglichen Miteinander viel lernen, nichts war umsonst, aber viel fürs blinde Ego! Auch die UKE-Forscher am Universitätsklinikum Hamburg-Eppendorf entdeckten, dass einige Harz-Polyphenole, ähnlich wie die Ellagsäure, schon in äußerst geringer Konzentration (und besonders effektiv in Kombinationen), in Tumorzellen bestimmte Enzyme blockieren, welche die Bildung einer Klasse von intrazellulären Signalmolekülen fördert (durch Photonen vermittelt) und die Zelle so zu einem geordneten Zellwachstum zurückfindet.[90] Dies bedeutet, dass die Pflanzenforscher heute bereits in der Lage sind, solche Polyphenole zu identifizieren, welche bestimmte Signalmoleküle photonisch stimulieren, welche Zellwucherungen stoppen können. Nach dem bisher Gesagten, kann dies nur aus der evolutiven, integralen Intelligenz einer biophotonenangereicherten, lebendigen Pflanzenmatrix entspringen. Leben kommt eben vom Leben. Abb. 51 Die Kräutervielfalt.

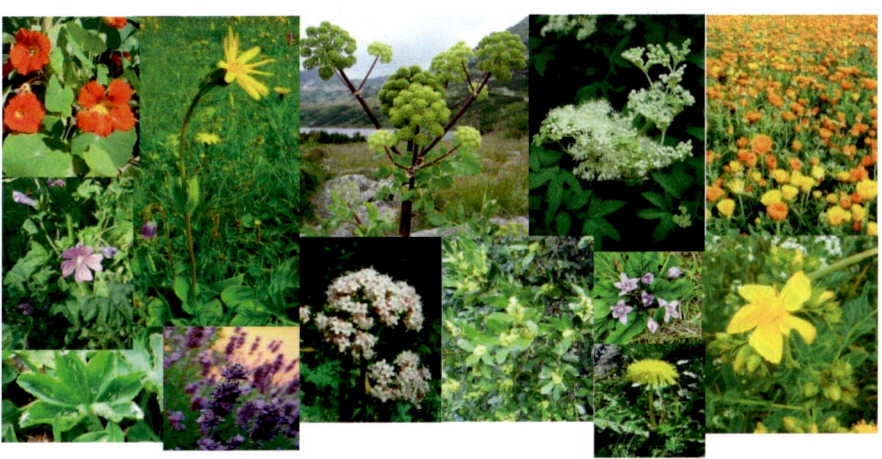

Sind Nahrungsergänzungsmittel aus natürlichen Quellen heute notwendig?

Heute und noch mehr Morgen, wird sich der Tagesablauf und die Lebensweise in den noch wohlhabenden Industriestaaten (Nordamerika, Mitteleuropa, Japan) immer mehr nach den beruflichen Terminen richten müssen, auch der Speiseplan! Da bleibt wenig Zeit für die Zubereitung der Frischkost, noch weniger aus dem eigenen Garten, weil meist beide Partner oder die Eltern in mehreren Jobs arbeiten. Am beliebtesten ist da *die zeitsparende Schnellküche,* etwa die vitalarme „Instantkost" und natürlich das ganze Angebot des denaturierten, Elektronen- und photonenarmen „Fastfood", welche überdies nicht selten auch noch der verheerenden Mikrowellenerhitzung ausgesetzt ist. Keine Zeit mehr fürs Genießen, fürs Natürliche und fürs Gesunde! Der Körper, ob von Erwachsenen oder von Kindern, hat sich dem Zeitplan des Geldverdienens anzupassen - er hat so und nicht anders zu funktionieren! Doch unsere hektische Lebensweise, der andauernde Stress, schädigt uns körperlich wie auch seelisch.

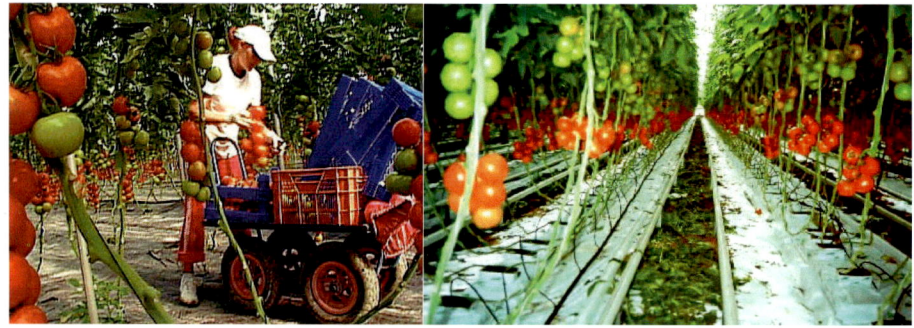

Abb. 52, rechts:
Design-Tomaten, die in riesigen Gewächshäusern auf Styropor gezüchtet werden, weil diese Turbomethode mehrere Ernten im Jahr ermöglicht.
Abb. 53, links: Massenproduktion: Biogemüse in Spanien

Kommentar: Die Überzüchtung unserer Grundnahrungsmittel, auf ausgelaugten und toxisch überdüngten mit Pestizid belasteten Ackerböden, die Schnellreifungs-Bestrahlung in Mega-Gewächshäusern (fehlende Sonnenphotonen), bewirkt den dramatischen Nährstoffschwund! So kommt es zu unerklärlicher Müdigkeit, Schlappheit (auch im Intimverkehr), Lustlosigkeit und auch gefährlichen Genuss-Exzessen, trotz voller Teller mit kunterbunten Obst- und Gemüsemix, plus sprudelnder Vitalgetränke mit Vitaminbomben, doch ohne Wirkung, aber viel Kosten. Viele Lebensmittel sind heute aus reiner Habgier ruppigen Bearbeitungsmethoden ausgesetzt (Überdüngung, zeitsparende Ultrahocherhitzung u.a.) und nicht wenige durch zu lange Lagerung und Mehrfachtransportwege devitalisiert, also ohne „Power" und möglicherweise auch noch verpilzt. Ich erinnere nur an einige üble Methoden der Lebensmittelindustrie, etwa die radioaktive Strahlenkonservierung von Obst und Gemüse, um sie kostengünstig zu entkeimen, oder deren vorzeitige Ernte im unreifen Zustand, die dann durch intensive Dauerlichtbestrahlung schnell nachreifen sollen, was zur vollständigen Vernichtung der wertvollen Polyphenole und anderer wichtiger Begleitstoffe führt, wie z.B. das hochwirksame OPC. Durch die Frühernten können die wichtigen Pflanzenbegleitstoffe kaum mitwachsen, die normalerweise erst durch die natürliche Sonneneinstrahlung, Temperaturschwankungen, Wind- und Wetterbelastung sowie durch natürlichen Schädlingskontakt ihre notwendige Schutzfunktion in der Pflanzenmatrix entfalten können.

Übel auch die oft zehnmonatige Lagerung und noch länger von Obst und Gemüse, die in Kühlhäusern mit Stickstoff begast werden, um den zersetzenden Sauerstoff zu verdrängen. Rein äußerlich glänzen die Äpfel frisch und farbenprächtig wie in der knöchernen Hand der alten hinterlistigen Hexe, im Märchen von Hänsel und Gretel, doch der Vitaminverlust ist dramatisch, nämlich bis zu 92%, siehe auch S. 112. Man kann da nur noch sagen: „Außen hui, innen Pfui"! Solche rigiden Methoden schmälern den Nährwert erheblich (w. g. bis zu 92% allein die Vitaminverluste). Der gutgläubige Konsument ahnt davon kaum etwas! Noch skandalöser ja unheimlich, wenn wir das umstrittene Thema genmanipulierter Nahrungsmittel anschauen, das inzwischen unlösbar ist, angesichts der Flut gewinnsüchtiger Patentanträge.

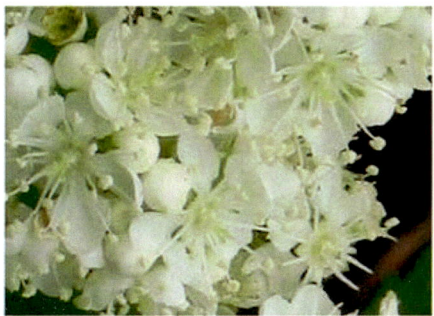

Abb. 54; Aroniablüten

111

Tabelle über Vitaminschwund in Obst und Gemüse

Lebensmittel	Inhaltsstoffe	1985	1996	Differenz
Spinat	Vitamin C	51mg	21mg	-58%
	Magnesium	62mg	19mg	-68%
Kartoffel	Kalzium	14mg	4mg	-70%
	Magnesium	27 mg	18mg	-33%
Apfel	Vitamin C	5mg	1mg	-80%
Banane	Folsäure	23mg	3mg	-84%
	Vitamin B6	330mg	22mg	-92%

Abb. 55: **Quelle:** 1985, Datenerhebung: Pharmakonzern Ciba Geigy
11 Jahre später, Datenerhebung 1996: Institut für Ernährungswissenschaften, Justus Liebig Universität, in Gießen (Deutschland).

Den obigen Daten kann man insofern auch zustimmen, weil beim Verzehr des Obstes und einiger Gemüsesorten heute der fade Geschmack und das fehlende Aroma auffällig sind.
Weitgehend bestätigt konnte obige Studie die Hamburger Uni, 2004. Im 10-Jahresvergleich fehlten 87 % der wichtigsten Mineralien. Vor allem Eisen, Kupfer und Kalzium. Katastrophal ist der Vitamin C-Schwund: 96%! Nicht viel besser erging es der Tomate: Eisen minus 6 %, Kupfer minus 65 %, Vitamin C ca. minus 50 %. Und die gute alte Kartoffel ist nicht viel besser dran: Ihr Eisengehalt ist innerhalb 10 Jahren um 50% gesunken.

Wir sind jetzt Ende 2011, beinahe 26 Jahre weiter! Wie mag es jetzt um die Vitaminverlust stehen? Leider werden keine Listen mehr veröffentlicht, warum weiß jeder, der bei gesunden Menschenverstand ist.
Kritisch muss man auch die zunehmende Anhäufung von Zusatzstoffen in Nahrungsmitteln beargwöhnen. Die Palette reicht von Farb- und Konservierungsstoffen, Gelier-, Riesel-, Trenn-, Verdickungs- und Feuchthaltemitteln sowie Emulgatoren, Geschmacksverstärkern, (letztere teilweise mafiöse Aroma-Verfälschungen mit fragwürdigen Stoffen, etwa mit Läuseausscheidungen). Es gibt krebsverdächtige Zuckerersatzmittel, deren Kennzeichnung nur mit einer

geheimnisvollen E-Nummer deklariert sein müssen, worüber nur Eingeweihte Bescheid wissen. Hätte mich jemand vor 30 Jahren gefragt, ob wir Nahrungsergänzungsmittel brauchen, wäre meine Antwort ein entschiedenes Nein gewesen. Doch heute sage ich, wir können auf vitaminisierte und vor allem mit Polyphenolen angereicherte Nahrungsergänzungsmittel kaum verzichten, wenn wir nicht einen Nährstoffmangel riskieren wollen. Vor allem müssen wir wieder mehr Pflanzenbegleitstoffe einnehmen, aus einer natürlich gewachsenen Pflanzenmatrix, mit allen Vitaminen und Mineralien, möglichst natürlich darin eingebettet.

Für wen können Nahrungsergänzungsmittel sinnvoll sein?

Wohl wahr ist, dass der Bedarf an Nährstoffen sehr unterschiedlich ist, vor allem bei solchen Menschen, die mental oder körperlich (Sport, Beruf) einseitig belastet sind. Dabei fordern Art und Weise der Ernährung, der Gesundheitszustand, die berufliche Spezialisierung, oder leistungsbezogene Tätigkeiten immer einen Mehrbedarf. Beispielsweise bei dauernder Gelenksbelastung oder permanenter Bildschirmstrahlung (erhöhte Augenbelastung), oder bei überwiegend denaturierter Kost (fäulnisbildendes Fastfood), oder wenn Aufnahme-Störungen des Verdauungsapparates vorliegen, welche die Nährstoffaufnahme verschlechtert oder eine entsprechende Veranlagung gegeben ist.

Hierzu zählen Schwangere und Stillende, Kinder und Jugendliche, Leistungssportler, Senioren, Menschen mit chronischen Magen-, Darm-, Leber-und Gallenproblemen oder w. g. solche, die sich einseitig oder falsch ernähren.
Auf das unüberschaubare Angebot der täglich neu hinzukommenden Nahrungsergänzungsmittel möchte ich hier nicht näher eingehen. Grundsätzlich habe ich eine gewisse Abneigung gegen pulverisierte, eingetrocknete, eingekapselte oder gepresste Mittel.
Am liebsten trinke ich wegen der hohen Bioverfügbarkeit, frisch gepresste Natursäfte, die nur geringfügig vorbehandelt sind und für deren Photonen angereicherte Matrix (ausgleichender, energetischer Ordnungszustand) ich gerne mehr Geld ausgebe. Empfehlen kann ich überdies nur unbehandelte Natursäfte, deren Inhaltsstoffe ein möglichst breites Spektrum der bekannten Nährstoffe abdeckt. Obige Voraussetzungen erfüllen einige Kräuter-Aroniasäfte im Handel, die ich selber trinke, schon länger. Wenn Sie gesundheitliche Probleme haben, dann richten Sie Ihre Fragen an meine E-Mail-Adresse, oder schreiben Sie mir einfach.

Nachtrag

Aronia-Trester ins Tierfutter, gegen Erkrankungen im Stall

In einer Studie mit Mäusen am Universitätsspital Zürich, konnte Prof. Dr. Dr. Gerhard Rogler einen heilenden Effekt mit Blaubeeren auf chronisch entzündliche Darmerkrankungen nachweisen.

Den erkrankten Mäusen mischte man getrocknete Blaubeeren ins Futter und schon nach mehreren Tagen ging es ihnen deutlich besser: *„Die erkrankten Nager nehmen weniger ab als die unbehandelten Artgenossen, ihr Darm ist weniger entzündet, er blutet weniger, die Darmschleimhaut enthält weniger entzündungsfördernde Signalstoffe, und die Mäuse haben wesentlich weniger Durchfall"*, so Dr. Dr. Gerhard Rogler.

In welcher Form die Substanzen ihre heilsame Wirkung im Darm entfalten, wissen die Forscher noch nicht genau. Allerdings weiß man heute durch die Grundlagenforschung an der Berliner Universität/Potsdam, dass die Zerfallsstoffe des OPC und einige Metaboliten der Darmbakterien die entzündungsfördernden Signalstoffe im Darm ausbremsen und so der Darmentzündung die Basis entzieht. Wahrscheinlich setzen während der Aufspaltungsprozesse auch die Darmbakterien stoffwechselwirksame, biovitalisierende Substanzen frei, welche u.a. jene regenerierenden Faktoren stimulieren, die dann den Heilprozess einleiten.

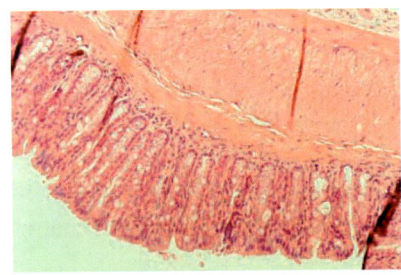 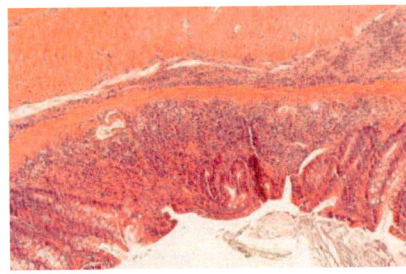

Abb. 56   Abb. 57

Mäuse mit chronischer Darmentzündung profitieren von Anthocyanen im Futter: Die Darmwand behandelter Tiere (links, 56), enthält weniger Entzündungszellen (violett) als die der unbehandelten Kontrolltiere (rechts 57) und zugleich deutlich mehr Becherzellen (weiße Bläschen), die den für die Darmfunktion unverzichtbaren Schleim produzieren.

Trocken-Trester- Einsatz im Stall

Der Gehalt der blauen Farbstoffe (Anthocyane) in der Aroniabeere übertrifft allerdings die der Blaubeere bedeutend und ist am höchsten in den Fruchtschalen konzentriert. Daher können ähnliche Erfolge auch vom Einsatz des getrockneten Aronia-Tresters erwartet werden.

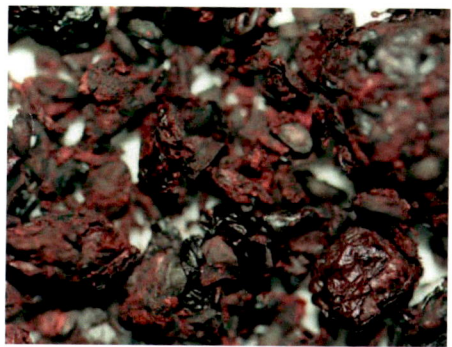 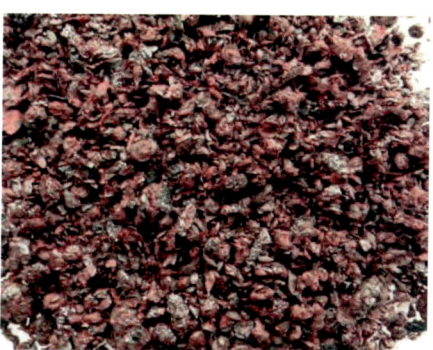

Abb. 58 grobkörnig   Abb. 59 feinkörnig

Zwei Beispiele des getrockneten Pressrückstand (Trester grob- und feinkörnig) der Aronia-Beeren. Im Trester befinden sich Höchstmengen an OPC sowie Antioxidantien.

Inzwischen entwickelte das wissenschaftliche Max Rubner-Institut an der Universität in Karlsruhe in Deutschland, geeignete Verfahren, um den Trester zu einem Pulver zu verarbeiten, das sich als Lebensmittelzusatz (in Kapselform) und auch als einfacher Futterzusatz praktisch verwenden lässt.

Wirkungen: Der appetitanregende Aronia-Trester unterstützt viele physiologische Funktionen in den Organen und Systemen, z.B. die Fein-Durchblutung und stabilisiert Magen-Darm, Leber und Gallenfluss, Immun- und Nervensystems und ca. fünfzehn weitere markante Wirkungen. Aronia-Trester kann auch helfen bei schwieriger Futterumstellung, die häufig das Leber-Gallesystem belasten. Die Konzentration der bioaktiven Wirkstoffe in der Aronia-Schale ist enorm und steht ganz oben:

Fast alle Vitamine darunter auch C, K, D, Folsäure, Provitamin A, und ein insgesamt sehr hoher Anteil an natürlichen Pflanzenbegleitstoffen, machen den Aronia-Trester zum Gesundheits-Turbo.

Stallanwendung: Aronia-Trester lässt sich problemlos an Huftiere und Geflügel verfüttern, er ist ein universaler, pflanzlich-hochwertiger *Futtermittelzusatz* in Lebensmittelqualität, mit hoher, ja höchster antioxidativer Wirkung und eignet sich besonders zur täglichen Geflügelfütterung. Im Legehennen-Versuch sticht die natürliche dotterfärbende Wirkung hervor (Bioqualität). Vom Geflügel wird er gerne angenommen und steigert überdies die Oxidationsstabilität der Eier, aber auch bei anderen Tierprodukten.

Sanierung und Aufbau der Darmflora: Als vorbeugendes Mikrofloramittel fördern die bioaktiven Pflanzenbegleitstoffe (Polyphenole) des Aronia-Tresters, das Wachstum der „guten Bakterien", -die Laktobazillen-, darunter die wichtigen Bifidobakterien im Darm. Andererseits zersetzen die Phenolsäuren (Ellag-Gallus- und Propionsäure die krankmachenden! Der Aronia-Trester gibt also gleichzeitig einen wichtigen Schutz. Diese Mehrfacheinwirkung kann eben nur ein natürliches Ganzheitsmittel leisten.
Aronia-Trester fördert somit den Aufbau einer natürlichen Darmflora und das Wachstum der gewünschten Darmbakterien, sowie die natürlichen Darmbewegungen.

Anwendungsmöglichkeiten: Der getrocknete Aronia-Trester wird in mehreren Fraktionen hergestellt, z.B. als Pellets, daher branchenangepasst geliefert werden, z.B. als Früchtetee, in Obst-Kräuter-Mischungen, Nahrungsergänzungsmittel, Pharmazeutika etc.

Produktevermarktung:

> ➢ Fertig abgepackt in Säcken, grob oder feinkörnig, zum Einmischen ins Stallfutter, für Huftiere und Geflügel.

> ➢ Als gereinigtes Pulver, in entsprechenden Dosen, Kapselform oder Stick, als Nahrungsergänzungsmittel.

> ➢ Trester-Kekse in verschiedenen mundgerecht knackiger Darreichungsform, für Haustiere und Kleingetier (sozusagen als Leckerli).

Erfahrungen mit Aroniasaft und Kräutern

Jahrelange Rückenschmerzen vergehen

Isabella M., aus Salzburg, berichtet telefonisch, Mitte August, 2011

....Ich nehme den Aroniasaft erst seit einem Monat und habe seit genau vier Tagen deutlich weniger Rückenschmerzen und frage mich wie der Saft dies zustande bringt? Vorher war ich lange Zeit in physiotherapeutischer Behandlung und jetzt auf einmal wird alles besser. Vielleicht regeneriert der Saft meine Bandscheiben, das ist ja unglaublich! Auf jeden Fall werde ich Ihn weiter nehmen, vielen Dank für den guten Tipp...

Migräneattacken und Tinnitus beendet

Am 12.12.2011, berichtet Hubert S., aus Seeboden, in Österreich:

Die Antwort ist so verblüffend wie einfach: „der Saft der Aroniabeere hält mich gesund"...

Meine *Migräneattacken sowie Tinnitus* sind gänzlich verschwunden, obwohl ich seit vier Jahrzehnten darunter gelitten hatte. Festhalten möchte ich ausdrücklich, dass ich eine bessere Lebensqualität sowie ein stabileres Immunsystem bekommen habe. Fakt ist, dass die Aroniabeere viele positive Effekte hat und bei mir einen enormen Beitrag zu meiner Gesunderhaltung leistet.

Zusammenfassend möchte ich festhalten, dass ich froh bin, dieses Naturprodukt für mich entdeckt zu haben.

Quelle: Brief an: Internet: Aronialand.at., z.H. Herrn Gomig

Besser sehen, verblassende Altersflecken

Frau Ida W., 84 Jahre, aus Salzburg, berichtet:

.....Ein deutscher Heilpraktiker empfahl mir während einer Behandlung längere Zeit den Aroniasaft zu trinken, da ich eine umfassende Entgiftung nötig hätte. Ich willigte ein und begann unverzüglich mit der Einnahme. Nach drei Monaten konsequenter morgendlicher Einnahme (30 ml), konnte ich besser sehen und am Laptop meine schriftlichen Büroarbeiten wieder normal ohne Lupe verrichten. Gleichzeitig verschwanden zu meinem Erstaunen einige Altersflecken im Gesicht und auf dem Handrücken.

Das Verschwinden dieser Symptome ist eindeutig auf die Einnahme dieses Saftes zurückzuführen. Der ist ja wie ein Rostschutzmittel und das noch in diesem Alter, meine Güte! Ich habe schon vieles ausprobiert, aber dieser Saft ist schon was ganz besonderes.

Weniger Sonnenbrände, wieder Freude am Singen, Besserung der Altersweitsichtigkeit

Frau Johanna S., 70 Jahre, Altbäuerin aus Kärnten, schreibt:
Ich trinke den reinen Aroniasaft schon fast zwei Jahre. Am Anfang hat sich nach kurzer Zeit die Verdauung sehr positiv verändert, danach merkte ich, dass ich viel weniger Sonnenbrände bekomme, eigentlich gar keinen mehr; auch das Singen fällt mir seitdem leichter. Aber seit ich den *Aronia Kräuter plus* trinke, hat sich meine Altersweitsichtigkeit merkbar gebessert, obwohl normalerweise die Sehfähigkeit mit dem Alter abnehmen soll! Zuerst spürte ich eigenartigerweise einen Augenrinnendruck, der aber nach einer Woche besser wurde. So arbeitet die Natur!
Quelle: *Brief an: Internet: Aronialand.at, z.H. Herrn Gomig*

Bessere Nerven, gute Erfolge beim Abkalben

Monika G., Osttirol schreibt:
„Ich brauche den Aroniasaft, weil er mir gut tut - für meine Verdauung- und er gibt mir Kraft und Ruhe, auch fühle ich eine innere Ausgeglichenheit, sodass mir das Leben leichter fällt.
Auch bei unseren Tieren setze ich Aronia ein, bei Durchfall, Fressunlust und auch nach dem Abkalben konnte ich merkliche Erfolge sehen.
Quelle: *Brief an: Internet: Aronialand.at, z.H. Herrn Gomig*

Besserung der Altersweitsicht - verblüffter Optiker

Frau Elisabeth W., 77 Jahre, Bergbäuerin aus Kärnten/Osttirol:
Ich trinke Aroniasaft schon seit längerem, ich war von Anfang an überzeugt, dass unser Schöpfer die besten Rezepte in seinem Garten für uns bereit hält! Anfangs war ich ziemlich verblüfft, dass die Aronia eine solche Kraft hat. Da haben sich einige Sachen gebessert, denn seit ich den *Aronia Kräuter plus* trinke, ist meine Altersweitsicht viel besser geworden und das schon kurzer Zeit. Als mein Optiker mich untersuchte, war er total irritiert und konnte es nicht fassen. Jetzt sehe ich aber noch besser.
Quelle: *Brief an: Internet: Aronialand.at, z.H. Herrn Gomig*

Nachlassender Augeninnendruck

Herr Fritz M.; aus Freudenstadt; erzählt:

…..Seit Jahren leide ich an erhöhtem Augeninnendruck und musste deshalb regelmäßig ein Glaukom-Mittel nehmen. Aber es wirkte immer weniger und die Augenschmerzen wurden stärker und stärker, so dass ich oft stundenlang nachts wach lag und nicht mehr einschlafen konnte.

Ein Heilpraktiker empfahl mir einen Aronia-Direktsaft, von dem ich 3x täglich 20 ml mit etwas Wasser trinken sollte und zwar nüchtern.

Mit einiger Skepsis begann ich dann die Saftkur und merkte anfangs nichts und wollte schon aufgeben. Doch in der vierten Woche schlief ich länger und mir war klar das konnte nur vom Saft herrühren. Nun begann ich zu hoffen und tatsächlich wurden meine Augenschmerzen immer besser und nach etwa 7 Wochen konnte ich durchschlafen und habe auch tagsüber kaum noch Augenschmerzen. Als ich meinem Augenarzt davon erzählte, sagte der: „Wenn das so ist, dann kann ich nur gratulieren, aber ich denke das war eine Ausnahme und ob das anhält, na ja, wir werden sehen. Doch nach 11 Monaten sind die Augenschmerzen immer noch weg und der Augendruck ist nur noch minimal. Ich bin wirklich froh, dass ich den Aroniasaft habe.

Mit Aronia kranke Stalltiere (Kälber) wieder fit gemacht

Ein österreichischer Bergbauer J.G., aus Osttirol, schreibt mir in einem E-Mail:

…..Ich trinke den Aroniasaft schon seit Jahren, unter anderem esse ich auch die Trockenbeeren und andere Aroniaprodukte.

Obwohl ich große Erfahrung mit anderen natürlichen Produkten habe, bin ich nach wie vor von der Aronia begeistert.

Seit ich Aronia trinke habe ich im Sommer keine Sonnenbrände mehr, außerdem sind die Fieberblasen komplett verschwunden. Normalerweise hatte ich jedes Jahr so an die 5mal, Lippenbläschen, die für mich als Musikant sehr nachteilig sind. Neben einer Superwundheilung sind meine Blutwerte sehr gut geworden und früher hatte ich bei Verletzungen und Entzündungen oftmals Eiterungen. Auch merke ich eine gesteigerte Fitness im Kopf und auch Körperlich. Mein Körpergefühl ist ganz anders und ich fühle mich topfit.

Aber was mich besonders freut ist, dass Aronia bei Tieren so gut hilft! Ich setze schon länger die Aronia im Stall bei schweren Durchfällen, Verstopfungen und auch bei Wundverletzungen ein. Nebenbei bemerke ich, dass die Tiere ihre volle Kraft wieder zurückbekommen. Einige meiner Kälber bekamen Lungenentzündung und ich konnte sie mit Aronia und Kräutern wieder fit machen. Das erstaunliche war, dass man den Kälbern nach drei Wochen nichts mehr anmerkte. Ihr Fell und ihre Fitness sind top, im Vergleich zu den vorhergehenden Antibiotikabehandlungen, wo das Fell nach zwei Monaten immer noch merklich schlechter war.

Meine Kälber bekommen schon zwei Stunden nach der Geburt Aronia! Bei Durchfall gebe ich den Kälbern 3mal am Tag zwei Stamperl und etwas warmes Wasser. Normalerweise ist der Durchfall nach drei Tagen weg. Viele Bauern berichten von guten Erfolgen mit Aronia bei Durchfall oder ähnlichen Problemen. Sogar bei Katzen und Hunden wird Aronia angewendet! Erkennbar ist das am schönen Fell, nach drei Wochen. Bei Tieren ist der Erfolg viel schneller erkennbar als beim Menschen, da Tiere viel ursprünglicher reagieren. Interessant wäre der Einsatz der Aronia vielleicht auch bei Bienen!

Auch bei Pflanzen und Blumen setzen wir die Aronia ein, es werden unglaubliche Erfolge berichtet! Die Mikro Flora muss ernährt werden, im Boden und im Darm, denn dann kann der Stoffwechsel besser funktionieren. Das LEBEN steckt im Darm.

Besserung der Schulter- und Kreuzschmerzen

Herr Wolfgang E., aus München, rief mich in der letzten Oktoberwoche 2011 an und teilte mir sinngemäß folgendes mit: Ich bin Lagerist und hatte dauernd Schulter- und Rückenschmerzen. Weil die Schmerzen immer ärger wurden, brachte mir meine Schwester ungefähr Anfang September von einem Heilpraktiker einen frischen Aroniasaft, von dem sollte ich 2x 30ml nüchtern trinken, morgens und abends. Nach ca. vier Wochen ließen meine Schmerzen in der Schulter und im unteren Rücken nach und es ging mir besser. Ich konnte nachts endlich wieder durchschlafen.

Für mich war das eine derartige Befreiung ja, eine Erlösung und ich bin meiner Schwester so dankbar für diesen wunderbaren Saft. Ich empfehle ihn immer wieder meinen Freunden, Bekannten und auch den Kolleggen, die ja gesehen hatten, wie schlecht es mir damals ging. Dadurch glauben sie mir und inzwischen trinken einige auch den Saft. Ich möchte den Aroniasaft auf keinen Fall mehr missen und werde ihn regelmäßig trinken, wie bisher.

Gut für die Wechseljahre

Frau Josefine G., 52 J. aus Bad Reichenhall ruft mich an:

…Seit ich regelmäßig den Aroniasaft trinke, blassen meine Altersflecken ab. Ich bewege mich schneller und sicherer und meine grauen Haare dunkeln jetzt wieder etwas nach. Auch die Hitzewallungen spüre ich nicht mehr so stark und ich kann wieder besser schlafen.

Vielleicht ist es die Kombination von den Kräutern mit dem Aroniasaft, denn vorher habe ich nur Kräuter ausprobiert aber keine Wirkung bemerkt.

Blutdruck gesenkt

Monika P. aus Seeboden, Österreich, schreibt am 31.12.11
…Seit einem halben Jahr trinke ich nun dieses Elixier und es ist nun ein fester Bestandteil meiner Ernährung. Zudem konnte ich feststellen, dass *meine Blutdruckwerte,* die vor immer erhöht waren, sich gebessert haben!
Ich verwende den Saft auch zum Verfeinern von Soßen etc., der Saft ist für viele Speisen eine Bereicherung! Ich bin überzeugt, dass der tägliche gut dosierte Genuss der Aroniabeere, auf die Erhaltung der Gesundheit eine positive Wirkung hat, und kann nur jedem empfehlen, dieses Naturprodukt für sich zu entdecken!
Quelle: Brief an: Internet: Aronialand.at, z.H. Herrn Gomig

Alte OP-Narbe heilte ab

Frau Elisabeth S. aus Weißenbach ruft Mitte Oktober 2010 bei mir an:
Sinngemäß: Vor sieben Monaten wurde ich in einer orthopädischen Klinik am Hüftgelenk operiert. Die OP verlief gut und ich hatte zunächst kaum noch Schmerzen. Doch dann bekam ich Probleme mit der Narbenschließung, denn die Narbe nässte dauernd und eine komplette Schließung wollte einfach nicht vorankommen. Mein Hausarzt gab mir dauernd Salben, aber allmählich verlor ich die Geduld, weil auch der Stationsarzt nicht weiter wusste und genauso herumdokterte. Bis mich dann eine Freundin anrief und mir riet, ich soll doch mal den Aroniasaft probieren, den hätten schon die Indianer bei Wunden eingesetzt und ihr tut er auch so gut. Also bekam ich von einem Heilpraktiker einen ganz frischen Saft aus Österreich, träufelte zweimal am Tage den Saft auf die Narbe und zusätzlich nahm ich noch ca. 30ml in der Frühe auf nüchternen Magen. Und das war ja super! Schon nach 8 Tagen wurde die Narbe allmählich rosarot, pulsierte nicht mehr und nässte nicht mehr! Man konnte wirklich zusehen wie sie abheilte. Ich war so glücklich und habe dann meine Freundin extra zum lukullischen Essen eingeladen weil das so ein guter Tipp war.

Plötzlich war die Energie wieder da!

Mit Herrn Andree B. traf ich mich im Herbst (ca. Ende September 2010) zu einem Gespräch und er erzählte mir eine beinahe unglaubliche Geschichte, die ich nur sinngemäß wiedergeben kann: Seit Jahren leide er an Morbus Bechterew mit ständigem Dreh – und Gehschwindel, infolge eines schweren Gehör-sturzes. Seine Blutfettwerte (Triglyzeride) waren extrem hoch und mit den übli-chen medikamentösen Senkern war er unzufrieden. Während einer Behand-lungsserie bei einem Heilpraktiker, empfahl der ihm Aroniasaft einzunehmen. Vorher hatte er jahrelang den Aloe Vera-Saft getrunken, der ihm zwar auch ei-nigermaßen half, aber immer höher dosieren musste. Zwar hat Aloe Vera ge-holfen, aber es hat auch seine Grenzen.

Schon nach einer Woche, spürte er wie dieser Aroniasaft seine Energie enorm pushte. Es war beinahe so wie früher. Er konnte wieder Rasenmähen und auch schwerere Hausarbeiten verrichten. Auch den letzten Umzug überstand ich viel besser und habe auch noch bei einem guten Bekannten mit angepackt, ohne schlapp zu machen, das war schon sensationell.

Mit seinen Worten die ich notierte: *„Heute kann ich wieder Durchschlafen und habe mehr Energie, dank dem Aroniasaft! Zur Kur brauche ich auch nicht mehr zu fahren. Ich nehme den Saft morgens und mittags jeweils 30 ml mit einem viertel Liter lauwarmen Wasser. Ich kann diesen Aronia-Saft nur weiter empfeh-len und wer immer auch ihn regelmäßig trinkt, der wird nicht enttäuscht, da bin ich mir sicher.“*

Nach Eierstock-Op: Schwere Bauchentzündung, doch binnen acht Tagen deutliche Besserung

Im Juli 2010 wurde eine siebenundzwanzigjährige Patientin auf die Intensiv-station wegen akuter Bauchschmerzen eingeliefert. Die Diagnose: Bauchfell-entzündung und Verdacht auf bösartigen Eierstocktumor! Ihr Heilpraktiker ver-schrieb ihr einen Aroniakräutersaft, plus einen Ausleitungstee und Enzyme.

Nach einer komplizierten, langen OP, wegen der inneren Verwachsungen, nahm ich mit Zustimmung der Ärzte die vom Heilpraktiker verordneten Mittel ein. Vom Aroniakräutersaft nahm sie 3x tgl. 30 ml, den Heiltee und die Enzyme, gegen die Entzündungen, in der Bauchhöhle.

Schon nach 8 Tagen besserte sich der Zustand soweit, dass die Patientin selbstständig auf die Toilette gehen konnte. Die Ärzte staunten ob der Tat-sache, dass die Entzündung in so kurzer Zeit zurückging. Und sie interessier-ten sich besonders für diesen „Wundersaft“ und wo man den bestellen könnte? Die Patientin hat sich schließlich schnell erholt, die Narben heilten ab und der Krebs kam nicht wieder. Heute lebt sie mit ihrer Familie in den USA und erfreut sich bester Gesundheit.

Im Bett klappt's wieder

Bei einem Vortrag wurde ein Zuhörer gefragt ob der Aroniasaft auf den Blutzuckerspiegel gewirkt hätte, worauf dieser antwortete, dass sich da nichts getan habe, aber im Bett klappt's seitdem wieder besser, was bei allen rundum Heiterkeit auslöste.

Haarausfall besser, graue Haare dunkeln ein

Ein 65jähr. Rentner, aus Berchtesgaden, berichtet:

…..Den Saft trinke ich jetzt seit einem viertel Jahr und am Anfang habe ich nix gemerkt, - bin ja kaum krank gewesen und mir fehlt auch nix! Aber dann sehe ich, dass im Kamm weniger Haare hängen bleiben und beim Haare waschen das Wasser im Gulli (Abfluss Öffnung) schneller abfließt, also weniger Haare im Ausguss. Und meine Friseuse fragte mich neulich, warum die Haare wieder dunkler nachwachsen? Und tatsächlich: die wachsen nicht mehr so grau heraus, sondern wieder wie früher. Vielleicht färbt die Aronia jetzt meine Haare von Innen her? Das finde ich Spitze. Schaun ma mal, wie's weitergeht. Auf jeden Fall trinke ich jetzt meinen Aroniakräutersaft weiter. Super!

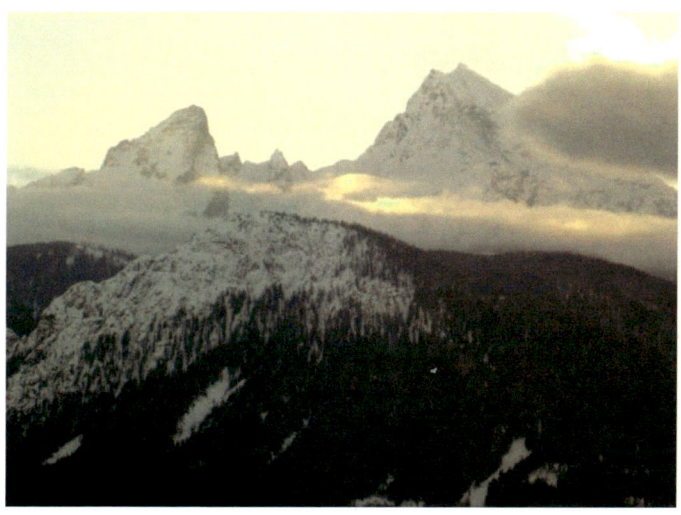

Abb. 60; Watzmann in winterlicher Abendstimmung

Grundlagen und Regeln zur gesunden Ernährung

1. Die sieben Lebensmittelgruppen

Kohlehydrate, Stärke: Getreide (Körner, auch Reis, Soja), Kartoffeln (Knollen, Wurzeln)
Überwiegend Faserstoffe: Gemüse und Salate als Beilagen
Fett: tierische, pflanzliche Fette als Öle
Eiweiße: Fisch, Fleisch, Wurst und Eier
Überwiegend Faserstoffe u. Fruchtzucker: Obst, Beeren und süße Früchte
Eiweiße: Milch, Käse und Milchprodukte
Getränke: Mineralwasser, stilles Wasser, Wein, Bier etc., Obst- und Gemüse-säfte (wenn möglich selbst gepresst oder püriert) oder Gemüsebrühe.
Wie man Lebensmittelgruppen ausgewogen zusammenstellt, vor allem in welcher Reihenfolge wir sie essen und mit welchen Methoden und Tricks (schonende Zubereitungsverfahren), daran entscheidet sich, wie gesund wir uns ernähren.

2. Empfehlungen zu den Lebensmittelgruppen

2.1. Täglich mehrere Portionen Obst oder Früchte zum Frühstück, oder in den Vormittagsstunden.

2.2. Genügend Vollkornprodukte, Gemüse, Reis, Kartoffeln, Knollen und Wurzeln essen. *Vollkornbrot* sowie *Vollkornmehl, verschiedene Gemüsesorten.*

2.3. Bio-Fleisch weniger Rückstände! Die Mengenempfehlungen für *Fleisch, Wurst und Fisch* sind nicht einheitlich. Wurst und Fleisch - pro Tag, z.B. zur Abendmahlzeit (nicht zu spät) etwa Seefisch von 90 bis zu 200 Gramm, da der Fettanteil höher ist. Die durchschnittliche Eiweißmenge beträgt zwischen 35 und 40 Gramm je nach Gewicht und körperlicher Belastung. Bei Wurst den versteckten Fettgehalt beachten!

2.4. Bio-Milchprodukte, Eier. Im Zweifelsfall ein Ei weniger.

2.5. Zucker und Salz
Pflanzlicher Zuckeraustausch; Salzen nach dem persönlichen Geschmack
Schließlich ist unser Blut salzig.

3. Verdauungszeiten, Mischungen der Lebensmittelgruppen

Worauf kommt es beim Essen an?
Dass es schmeckt, nährstoffreich ist mit gutem Energieaufbau, keine Verdauungsmüdigkeit, weder Blähungen, noch Gär- oder Trommelbauch.

Was also müssen wir dafür tun?
Anzustreben ist eine möglichst kurze, jedoch ökonomische Verdauungszeit, die uns *natürlich* nährt und kräftigt!

3.1. *Die Verdauungszeiten:* Die richtige Reihenfolge richtet sich nach den Verdauungszeiten der einzelnen Lebensmittel.

3.2 Die Grundregel: Die Hauptregel der richtigen Essens-Reihenfolge: Je höher der Wassergehalt *eines Lebensmittels umso weiter rückt es in der Reihenfolge nach vorn. Je niedriger der Wassergehalt* desto weiter nach hinten. *Getränke* weder unmittelbar vorher, noch während und unmittelbar nach dem Essen trinken oder nur wenig, wegen des Verdünnungseffektes der Verdauungssäfte.

3.3. *Mythos der Dickmacher:*
Fett allein macht nicht dick, Eiweiß für sich auch nicht, und bloß Kohlehydrate, (Zucker, Stärke, Mehlspeisen) ebenso wenig!
Erst die Kombination Fett und Kohlhydrate macht dick, ebenso beide oder einzeln mit Eiweiß gemischt!
Im Darm bewirkt die Eiweißüberladung Fäulnisprozesse (üble Darmwinde) und Kohlehydratüberschuss Gärprozesse (Säurebildner).
Beide Formen führen zum Bläh- bzw. Trommelbauch.

3.4. *Nach der o.g. Grundregel (3.2) gehen wir so vor:*
Wir beginnen *morgens* mit Früchten und sonstigem wasserhaltigen Obst, die am wenigsten Eiweiß, Fett und Stärke enthalten.
Mittags die zweite Schicht, z.B. der gemischte Salat, Gemüseauswahl z.T. mit Stärke und Eiweiß vermischt.
Abends die Konzentrierten, z.B. mäßig Käse, Fleisch (Fisch, Wurst oder Kaltbraten), nicht zu spät (maximal 18.30) wegen der Verschlackung und Übersäuerung!

3.5. *Gute Verdauung durch die richtige Reihenfolge:* Obst und Früchte nur auf leeren Magen, nicht mit anderen Lebensmittelgruppen mischen. Von der Früchtegruppe, zuerst die Melonen. Den milden Früchten folgen die säurehaltigen, jedoch höchstens drei Früchte gemischt bis etwa zwei Stunden vor der Mittagsmahlzeit.

Zu den Hauptmahlzeiten, vorab Salate, die Beilagen in verschiedene Gemüse sowie kohlehydratreiches Stärkegemüse, z.B. Kartoffeln. Beilagen auch Nudeln eher vor Fisch, Fleisch oder Eiermahlzeiten verzehren und nur wenig vermischen. Immer *„die natürliche Verdauungszeit der einzelnen Lebensmittel"* beachten, siehe S. 131, den Hinweis.

3.6. *Was wir nicht vermengen sollten:*
1. Kohlehydrate und Fette nicht direkt vermengen, ebenso Fette und Eiweiß.
2. Mit Fett immer sparsam umgehen.
3. Milchprodukte mit Fleisch, z.B. Schweizerwurstsalat - nicht gut.

3.7. Ungünstig auch gesüßte Milchprodukte (Milch mit Honig oder süßen Früchten z.B. Milch-Shake etc.) Zucker und Milch sind eindeutig Dickmacher! Saures Obst nicht zusammen mit konzentrierten Kohlehydraten mischen. Auch verschiedene Eiweißabkömmlinge nicht vermischen, z.B. mit Fischeiweiß, Eiern oder Schweinefleisch. Kohlehydrat-Mahlzeiten, z.B. Nudeln und Reis mit Geflügelfleisch wird zwar häufig angeboten (Chinarestaurant), belastet jedoch die Darmenzyme und liegt oft zu lange.

3.8 *Mischungsmöglichkeiten: Obst und Gemüse* mit nussigen Ölen, wegen der besseren Vitaminverwertung. Ebenso bei Salaten, wo die fettlöslichen Vitamine der Pflanzen durchaus durch Zugabe von Salatölen oder Dressings besser verwertet werden können.

3.9 *Alltags-Realität:* Im Alltag ist die strikte Trennung von Eiweiß und Kohlehydrate oft nicht möglich, z.B. die unterschiedliche Nahrungsangebote in den Jahreszeiten. Und: der neue Auswahlrhythmus ist gewöhnungsbedürftig. Allerdings ist die Trennkost eine große Hilfe bei schweren Erkrankungen. Die Erfolge sind erstaunlich.

Merke: *Meide das viele Vermischen verschiedener Lebensmittel,* z.B. fettigen Käsesoßen, üppige Beilagen und Dressings. *Strikt gemieden werden muss aufgewärmtes oder abgestandenes Essen, z.B. wegen Sparsamkeits- oder Gewissensgründen. Gekochte Essensreste gibt man am besten den Haustieren oder Schweinen.*

4. Der tägliche Bedarf der drei Ernährungselemente

Der tägliche Bedarf von Fett, Eiweiß und Kohlehydraten, hängt vom Bewegungsprofil und von der frischen Luft ab.

4.1 *Den Eiweißbedarf* decken, aus überwiegend lacto-vegetabiler Kost (Milch, Quark, Bio-Joghurt. Kefir, Buttermilch, Käse, Ei, Vollkornprodukte, Getreide Flocken, Wurzel-, Blatt-, Blüten-, Kohl-, Zwiebel-, Hülsenfrüchte, Sojabohnen, Kartoffeln, Haferflocken. Nüsse, u.a.). Die tägliche Eiweißmenge nach Gewicht berechnen: Körpergewicht dividiert durch 2, dividiert durch 1.000, ergibt die ungefähre Tagesmenge an Eiweiß in Gramm. Bei viel Muskelarbeit, z.B. Bauarbeiter, Landwirte, Waldarbeiter, Fischfangmatrosen, Sportler etc., kann der Eiweißbedarf bis zum Doppelten steigen.

4.2 *Fette die stärksten Joule-Lieferanten!* Zu viel versteckte Fette aus Fertigprodukten, z.B. in Wurst, in Snacks, Kartoffelchips, Weißmehlgebäck oder in Fett frittierte Produkte. Daher ist es ratsam:
1. Verwende wenig Streichfett (dünn auftragen).
2. Nicht zu viel Bratfette (Cholesterinbelastung)! Fleisch immer frisch und im eigenem Fett und Saft braten.
3. Verwende überwiegend pflanzliche Fette.
Der durchschnittliche Tagesbedarf für Fett beträgt im Mittel 40 Gramm, bei kalter Jahreszeit kann er unterschiedlich steigen.

4.3 *Zucker und Kohlehydrate* verwertet der Organismus als Sofort Energiespender. Kohlehydrate nur bei erhöhter körperlicher oder auch geistiger Leistung erforderlich. Überschüssige Kohlehydrate lagert sich als Depotfett an, belastet Herz-Kreislauf, Leber, Darm und den Stoffwechsel. Sind also ungesund, wenn im Übermaß.

4.4 *Pflanzenbegleitstoffe, Vitamine, Mineralstoffe und Spurenelemente* sind wichtige Bestandteile der Enzyme, die den Auf-, Um- und Abbau der organischen Moleküle und Nährstoffe bewerkstelligen. Enzyme bedienen den Stoffwechsel - lösen Nähr- und Vitalstoffe aus der Nahrung heraus, die dann zur weiteren zellulären Nutzung zur Verfügung stehen.

Vitamine und Mineralstoffe können erst durch *Pflanzenbegleitstoffe* als Co-Faktoren von den Enzymen genutzt werden. Spurenelemente und Pflanzenbegleitstoffe sind die eigentlichen *„Zündfunken des Stoffwechsels"* und kommen überwiegend aus dem pflanzlichen Bereich. Also muss die Ernährung reich an Obst und Gemüse aller Art sein. Daher nennt man sie *die Vitamine des dritten Jahrtausends.*

Pflanzenbegleitstoffe vor allem in Bio-Obst, Bio-Gemüse oder Fruchtsäften
Die Wirkung der Vitamine, Mineralien und Spurenelemente kann nur in Anwesenheit der *Pflanzenbegleitstoffe* potenziert werden und so den Nähr- und Gesundheitswert steigern. Daher biologisch hergestellte Lebensmittel wählen, weil ihr hoher, natürlicher Gehalt an o.g. Vital- und Lebensstoffen *aus den Pflanzenbegleitstoffen,* stammen.

4.5 Getränke

Die tägliche Flüssigkeitsmenge (Wasser) sollte mindestens 1,5 Liter betragen, vorausgesetzt wir essen morgens wasserhaltige Lebensmittel, siehe oben. Schluckweises mäßiges Trinken kann die Verdauungszeit verkürzen, insbesondere bei relativ trockenen Mahlzeiten, z.B. Trockenobst und Brot! Letzteres saugt allerdings am meisten Verdauungsflüssigkeiten weg, was die Verdauungszeit verlängert, aber mit reichlich Würzen verkürzen kann.

Vor- und nach dem Essen eine halbe Stunde nichts oder wenig trinken, wegen des Verdünnungseffektes der Verdauungssäfte. Basische Getränke meiden, damit der Speisebrei genügend angesäuert bleibt.

Milch nicht zu den Mahlzeiten trinken, außer Kindern!

Fazit: Je weniger die Mahlzeiten durchmischt sind, je einfacher und weniger konzentriert, desto leichter und schneller geht die Verdauung voran und desto bekömmlicher und desto weniger Müdigkeit, Bläh- und Gär-Bäuche. Bekömmlicher wird alles auch durch die gute Laune, denn die macht uns auch Appetit. Flüssigkeit trinken ist wichtig, jedoch nicht oder sehr wenig vor, zu und nach den Mahlzeiten. Milchgetränke sind nicht unbedingt notwendig außer bei Kindern.

5. Zubereitungshinweise

Ohne Hungergefühl nichts essen; ebenso bei Übermüdung und bei nervlicher Überreizung sowie Stress - denn Frustmahlzeiten übersäuern und verschlacken! Alles was wir nicht gut vertragen und schlecht verdauen nicht wiederholen! Planen Sie den Speisezettel abwechslungsreich mit schmackhafter Vollwertkost!

Essen und Trinken ist Lebensqualität. Daher *kochen Sie nur bei guter Laune,* umso mehr gelingt die Zubereitung, - weil Sie achtsamer sind! Bereiten Sie Ihre Speisen appetitlich und mit Sympathie zu.

Mit Fett sparsam umgehen; nicht allzu viel Rösten, Einbrennen, Panieren und Knusper-Dunkelbraten. Bevorzugen Sie nur *pflanzliche Fettsorten.* Den Kochprozess kurz halten, das schont die Inhaltsstoffe! *Zu langes Erhitzen* macht das Lebensmittel überdies fad und wertlos.

Wenden Sie möglichst *schonende Verfahren an* (diverse Gar-Methoden, z.B. im Dampfkochtopf). Verwenden Sie *Kräutersalze oder Ursalze* aus alten Bergstollen. Statt zu Salzen lässt sich auch durch *schärferes Würzen* der Geschmacksausgleich herbeiführen, z.B. bei Bluthochdruck, denn im Gemüse befindet sich auch Salz.

5.1 *Essen aber wie?* Bevorzugen Sie mehrere kleine Mahlzeiten. Denken Sie daran, je voluminöser die Mahlzeit, desto mehr strapazieren Sie die Verdauungsdrüsen. Beginnen Sie die tägliche Arbeit nie mit leerem Magen! Starten Sie mit Obst oder Früchten. Kauen Sie jeden Bissen ausgiebig; speicheln Sie gut ein. Essen Sie langsam, nicht zu große Bissen nehmen. Wer zu schnell isst, braucht länger zum Verdauen. Je langsamer Sie essen, desto eher signalisiert der Körper, wann er satt ist.

5.2 *Die gute Stimmung am Esstisch:* Wenn Sie beginnen zu essen, dann entspannen, - den Ärger loslassen und alle negativen Gedanken! Vergessen Sie die Zeit und denken Sie nicht an das, was vor Ihnen liegt.

Verweigern Sie jede Diskussion! Stellen Sie Ihre fünf Sinne ganz auf Genuss ein, damit die Verdauungssäfte fließen, denn der Körper braucht dafür Zeit (ca. 10 bis 15 Minuten), bis alles bereit ist und sich bald das Sättigungsgefühl einstellt. In dieser Phase soll man das Essen genießen und jedes Eile-Gefühl bewusst abschalten, *als ob es jetzt keine Eile gibt.*

6. Was wir meiden sollten

Meiden Sie *Fastfood oder industrialisierte Fertigkost.* Jede Bearbeitung (längeres Erhitzen, Verkochen und Verfeinerungstechniken) eines Lebensmittels, mindert die Frischequalität, den Nährwert, die bioaktiven Vitalstoffe, den ORAC- sowie OPC-Wert. Auch die Konservierungsmittel blockieren die bioaktiven Vitalstoffe. Chemische Konservierungsstoffe müssen letztlich mit erheblichem Energieaufwand wieder abgebaut werden und belasten die Entgiftungsorgane (Leber, Milz, Nieren, Darm). Auch wenn ihr Abbau relativ leicht geht, bremsen sie doch die Darmflora und im Gefolge die Entgiftungsorgane Leber und Nieren aus. Chemische Süßstoffe und synthetische Früchte-Aromen, z.B. im *„Frucht-Joghurt"* sollten wir durch natürliche ersetzen, denn einige besorgniserregende Studien, haben sie ins Zwielicht gebracht! Glücklicherweise können wir jetzt auf pflanzliche Süßstoffe ausweichen, z.B. Stevia, Rohrzucker-Succinat, Agave, Honig u.a.

6.1 *Was wir weniger essen sollten*
Zucker und Süßigkeiten eher weniger, weil sie nicht nur Zahngifte (Karies) sind, sondern auch im Darm Gärprozesse (Säure) erzeugen! Konfitüren, übersüßte Marmelade, Schokofettaufstriche oder Pralinen usw., verbrauchen beim Abbau zu viele B-Vitamine und Spurenelemente und schädigen zuerst die Darmflora (Überhandnehmen der Säurebildner).
Zucker sollten wir nicht in chemisch reiner Form (raffinierter) konsumieren, sondern stets in natürlicher Form aufnehmen, siehe unter 6.

Fett: Mit Fette und Öle sollten Sie sparsam umgehen und wenn, dann nur hochwertige Pflanzenöle bevorzugen, z.B. Oliven-, Raps-, Soja-, Walnuss-, Kürbiskernöl. Insgesamt höchstens 40 Gramm pro Tag, denn in vielen Fertigprodukten (abgepacktes Fleisch, Gebäck, Süßwarenprodukte oder Milch- und Käseprodukte) ist ohnehin Fett enthalten. Ein Beispiel sind diverse Nussmischungen oder *"Studentenfutter."* Die sind zwar schnell sättigend, doch zu lange im Magen, eben weil schwer verdaulich, gaukeln sie uns ein verlängertes Sättigungsgefühl vor.

7. Zusammenfassung der Verdauungszeiten

Faktoren kürzerer Verdauungszeiten

Grundsatz: Je mehr Wassergehalt (saftige Substanz) in der Lebensmittel-matrix, desto kürzer!

1. Je niedriger die Fett-. Eiweiß- u. Kohlehydratgehalte eines Lebensmittels
2. Gut gedämpftes Gemüse mit hohem Eiweißgehalt, z.B. Hülsenfrüchte, Bohnen. Erbsen, Linsen.
3. Meiden von vorpanierten oder gerösteten Fertigprodukten.
4. Nicht gebratenes Fleisch, aber weichgekocht oder geklopft ist deutlich schneller verdaulich, z.B. Surfleisch aus Rind oder gekochter Schinken.
5. Verkürzung und Verbesserung der Verdauung: je sparsamer die Fettzugabe (beim Braten, frittieren, panieren u.a.) mit reichlicher Zugabe von Küchenkräutern und Gewürzen.
6. Verdauungsfördernd: Gut gewürzte Soßen zu Braten, Fisch und Meerestiere, ohne Sahne- und Dickmilchzugaben.
   Gemüse und Salate mit weniger konzentrierten Dressings, jedoch mit viel Kräutern und Gewürzen.
7. Je mehr mit Kräutern gewürzt, desto besser die Verdauung (Bitterstoffe).
8. Die Länge der Garzeit immer nach Geschmack und Aroma abstimmen, nicht nach der Uhr!
9. Je intensiver gekaut desto kürzer und vollständiger die Verdauung.
10. Je langsamer und genüsslicher, desto besser verdaut und auch kürzer.
11. Je besser die Stimmung und Laune, desto kürzer und vollständiger.

Zum Abschluss nimmt man etwas Käse, *„denn Käse schließt (wegen des höheren Fettgehaltes) den Magen."* (führt also schnell den Sättigungsgipfelpunkt herbei). Beachten wir die verkürzenden Faktoren, dann wird unser Essen nicht ermüden, sondern erfrischen und stärken. Und auch kein Völlegefühl kommt auf und die Gefahr der Gär- und Trommelbauchbildung ist gebannt.

Hinweis: Die Liste der Verdauungszeiten der Lebensmittelgruppen und ORAC-Werte, können Sie in der kleinen Broschüre gegen ein Entgelt von 8,- € erwerben: *„Grundlagen und Regeln einer gesunden Ernährung", mit einem Exkurs in die energetischen Ernährungsregeln,* vom selben Autor, im gleichen Verlag.

Exkurs in die energetischen Ernährungsregeln, gekürzte Fassung

Lebensmittel und der ORAC-Wert

Wie bereits besprochen, kann Obst und Gemüse freie Radikale erheblich effektiver reduzieren als Fleisch und Mehlspeisen, vorausgesetzt wir bereiten unser Gemüse frisch und schonend zu. Wie w. u. angeführt, kommt es darauf an, solche Lebensmittel zu wählen, die einen hohen ORAC-Wert haben, d. h. genügend Elektronen abgeben, um freie Radikale zu neutralisieren. Mit Instant- und Pappschachtelkost und sonstigem Fastfood, ist das nur minimal möglich. Im Internet unter: *oracvalues.com,* gibt es von der angesehenen amerikanischen Org: *„USDA, National Nutrient Database for Standard Reference"* verbindliche ORAC-Listen, sowohl nach ORAC-Höhe, als auch alphabetisch gelistete Lebensmittel, die vielen als Quelle dienen. Am besten man überzeugt sich selbst, da auch viele falsche Angaben im Netz stehen.

Es gibt jedoch auch gute Kombinationen, welche den ORAC-Wert in die Höhe schnellen lassen, eine Liste ist in das Heft: *„Grundlagen und Regeln einer gesunden Ernährung",* mit einem Exkurs in die energetischen Ernährungsregeln, vom selben Autor, im gleichen Verlag.

Die EU. plant den ORAC-Wert auf den Packungen zur Pflicht zu machen, hierzu bedarf es jedoch standardisierter Prüfungen. Wie gesagt: wenn Lebensmittel einer zu langen Überhitzung ausgesetzt sind, dann sinkt der ORAC-Wert drastisch, ebenso die Elektronenabgabe sowie das Redoxpotenzial, ganz gleich wie weit das Lebensmittel oben gelistet ist.

Radikalfänger-Lebensmittel - reich an überschüssigen Elektronen

Warum ist die Abgabe von Elektronen aus Lebensmitteln so wichtig?
Beim Transfer der Elektronen wird Energie frei, denn sobald das Elektron seine Bahn bzw. relative Position verlässt und kurzfristig in ein anderes Atom eintritt, verändert es die Ladung im Atom. Wie bereits erwähnt oxidieren Stoffe, die ihre Elektronen abgeben und solche die Elektronen aufnehmen werden reduziert. Die Oxidierten sind also energieärmer. Daher ist eine Nahrung die weniger Elektronen freigibt energiearm und eher abladend (Müdigkeit!). Bei Nahrungsmitteln die bereits oxidiert sind, z.B. ranzige Butter oder faulendes Obst (bräunliche Einfärbung), sind die Elektronen bereits am Sauerstoff gebunden und können so von den Enzymen nicht mehr verwertet werden. Der ungestörte Elektronentransfer von einem Molekül zum anderen ist aus dieser Sicht der entscheidende Faktor, für ein langes ungestörtes Zell-Leben!

Elektronenzufuhr über gesunde Nahrung, mehr als früher

1. Infolge der toxischen Umweltbelastung in Wasser, Boden, Luft und Nahrungsmitteln, müssen zur Reduktion der Giftstoffe dem Organismus mehr Elektronen zugeführt werden als vielleicht vor zwei Generationen.

2. Weil die Nahrungsmittel heute durch industrielle, denaturierende Herstellungsverfahren (Fastfood) kaum noch jene reduzierende Kraft besitzen und durch die Vernichtung der wertvollen Pflanzenbegleitstoffe nicht mehr die erforderliche Anzahl an Elektronen zur Verfügung stellt. *In Punkt 1* sieht die Zukunft nicht gut aus, denn die toxische Gesamtsituation wird eher schlechter. Die Schere zwischen Elektronen- und Sauerstoffbedarf und die gleichzeitige Verringerung des Angebots geht immer weiter auseinander. Da mag es niemanden mehr wundern, wenn die Krankenkassen in immer größere Milliardenlöcher hineinschlittern. *In Punkt 2* geht es um die Pflanzenbegleitstoffe, aber auch um die Vitamingehalte, welche drastisch verringert sind, obwohl sie dem Schutz der Nutzpflanzen dienen sollten. Aus Profitgründen werden jedoch die Nutzpflanzen heute zu sehr gestresst, z.B. zu viel chemisch konserviert, zu lange gelagert, zum Schnellwachstum durch aggressive Dauerbestrahlung und überzogene Überdüngung (die Turbotomate- und Gurke) vergewaltigt, infolge einseitiger Züchtungskriterien nur fürs Auge (Sorten und Klassenzwang), unverhältnismäßig hoher Spritzgifte-Einsatz und nicht zuletzt, die Genmanipulierung sowie industrielle Strahlenkonservierung, so dass ihr ursprüngliches Redoxpotenzial für den „Nahrungsverbraucher" nicht mehr zur Verfügung steht.

Ökoprodukte mit höherem Redoxpotenzial

Nur eine artgerechte und somit ökologische Pflanzenproduktion wie im Misch-Anbau mit natürlicher Düngung, z.B. mit Unterpflügen von Klee oder der Einsatz von EM, siehe auch Glossar, schafft gute Voraussetzungen für elektronenreiche Nutzpflanzen. Schon unser Altmeister der ganzheitliche Ernährungslehrer, Prof. Dr. Werner Kollath, wies vor 40 Jahren in diese neue Richtung: *„Nahrung, die ihre Reduktionsfähigkeit verloren hat ist tot"* und reduktionsfähig sind nur solche, welche die überschüssigen Elektronen abgeben können und dabei freie Radikale reduzieren bzw. deaktivieren. Die Ökobauern und Ökowinzer haben also die besten Voraussetzungen und Bedingungen für die Erzeugung elektronenreicher *Lebens*-Mittel. Eine Vielzahl von Messungen an Bio-Fruchtsäften und auch an vielen Weinsorten, aber auch Milchprodukten, z.B. Stuten- und Ziegenmilch, zeigt, dass die Ökoproben den konventionellen deutlich überlegen sind.

Epilog

Am Ende dieses Buches angelangt, bleibt nicht mehr viel zu sagen, vielleicht noch einige Sätze zur Weiterentwicklung in Forschung und Anwendung pflanzlicher Wirkstoffe und Nahrungsergänzungsmittel.

Die Medizin und die Pharmakologie scheinen unmittelbar vor einem Paradigmenwechsel zu stehen, oder sind bereits mitten drin?

Heute sind wir infolge der toxischen Gesamtsituation mehr oder weniger zahllosen Giften ausgesetzt, aus der neue Krankheitsbilder entstanden sind, die man unter den Leitbegriff „subklinische Toxikosen" zusammenfasst - im Klartext: Unterschwellige Vergiftungen, deren Symptome nicht mehr den klassischen Vergiftungsbildern mit einer definierten Schwellendosis entspricht.

So erfolgreich die klinische Medizin in der Behandlung akuter Krankheiten auch ist, so sehr versagt sie andererseits bei den chronischen Erkrankungen, darunter auch die subklinischen Toxikosen z.B. die Schwermetallvergiftungen, oder die der "vegetativen Syndrome" (präziser: „Subklinische Befindlichkeitsstörungen"), worunter auch der verschwommene Bereich der psychischen Nebenwirkungen als Folgeerscheinung zählt und nicht als die Ursache. Mit den klassischen Aufdeckungsmethoden kommen wir an die Ursachen nicht mehr heran, denn die Kausalzusammenhänge in biologischen Systemen sind durch typische Rückkoppelungssysteme und viele Regelkreise nicht mehr überschaubar. Die eigentlichen Entstehungsfaktoren chronischer Krankheiten sind daher weder morphologisch-mikroskopisch noch chemisch-analytisch zu erfassen. Dieses Manko zwingt die klassische Schulmedizin zwar zu neuen Denkansätzen, doch die Systemtheorien sind für die Praxis nach meiner Erfahrung wenig tauglich, weil zu kompliziert, selbst wenn angeblich perfekte Computersysteme, sogenannte *„universale Diagnose- und Therapiestationen"* einbezogen werden, deren digitale Datenerhebung (elektrische Hautableitungsverfahren) allerdings fragwürdig ist und schon gar nicht die Intuition eines Heilers mit langer Erfahrung sowie guten Konstitutionskenntnissen ersetzen kann.

Wenn pflanzliche Mittel wie die Aronia naturbelassen verabreicht werden und eine subklinische Toxikose dadurch in Fluss kommt, sich die Symptome also ändern, dann ist das der Beginn des langersehnten Reinigungs- und Entschlackungsprozesses und man kann das Verwirrspiel mit „Systemtheorien oder psychischen Integrationsprozessen" ruhig vergessen. Die mangelnde Durchblutung ist m. E. einer der Hauptfaktoren der Reaktionsstarre bei austherapierten Patienten, ob psychisch oder durch toxische Gewebsblockaden ausgelöst ist dabei zweitrangig. Wenn Kräuter, Pflanzen oder Beerensäfte die Durchblutung intensivieren, indem sie den alten Müll zum Abfluss bringen, lösen sich die meisten Reaktionsstarren auf und nur das zählt. Die Zukunft gehört also der Energiezufuhr (Photonendichte und Kohärenz), die der „innere Arzt" dringend benötigt, um seine Ausgleichsbestrebungen und Regulationsimpulse durchzuführen. Wenn also die Pharmakologie und Kräuterheilkunde in der Lage ist, diese Kriterien in die Monographien aufzunehmen, erst dann werden wir auch die chronischen Erkrankungen und subklinischen Toxikosen in den Griff bekommen.

Es geht ja um die Wiederherstellung und Aufrechterhaltung des biologischen Fließgleichgewichts (Homöostase) und darum, die zur Verfügung stehende Lebenskraft (Vitalität) möglichst lange innerhalb tolerierbarer Schwankungsbreiten aufrecht zu erhalten, um so den Alterungsprozess einigermaßen störungsfrei hinauszuschieben.

Naturheilärzte und Heilpraktiker versuchen durch Entgiftungs- und Durchblutungssteigerungen die blockierten Kapazitäten innerhalb der Regelkreise und Rückkoppelungssysteme freizumachen, also mehr Energie zu aktivieren, so dass die Ausgleichsreaktionen und Anpassungen bei Störeinflüssen flexibler und effizienter ablaufen (antioxidative Kapazität, Immunantwort oder allgemeine Widerstandskraft etc.).

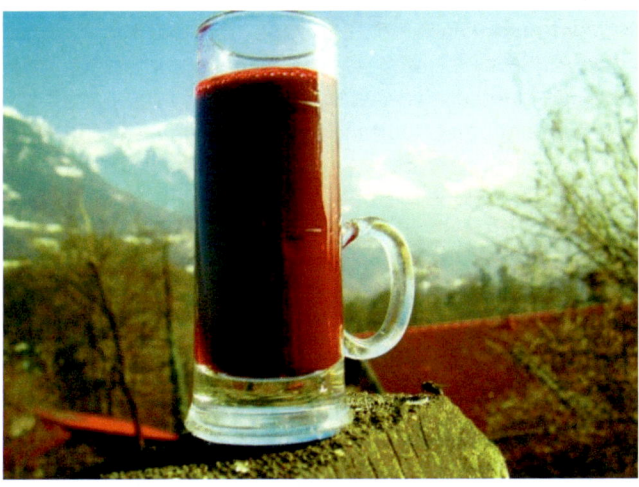

Abb. 60; A' Superstamperl, 4 cl

135

Danksagung

Den Impuls dieses Thema aufzugreifen und in der vorliegenden Arbeit zu veröffentlichen, gab mir infolge schicksalhafter Umstände, Frau Ilse Mayerhofer. Ohne sie wäre die vorliegende Arbeit nicht entstanden! Während der Entstehungszeit bis zu ihrer Durchsicht gab sie mir einige wichtige Impulse, gute Anregungen und Tipps und überließ mir einige Unterlagen aus ihren hervorragenden Referaten. Dafür möchte ich mich bei ihr herzlich bedanken.

Besonderen Dank auch an Herrn Dr. Magister Gerhard Michalek, fürs Korrekturlesen des Manuskriptes aus Sympathie und ideellem Sinn.

Herzlichen Dank an Frau Professor, Dr. Iwona Wawer, Lehrstuhlinhaberin für Lebensmittelchemie und Pharmazie, an der Universität in Warschau, für die Genehmigung der Übersetzung und Veröffentlichung des Kapitels 9.2: *Anthozyane und Strahlenkrankheit,* aus ihrem Buch: *„The Power of Nature – Aronia melanocarpa",* ohne welches das vorliegende Buch um einiges ärmer wäre.

Danke auch an Prof. Dr. Sabine Kulling, Leiterin des interdisziplinären Forschungsprojektes „Procyanidine", im Auftrag des Bundesministeriums für Forschung und Bildung (BMFB), für die telefonische Beantwortung einiger wichtiger Fragen und für die E-mails, zu wissenschaftlichen Arbeiten.

Auch an Herrn Dr. Benno, F. Zimmermann (Dipl. Lebensmittelchemiker, an der Uni Bonn), für die guten Fachliteratur-Tipps und die angenehmen, humorigen und doch fachbezogenen Telefonate und E-Mails und seiner Mitarbeiterin Frau Dr. Christiane Kulik (Lebensmittelanalytikerin), am Prof. Kurz Labor in Köln, für die bereitwilligen, wichtigen Laborhinweise und Bestimmungen der LMSVG.

Vielen Dank auch an Gabriele Boborowski, die mir die Blutdruck-Studien mit samt Grafiken von S. 39 – 43 zur Veröffentlichung gerne überließ.

Auch Herrn Gomig, der mir manch bodenständige Tipps und Anregungen gab, vor allem für den Trester-Nachtrag!

Vielen Dank auch an alle, die mir ihre Erfahrungsberichte zur Veröffentlichung für dieses Buch zusandten, insbesondere nochmals an Herrn Josef Gomig, der mir gleich mehrere Berichte aus seinem Bekanntenkreis überließ.

Und last and least, meinen Dank fürs nachmalige Korrekturlesen, einiger Kapitel, an Frau Helga Kocher und auch für einige stilistische Tipps.

Anmerkungen und Quellenangaben

1 Menschliche Stärken, analog zur genügsamen Aronia-Beere

Immer schon formten entbehrungsreiche Zeiten den Geist der Überwindung und der Genügsamkeit. Letztere war es denn auch, die in der Frühzeit den Aufmerk-samkeits- und Wachheitsgrad sowie die Willenskraft steigerte. Immer dann, wenn der Mensch mit Wenigem auskommen muss, rückt ihm Geistiges näher als Materielles. Die intensivere Hinwendung zum Geistigen verstärkt überdies auch die Innenschau, womit wichtige Klärungsprozesse in Gang kommen. Große Ideen, geniale Lösungsansätze, aber auch schwierige Projekte, kamen erst dann zum erfolgreichen Abschluss, wenn die Menschen zuvor eine entbehrungsreiche Zeit durchmachten. Der Glaube ans Gelingen – „Verwirklichungspower" -wie man heute sagt-wird meist durch die vorherige Mangelzeit „hochgetriggert", so hoch, dass die nun vorausliegenden Schwierigkeiten im Sturm genommen werden. Ebenso war und ist es mit den epochalen großen Ideen oder den genialen Lösungsansätzen, diese werden nicht durch bequeme Computersimulationen kreiert, sondern mit gespitztem Bleistift in wenigen Strichen zu Papier gebracht, das hat uns die Ideengeschichte über mehrere Jahrtausende hinweg immer wieder gezeigt.

Und auch die Begeisterung: Auch sie kann nur auf der Grundlage der Bescheidenheit und Genügsamkeit zu einem mächtigen Feuer entfachen, nicht aber mit gekünstelter Autosuggestion oder Mentalpower-Training, denn all das verpufft, doch ersteres bleibt.

Sieger sind stets solche, die sich selber nicht im Wege stehen, und wie sollte wohl ein von sich eingenommener Gockel sich selbst aus dem Wege gehen? Schwerlich! Was wir heute brauchen sind weniger anspruchsvolle Menschen, die ohne Selbstgetöse anpacken und mutig die anstehenden Probleme angehen; solche, die wie die Aronia-Beere für sich selbst wenig benötigen, aber umso mehr anderen geben. Die richtige Bewertung des Geldes ist in dieser Hinsicht nur ein Mittel, *„das der reiche Genügsame" bewusst einsetzt, nicht weil er es für sich braucht, sondern stets für gute Ideen oder für große Ziele.*

2 In der nördlichen Halbkugel, am Ende der letzten Eiszeit, vor ca. 13.000 Jahren, gab es noch keine üppige Pflanzenwelt. Die weiten Tundren gestalteten sich ähnlich wie die heutigen afrikanischen oder australischen Savannen, nur war der Bewuchs niedriger; es gab viel Moos, Kriechpflanzen, niedrige Büsche und vereinzelte Baumgruppen. Die Gebirge waren mit den dichten Eispanzern der Gletscher überzogen, nur schroffe Felswände und erhabene Gipfel ragten hie und da aus dem scheinbar ewigen Eis, vielleicht ähnlich wie heute in der abschmelzenden Antarktis. Mensch, Pflanze und Tier mussten sich vor den kalten Winden, vor den Schneestürmen und lange Nieselregen schützen, mussten dicht am Boden bleiben, in schirmende Senken, unter Baumgruppen, enge Täler, in Erd- oder Felsenhöhlen flüchten. Doch die Luft war klar und rein, sie war wie leuchtendes Kristall, der Sauerstoffgehalt der Luft konzentrierter – die Sonneneinstrahlung schwächer und die Gezeiten mächtiger, wilder, denn der Mond war der Erde näher. Am Nachthimmel entfachten mächtige Sonnenstürme gewaltige Leuchtfeuer, deren riesige Fahnen von einem Himmelsende zum anderen reichten - Land der Götter und Riesen! Die Erde drehte sich schneller, die Tage und Nächte waren kürzer und im Erdinneren rumorten hörbar geheimnisvolle Magnetströme, deren gewaltige Impulse den Lebewesen an der Oberfläche besondere Kraft und Stärke verliehen.

3 Als während der Warmperiode die riesigen Eispanzer sich allmählich in die höher gelegenen Täler zurückzogen und in den Ebenen große Binnenseen entstanden, waren diese auf lange Zeit die Quelle mächtiger Flüsse, die künftig hin die Landschaft immer wieder neu formten und fruchtbar machten. Es war der Beginn der lange ersehnten Warmzeit, in der die Temperaturen angenehm waren, etwa um die 20- 25 Grade (Um Christi Geburt war die Temperatur im Mittel um 2 Grad wärmer).

Die Vegetation entfaltete sich plötzlich vielgestaltiger, Bäume und Blätter wurden größer und differenzierter, Gras und Büsche höher und neue Tiere der verschiedensten Art tauchten auf. Das jedenfalls zeigen uns die Paläolithikum-Funde, an deren Ausgrabungsstätten seit Jahren immer wieder neue Erkenntnisse zutage gefördert werden. Aus Ihnen lässt sich z.B. ableiten, wovon sich die Frühmenschen vom Typ „Cromagnon" überwiegend ernährten. Es waren Pilze, Nüsse, wilde Möhren, Sanddorn, Wildkörner, Wild Obst, verschiedene Wurzeln, aber auch Beeren und Kräuter, die es schon während der Kaltzeiten gab, wie auch die Pollenfunde beweisen, denn Blütenpollen sind außergewöhnlich stabil und überstehen auch Eiszeitperioden. Die Jäger und Sammler vor ca. 20.000 Jahren lebten in Sippengemeinschaften und deren häufigste Nahrung war, weil am leichtesten zu beschaffen, pflanzliche Kost. Dennoch musste auch der Cromagnon-Mensch wegen der kurzen Sommermonate und den erheblichen Temperaturschwankungen, immer wieder mal auf Fleisch zurückgreifen, wie die Mahlzeitreste und einfachen Werkzeuge an Feuerstellen aufweisen, wohl deshalb, weil sein Energiebedarf hoch war. Das Fleisch stammte hauptsächlich von Kleintieren wie Hasen, Wildgänse und Enten, auch gab es Fische und nur im Notfall wurden in gemeinsamen Treibjagden auch mal Großtiere erlegt, etwa Halbesel, Wildpferde, Auerochsen, Rentiere, Steppenbisons, Riesenhirsche, selten auch mal ein Mammut, zumeist aber geschwächtes oder verwundetes Wild. Die Großwildjagd war stets gefährlich, sehr weiträumig, schätzungsweise bis zu 50 Kilometer, und so mancher Jäger wurde dabei schwer verletzt, so dass sein Verbleib in der Sippe zur Existenzfrage für die ganze Gemeinschaft wurde.

4 Einmal abgesehen von den nichteuropäischen noch älteren Funden, in Afrika und Südostasien (der älteste bisher entdeckte Vertreter der Gattung Homo ist der „Homo habilis" (habilis = geschickt). Bei ihm fand man die ersten einfachen Steinwerkzeuge (Olduvan-Industrie). Er lebte angeblich vor ca. 2,3 - 1,9 Millionen Jahren. Die älteste Gattung bei uns soll im frühen Paläolithikum, in der Warmperiode des dritten Interglazials, um 350.000 bis 240.000 Jahre (Riss- Saale) existiert haben, nämlich der Steinheimenis-Mensch, in ganz Europa. Zu einem Klima-Umschwung kam es erst am Ende der Würm Eiszeit, vor ca. 13.000 Jahren, wo mildere Temperaturen aufkamen, die dem des heutigen Mittelmeeres glichen. Während dieser Periode soll der Cromagnon-Mensch den älteren Neandertaler verdrängt haben und der eigentliche „Homosapiens" gewesen sein. *Die bisherigen Ergebnisse der Paläoforschung, über die Herkunft des Menschen sollten wir als nur vorläufig ansehen, denn neuere Ergebnisse lassen an der Darwin'schen Theorie immer mehr Zweifel aufkommen, insbesondere, ob die Interpretationen aus den wenigen Schädelfunden nicht doch eher dem Affen zuzuordnen sind (incl. auch die Spezies: Homoerrectus) und das plötzliche Erscheinen des Homosapiens nicht doch letztlich ein bewusster Schöpfungsakt aus höheren Dimensionen war? Also statt Evolution Devolution (Herniederkunft aus höheren Welten). In den nächsten 10 Jahren werden hier neue Forschungsergebnisse Licht ins Dunkel bringen.*

5 Dass die Farbe blauschwarz das Licht besonders gut absorbiert bzw. verschluckt ist hinreichend in der Phototechnik belegt.

6 Anthocyane gehören zur riesigen und multifunktionellen Gruppe der sekundären Pflanzenstoffe (ca. 20– 30.000 Substanzen). Die sekundären Pflanzenstoffe haben vielfältige Aufgaben, ähnlich dem menschlichen Bindegewebe, siehe auch S.141. Unter anderem dienen sie auch als Farb-, Duft- und Signalstoffe, aber auch zur Schädlings- und Krankheitsabwehr.
Die wasserlöslichen Anthocyane sind am stärksten in Farbpigmenten vertreten; sie dominieren das Farbspektrum rot-blau-schwarz im Pflanzenreich. Man findet sie in rot-schwarzen oder blauen Beeren, aber auch in vielen Obst- und Gemüsesorten. Aus systematischen Gründen ordnet man sie den Flavonoiden zu, eine Untergruppe der polyphenolischen Verbindungen.
Für die Stabilität und Farbe der Anthocyane spielt ihre Struktur, aber auch der pH-Wert und komplex gebundene Spurenelemente eine wichtige Rolle, z.B. Eisen und Aluminium. In der praktischen Anwendung wurden die dunkelroten Anthocyane lange Zeit als pflanzliches Färbemittel gebraucht, doch heute gewinnen sie zunehmend gesundheitliche Bedeutung, was ihre Anwendungsmöglichkeiten bedeutend erweitert.

7 Flavonoide gehören zur Stoffgruppe der Polyphenole, darunter auch die Anthocyane. Mehrheitlich befinden sie sich in Blättern, Blüten und äußeren Pflanzenteilen, wie Haut, Schale und Stängel, auch in Obst- und Gemüsesorten. Eine wichtige Rolle spielen sie im Aufbau der Zellwände, zudem schützen sie die Pflanze vor schädlichen Einflüssen, z.b. UV-Licht und vor Schädlingsbefall, außerdem sind sie an allen Reparaturen beteiligt. *(Williamson et al., 2000),* siehe auch über Salvestrole, S. 30.

8 Chemisch sind Anthocyane nicht besonders stabil. Insgesamt hängt ja die Stabilität vom pH-Wert, vom Sauerstoffgehalt, von der Temperatur, von Säure Einwirkungen, z.B. Phenolsäuren: Gallussäure, Vanillin säure, Ferula säure und Kaffeesäure, aber auch andere: Apfelsäure, Ascorbinsäure, der Enzymintensität u.a. Inhaltsstoffen ab. Bei der Herstellung von Obst- und Beerensäften und während der Lagerung bilden sich die weniger stabilen Anthocyanidine, was allmählich zu Farbverlusten führt. Deshalb werden zur Stabilisierung von Säften Hydrokolloide und Emulgatoren eingesetzt *(E. M. Hubbermann et al.).*

9 Die Projektleitung „Procyanidine" wurde vom Bundesministerium für Forschung und Bildung an *Frau Prof. Dr. Sabine Kulling,* an der Berliner Universität bei Potsdam übertragen.

10 Procyanidine und ihre Fraktionen, die Catechine, sind allerdings noch weniger stabil, da sie relativ schnell oxidieren (oxidative Polymerisation). Kälte kann die Polymerisation beschleunigen, in: *ÖAZ Aktuell (Ausgabe 15/2006,* U. Pechanek).

11 Bessere Blutverteilung im Kopf; die Spaltprodukte der Oligomere Procyanidine Monomere, Timere und Dimere können ungehindert die Bluthirnschranke passieren und blockierende Toxine auch im cerebralen Abschnitt neutralisieren sowie ausleiten. Dies harmonisiert die Blutverteilung und mikrozirkuläre Dynamik. Eine Zunahme des physiologischen Füllungsdrucks im Kapillarbereich ist daher sehr wahrscheinlich *(Naruszewicz et al., 2007).* Alternativ zu versuchen beim ADH-Syndrom, wenn die jahrelange Einnahme gängiger Psychopharmaka, z.B. Ritalin, erfolglos blieb, siehe auch S. 45.

12 Altersflecken sind vergleichbar mit Rostflecken, wenn also Sauerstoffspezies (O_2 -Radikale) punktuell im Fettgewebe der Haut kaskadisch zerstören, dunkeln diese ein. Mit einem Aronia-Natursaft, der bereits im Handel ist, lassen sich solche Prozesse ausbremsen und bessern, siehe unter Bezugsquellen.

13 Nachzulesen auf S. 58, bei Simons & Rucker „Gesund länger leben durch OPC", 7. Auflage, 2007, Maya Media.

14 *Satue-Gracia et al.,* 2009; *Wang et al.,* 2003; *Kang et al.,* 2003; *Ramirez- Tortes et al.,* 2001; *Katsube et al.,* 2003; *Viljanen et al.,* 2004.

15 Besonders Oligomere Procyanidine entschärfen Radikale, z.B. das in der Atmungskette häufig auftretende Superanionradikal (*Satue-Gracia et al.,* 2009, *Wang et al.,* 2003; *Kang et al.,* 2003; *Ramirez- Tortosa et al.,* 2001; *Katsube et al.,* 2003; *Viljanen et al.,* 2004; *Achim Bub Symposium* 2005; *Uni Karlsruhe, letzterer im Auftrag des Bundesforschungsministeriums*).

16 Die Effizienz des Energiegewinnungsprozesses in der Zelle, z.B. in den Fibroblasten des Bindegewebes, geschieht vor allem in der Atmungskette, wo es wichtige Schlüsselfunktionen stimuliert. siehe auch S. 51- 53.

17 *Wilska-Jeszka, 1996:* Über die Stimulierung der Reorganisation des Bindegewebes.

18 Was ist Bindegewebe?
Wie der Name schon sagt, bindet und bettet dieses Gewebe die gesamten Funktionszellen und Organe sowie die Blutgefäße, ja auch die Knochen ein und hält alles zusammen. Das Bindegewebe hat keine Form -es liegt ausgebreitet im ganzen Körper wie *eine formlose Füllmatrix* um die Organe und Zellen herum, wie ein Zwischenzellgewebe, überall im Körper.

Auch die Blutgefäße und Schleimhäute werden durch die Bindegewebsfasern maßgeblich gesichert und in ihrer Elastizität erhalten. Sie befinden sich z.B. unterhalb der Darmschleimhäute wie ein stützendes, haltendes Gerüst (Stroma) und sorgen dafür, dass die Schleimhautzellen gut fixiert, von innen nach außen ständig nachwachsen können. Zudem bewirken sie die Befestigung und Elastizität aller Organe, indem sie ihre Form stabilisieren (Faszien), um den Druck- und Zugbelastungen zu widerstehen. Auch im Gehirn gibt es eine Art Bindegewebe - die Neurogliazellen, welche die eigentlichen Funktionszellen -Neuronen und Nervenfasern- nicht nur stabilisieren, sondern auch ernähren, über ein feinstes Fasernetz (Neuroglia), an dem die Nährstoffe zu den Nervenzellen entlangwandern. Insofern kann man es durchaus als allgegenwärtiges, versorgendes Superorgan bezeichnen!

19 Was bewirken Pflanzenbegleitstoffe (Anthocyane, OPC u.a.) im Bindegewebe?
In Naturheilkreisen gibt es einen wichtigen Lehrsatz: *„Du bist so jung wie Deine Gefäße, versus, wie das Bindegewebe!"* Es gilt auch die Gleichung: *Der Zustand der Gefäße ist der des Bindegewebes und umgekehrt!*
Ohne Bindegewebe läuft nichts, denn es ist das Versorgungs- und Überwachungs-

system (die Logistik und Infrastruktur) des Organismus! Es steuert die Ernährung und Entgiftung, von dem das Wohl und Wehe des Gesamtorganismus abhängt. Pflanzliche oder tierische Wirkstoffe, welche die Funktionen des Bindegewebes bzw. deren Matrix neu ordnen oder reorganisieren, sind die wichtigsten, besonders wirksam, wenn sie in Mischform von schonend behandelten Pflanzensäften und Kräutern verabreicht werden. Wenn wir also nach den Wirkungen der Anthocyane und dem OPC fragen, dann brauchen wir uns nur die Funktionen des Bindegewebes vor Augen zu halten und was ist, wenn dieses entsprechend angeregt und unterstützt wird.

Hier die Kurzfassung:
19.1. Mehr Gewebsstabilität und Hautelastizität (weniger Falten bessere Hautglättung), ebenso der Knochen, Sehnen, Bänder und Muskeln. Intensivere Zellvernetzung, mehr Licht-Kommunikation, somit besseres Zusammenwirken aller Zellen in den Gewebsverbänden.

19.2. Geschärfte Überwachung- und Abwehr (Immunsystem)! Mehr Anregung aller Abwehrzellen (Immunmodulation), bessere Entschlackung, mehr Giftausleitung. (Das BGW sorgt dafür, dass der „innere Arzt" gegen Angriffe von außen und bei innerem und äußerem Stress gut gerüstet ist).

19.3. Bessere Gewebsernährung und Zellversorgung auf den Transitstrecken sowie deren Entgiftung und Entschlackung (Recycling). Mehr Abfluss der Zellsäuren und mehr Austausch der Zwischenzellflüssigkeit.

20 Diplomarbeit von Christine Misfeldt, April 2007, an der Fakultät „Life Sciences", der Hamburger Hochschule, Studiengang Ökotrophologie: *Gesundheitsfördernde Inhaltsstoffe der Aronia melanocarpa.*
Zudem: Wenngleich die Aronia-Beere einen nur durchschnittlichen Vitamin- und Mineralgehalt unter den Beeren aufweist, so enthält sie unschlagbar viele Anthocyane und einen hohen Anteil an phenolischen Säuren. Letztere wird eine gewisse Schutzwirkung gegen Darmkrebs zugeschrieben.
Dies belegen nach Aussage von Prof. S. Kulling Zellkulturexperimente. Auch im Versuch mit Mäusen gibt es vielversprechende Hinweise, dass die pflanzlichen Farbstoffe das Krebswachstum hemmen können, z.B. auch mit Heidelbeerextrakt.

21 Dixit & Gold, 1986.
22 Hollmann & Venema, 1993.

23 *Daniel O., Meier MS and Schlatter J., et al.,* 1999: Selected phenolic compounds in cultivated plants: Ecologic functions, health implications and modulation by pesticides. Environ Health Perspect, 1999; 107: 109- 114.

Magee J.B., Smith B.J., Rimando A: Resveratrol content of muscadine berries is affected by disease control spray program. Hortscience, 2002; 37(2): 358-361.

24 *Potter GA, Burke MD:* Salvestrols — Natural Products with Tumor Selective Activity. J Orthomol Med, 2006; 21(1): 34-36.
Tan HL, Butler PC, Burke MD et al., Salvestrols: A New Perspective in Nutritional Research. J Orthomol Med, 2007; 22(1): 39-47.
Siehe auch: OM & Ernährung, Sonderdruck 2009, Nr.129
Burke, Prof. Dr. med. MD Salvestrole – Neue Möglichkeiten in der Krebsbehandlung.

25 Russische Botaniker nannten sie auch A. michurinii ssp. nova. Andere Synonyme sind: Aronia nigra, Sorbus melanocarpa, Pyrus melanocarpa und Mespilus arbutifolia var. melanocarpa *(Friedrich, Schuricht* 1985*)*. Nach dem Bundessortenamt existieren zwei Hybriden unter der Gattung „Sorbus", nämlich Sorb-Aronia et dippelii (Aronia melanocarpa), welche am häufigsten angebaut werden.

26 Das Wissen darüber (Rezepte) wurde mündlich tradiert und in Insiderkreisen weitergegeben. Die nordamerikanischen Indianer kannten keine Schrift und verständigten sich mit Symbolen oder bestenfalls mit Ideogrammen. Dies galt vor allem für Initiationsriten und die Weitergabe schamanischer Praktiken.

27 siehe auch Anmerkung **40.**

28 Diplomarbeit von Andreas Zeitlhöfler 2002: Die obstbauliche Nutzung von Wildobstgehölzen (Aronia).

29 OPC hieß früher auch „Vitamin P"
30 Aronia.de, *Friedrich, Schuricht,* 1985.
31 ebenda.

32 *Siems et al.,* 1998, 2005, 2009. Nachzulesen im Internet: phytothera y.org/gphy/Kongresse-Symposien.htm. 15. Kongress der *Gesellschaft für Arzneipflanzenforschung und des Komitees, Forschung, Natur, Naturmedizin, Abstracts u. Vorträge,* Febr. 2005 u. 2008.

33 Nachzulesen in dem Titel: *„The Power of Nature – Aronia melanocarpa",* siehe Literaturverzeichnis und Anhang.

34 Ein künftiger Atomkrieg ist keineswegs auszuschließen! Nach dem heuchlerischen Abrüstungsgetöse der Politiker, die ja nur eine Verhinderungstaktik für atomare Schwellenländer sind, steigt das atomare Holocaustrisiko mit jedem neuen Mitglied im Club der Atommächte. Die größte Gefahr geht von islamischen Staaten aus, die von fanatischen Terroristen unterwandert sind, z.B. Pakistan oder der Iran. Da ist es gut, vorsorglich schon mal eine ergiebige Aronia-Hecke um sein Grundstück oder im Schrebergarten anzulegen. Man kann ja nie wissen.

35 siehe auch unter **32**: *Siems et al.*, 1998, 2005, 2008.

36 Schon 2002 führten die Humboldt-Universität Berlin (Institut für Obstbau, Zepernick) und in Florida, die International University (USA) medizinische Untersuchungen an der Apfelbeere als Heilpflanze durch.

37 Internet: kluedo.ub.uni-kl.de (Kaiserslauterer uniweiter elektronischer Dokumentenserver).

37.1 Ernährungswissenschaftlich genügt bloße Biochemie nicht mehr
Die von der Ernährungswissenschaft heute allgemein anerkannten Parameter beziehen sich meistens auf bekannte, biochemische Inhaltsstoffe, Reaktionsmuster und Gesetze. Für sich betrachtet, sind biochemische Vorgänge wohl zutreffend, da sie jederzeit reproduzierbar sind, doch all diese analytischen, unbestreitbaren Parameter, z.B. pH-Wert, Enzymreaktionen mit Kohlenhydraten, Fetten, Eiweiße, Vitamine, Mineralien, Spurenelementen und auch mit Pflanzenbegleitstoffen etc., können z.B. die vielen Widersprüche der Ernährungsrichtungen- und Gewohnheiten weder plausibel erklären, geschweige denn verstehen.
Obwohl die Ernährungsexperten um dieses Manko wissen, berufen sie sich zu sehr darauf und winden sich in lückenhaften Beweisen und Paradoxa. Wer jedoch nur auf den biochemischen Standpunkt beharrt, befindet sich am Ort vielgestaltiger Auswirkungen, nicht aber an der Ursache!

Die Biochemie in der Medizin hat sich heute zu sehr verselbständigt - sich erhaben isoliert -, ist zu hoch bewertet, und es fehlt ihr die Berücksichtigung der übergeordneten, biophotonischen Impulse, die alles initiieren und ganzheitlich steuern.

So fehlen beispielsweise den chemisch hergestellten Diätprodukten nicht nur die Pflanzenbegleitstoffe, sondern vor allem die Biophotonen, deren integrale Steuerung entscheidend ist für die ausgewogenen, molekularen Reaktionen und Prozesse. Niemals können sich derart tote, lichtlose Produkte mit den lebendigen, lichtvollen Stoffen messen, wie sie uns die Natur schenkt, das beweisen immer wieder die phänomenalen Ganzheitswirkungen, wo so ganz nebenbei, plötzlich alte Beschwerden und Schmerzen verschwinden. Und noch ein Manko kommt hinzu: Ab einer bestimmten Dosis können rein chemische Diäten möglicherweise selbst radikalisch reagieren und immensen Schaden anrichten. Nicht wenige Ernährungsexperten; kochen auch gerne ihr eigenes Süppchen, indem sie ein biochemisch oft brillant begründetes, „attraktives" Ernährungssystem aufstellen, das vielleicht viel Geld in die Kasse spült, jedoch aus ganzheitlich-holistischer Sicht eher problematisch, wenn nicht gar schädlich ist.

38 Internet: Aronia-Beere.de
In Deutschland wurde von 2006 bis 2009 *Frau Prof. Dr. S. Kulling* von der Berliner Universität/Potsdam vom Bundesministerium für Forschung und Bildung (BMFB) mit dem Forschungsprojekt „Procyanidine" betraut. Assoziiert waren die Uni Braunschweig (Prof Dr. Peter Winterhalter, Lehrstuhlinhaber für Lebensmittelchemie) sowie das Max Rubner-Institut in Karlsruhe (Bundesforschungsinstitut für Ernährung und Lebensmittel (Kompetenznetz).
Geforscht wurde über die metabolische Wirkung der Aronia-Anthocyane auf die enterale Mikroflora. Es ging um die Frage ob diese Pflanzenbegleitstoffe die biogenen Metaboliten gewisser Darmbakterien steigern und inwieweit diese die Stoffwechsellage günstig beeinflusst.

39 Die Daten zu den pharmazeutischen Blutdrucksenkern sind der ALLHAT-Studie entnommen (nach 1- jähriger Behandlung).

40 *Greenberg J.A, Newmann S.J, and Howell A.B.:* Consumption of sweetened dried cranberries versus unsweetened raisins for inhibition of uropathogenic Escherichia coli adhesion in human urine: a pilot study, in: Journal of Alternative and Complementary Medicine, 2005; 11: 875-878.

41 *Gasiorowski et al., 1997.*

42 Vgl., z.B. *Karl J. Abrams,* „Attention Deficit Hyperactivity Disorder. Nutritional Approach", Timeless Books Publications, Chelsea, Michigan 1998 und *Karl-Heinz Rudat,* „Gehirn- und Nervenstress – muss das sein?"

43 Pappschachtel- und Instantkost als industrielle Massenware ist überdies auch häufig mit Spritzgiften belastet und stammt -weil rein profitorientiert- zumeist von überdüngten, übersäuerten und ausgelaugten Böden.

44 Internet: Wissenschaft.de, Studie 2007: *Mark Noble (University of Rochester) et al.,:* Wie Umweltgifte, Schwermetalle und Pestizide Stammzellen im zentralen Nervensystem beeinträchtigen:
Umweltgifte wie Blei oder Quecksilber können schon in geringen Mengen Entwicklung und Funktion von Gehirn und Rückenmark beeinträchtigen! Sie veranlassen

eine Gruppe von Stammzellen des zentralen Nervensystems dazu, ihre Arbeit vorzeitig einzustellen, wie amerikanische Forscher bei Experimenten im Labor und mit Mäusen gezeigt haben. Dadurch können sich etwa bei kleinen Kindern nicht mehr ausreichend neue Nervenzellen und neue Verbindungen zwischen den Zellen bilden (auch Vernetzungsstörungen?).

Die Schwermetalle greifen dabei die Zellen nicht direkt an, sondern lösen eine Reaktionskette aus, die schließlich zum Arbeitsstopp bei den Stammzellen führt. Interessanterweise scheint diese bislang unbekannte Reaktionskaskade ein genereller Mechanismus zu sein, auf den auch die schädigende Wirkung anderer Giftstoffe zurückgeht, berichten die Wissenschaftler.

45 Studien in den USA ergaben eine enge Verbindung von Schwermetallbelastung und ADHS. Je mehr Blei im Haar, desto niedriger der non-verbale Intelligenzquotient; je mehr Cadmium, desto niedriger der verbale IQ (vgl. Abrams, „ADHD", a.a.O., S.44).

Oft ist die Konzentration von Schwermetallen im Gehirn höher als in Blut oder Haaren, so dass Blut- und Haaranalysen nur bedingt aussagefähig sind. Abrams verspricht: „In einem Zeitraum von einigen Monaten bis zu einem Jahr können die Aminosäuren, essenziellen Fettsäuren, blaugrünen Pigmente, Vitamine und Mineralien in der AFA-Alge die Konzentration giftiger Schwermetalle wie Blei signifikant verringern. Dies ergaben auch Untersuchungen von Ernährungswissenschaftlern an der McGill University in den USA, vgl. Abrams, „ADHD", ebd. S. 45.

Liest man die kritischen Kommentare im Internet, so drängt sich der Verdacht auf, dass die Studien in den USA, Kanada, Nicaragua und Österreich methodisch nicht ganz sauber waren, daher ihre Ergebnisse Skepsis hinterlassen. Wohl gibt es am Nährstoffreichtum der Algen keinen Zweifel, vor allem was die Rundheit und den Überschuss essenzieller Nährstoffe betrifft. Doch muss dies nicht unbedingt den Therapieerfolg beim ADHS garantieren.

46 Nicht jedes Heilkraut und auch nicht jeder Beerensaft durchdringt die Bluthirnschranke, daher ist die Schwermetallausleitung aus dem zentralen Nervensystem eine Frage der sorgfältigen Mittelwahl.

47 siehe auch in meinem Titel: *Sauerstoffwasser und Entgiftungsmittel*, S. 186-190, über die Entgiftung und Entschlackung, VNB-Verlag 2002 (Literaturverzeichnis).

48 Seeger, Trüb, Ferenczi, Rote Beete in der Zusatztherapie bei Kranken mit bösartigen Neubildungen, S.125-149, siehe Literaturhinweise.

49 Seeger P.G., Prof. med. Dr. sc. nat.: *Krebs: Entstehung, Erkennung, biologische Behandlung;* wissenschaftliches Themenheft, Seminarunterlagen.

50 Ist ja nur logisch, wenn man die oben beschriebenen Reparaturleistungen berücksichtigt, dies kann letztlich nur zu einer generellen Verbesserung der Sauerstoffverwertung führen.

51 Vereinfachte Darstellung des zellulären Energiegewinnungsprozesses in den Mitochondrien 51.1. Zitronensäurezyklus

Am Beginn werden energiereiche Moleküle aus der Nahrung synthetisiert, z.B. die aktivierte Essigsäure (Azetyl Coenzym A) aus Benztraubensäure (BTS). Diese wird in einem Kreisprozess über sieben Koenzyme weitergereicht (Zitronensäurezyklus), dabei ständig verändert, indem Wasserstoff entzogen wird (Wasserstoffionen), die auf Trägermoleküle (Wasserstoffakzeptoren) übertragen werden (entspricht der Reduktion). Die dabei freiwerdende Energie wird in komplexen Molekülen gespeichert (ATP), die für die Aufrechterhaltung des Stoffwechsels ständig gebraucht werden. Als Schlacken bleiben die Endprodukte Kohlendioxid (CO_2) und Wasserstoff übrig, die teilweise als Säure anfallen und ständig ausgeatmet bzw. ausgeschieden werden müssen.

51.2. Grundvorgang in der Atmungskette

In der nachfolgenden Atmungskette werden die nun reduzierten Enzymkomplexe (Koenzyme) aus dem Zitronensäurezyklus wieder oxidiert, indem die energiereichen Elektronen auf die Sauerstoffatome übertragen werden.

Die Elektronen verlieren während dieses Vorganges schrittweise ihre Energie. Diese freiwerdende Energie nutzen die Wasserstoffprotonen, um sich in den Membran-Zwischenräumen anzureichern; hierbei baut sich ein Energiegefälle auf (Protonengradient), das die ATP-Synthese ermöglicht, mit einem Wirkungsgrad von immerhin +/- 50%. Am Ende der Atmungskette (Endoxidation) werden die energiearmen Elektronen auf den Sauerstoff und Wasserstoff übertragen; es entsteht Wasser, das wieder in den Zell Pool oder in die Zwischenräume eingeht, siehe auch zur weiteren Vertiefung: chemgapedia.de.

52 Internet: digbib.ubka.uni-karlsruhe.de
53 Internet: gym1.at/chemie/skripten/bioch.de:
54 Internet: idw-online.de, Informationsdienst, Wissenschaft, Uni. Regensburg.

54.1. *„Unser Ziel war es, die Wirkung von Beereninhaltsstoffen auf das menschliche Gehirn zu testen", sagt Philipp Sand, Neurowissenschaftler am Universitätsklinikum Regensburg. „Doch zunächst wollten wir uns davon überzeugen, dass von den Prüfsubstanzen keine Gefahr für unsere Studienteilnehmer ausgeht. Denn es gibt bisher zu wenige toxikologische Untersuchungen, welche die Unbedenklichkeit dieser Stoffe belegen", so der Arzt. Gemeinsam mit der Dipl. Lebensmittelchemikerin Andrea Dreiseitel untersuchte er die Wechselwirkungen verschiedener Anthocyane-*

und ihrer Abbauprodukte mit fünf ausgewählten Enzymen, die als wichtige Schalt-stellen im menschlichen Metabolismus gelten und auch im Gehirn aktiv sind. ocya-ne und ihrer Abbauprodukte mit fünf ausgewählten Enzymen, die als wichtige „Da-bei zeigten sich nur sehr schwache Interaktionen, die wir für unbedenklich halten", so Philipp Sands Fazit.

In weiteren Enzymtests konnten die Regensburger Wissenschaftler neue positive Effekte der Pflanzenstoffe beobachten. „Wir fanden neben den bekannten antioxi-dativen Wirkungen noch eine ganze Reihe weiterer zellulärer Mechanismen, die sich gesundheitsfördernd auswirken können", betont Philipp Sand. Einige der etwa zwei Dutzend Testsubstanzen hemmen bereits in geringer Dosierung wichtige En-zyme des Gehirnstoffwechsels – namentlich zwei Monoaminooxidasen, eine Phos-pholipase sowie einen Komplex aus eiweißspaltenden Enzymen namens Protea-som – und könnten somit dem Fortschreiten von Parkinson und anderen degene-rativen Erkrankungen entgegenwirken. „Verglichen mit der Hemmwirkung von be-reits zugelassenen Arzneimitteln sind die Effekte der Naturstoffe schwach ausge-prägt", räumt der Forscher ein, „doch durch ihre entzündungshemmenden und neu-roprotektiven Funktionen können sie zur Prävention von Gehirnerkrankungen bei-tragen und herkömmliche therapeutische Maßnahmen ergänzen." Zitat Ende.

Hierzu veröffentlichte Frau Andrea Dreiseitel sechs wissenschaftliche Arbeiten in Englisch, siehe unter: Beiträge in Fachzeitschriften zur Aronia-Beere u.a.

54.2 Anmerkungen zum Stoffwechsel der Procyanidine

In den Beeren kommen die Procyanidine als ein komplexes Gemisch vor: Neben den beiden Einzelbausteinen – den Monomeren Catechin und Epicatechin – gibt es Oligomere aus zwei bis zehn und Polymere, aus noch mehr dieser monomeren Bausteine, die zudem unterschiedlich verknüpft sein können.

Prof. Dr. Peter Winterhalter et al., LI., an der Uni in Braunschweig ist es nun gelun-gen, mithilfe moderner chromatografischer Methoden und semisynthetischer Ver-fahren, ein breites Spektrum an Procyanidinen aus Aronia- und Traubenkernextrakt zu isolieren. Durch diese brillante Pionierarbeit konnte sein Team den Verbundpart-nern in Berlin (Kompetenznetz), die sechs bedeutendsten Dimere, ein Trimer sowie je eine Fraktion aus oligo- und polymeren Procyanidinen in ausreichender Menge und mit hohem Reinheitsgrad zur Verfügung stellen. Was geschieht mit diesen Ver-bindungen, wenn sie mit der Nahrung in den menschlichen Körper gelangen?

Ergebnis: Zwar werden alle Procyanidine verstoffwechselt, jedoch die längeren Oli go- und Polymeren hauptsächlich von Darmbakterien (Symbionten) zerlegt und z.T. als Phenolsäuren verwertet. Die wesentlich kürzeren Di- und Trimere gelangen rasch ins Blut. Der Abbau erfolgt in einer Art Kaskade: Erst wenn die größeren Ein-heiten in Monomere zerlegt sind, entstehen daraus bis zu 20 kurzlebige Zwischen-produkte, aus denen am Ende hauptsächlich eine phenolische Säure, gebildet wird, die 3-(3-Hydroxiphenyl-) Propionsäure.

Die Hauptmetaboliten,- in Anwesenheit der Darmbakterien-, sofern die Oligomere „ zerlegt werden", sind verschiedene phenolische Säuren, wie die Ellagsäure, plus der bakteriellen Propionsäure, ausgehend von den Propionbakterien u.a. Dieses Gemisch könnte den hemmenden Effekt gegen chronische Darmentzündungen (Colitis ulcerosa) und gegen Krebszellen erklären.

Die im Dickdarm verbliebenen Oligomere, wenn sie in phenolische Säuren zerfallen, sind also möglicherweise jene, welche gesundheitsfördernde Wirkungen entfalten. Aus meiner Sicht sollten auch die stoffwechselrelevanten Metaboliten der Darmbakterien ins Visier genommen werden, z.B. ob sie wichtige Bausteine und Biovitalstoffe für den aufbauenden Stoffwechsel, sowie immunmodulierende und entgiftende Schlüsselmoleküle liefern? Ich denke hier verbergen sich die eigentlichen Geheimnisse einer langen Gesundheit und die Gründe für entscheidende Alterungsfaktoren.

Jedenfalls sind im Blut im Moment nur die Mono- Tri- und Dimere nachweisbar, nicht aber die Oligomere! Für den Augenblick bedeutet dies, dass diese kurzkettigen Spaltprodukte mit noch ca. 20 Varianten eine entsprechende Wirkung auf den Hirnstoffwechsel entfalten können, da sie die Bluthirnschranke passieren. Nach den Forschungsergebnissen der Universität Regensburg hemmen demnach diese den Abbau bestimmter Neurotransmitter (Botenstoffe) was sozusagen *„den Hirnsprit"* verlängert. Das beeinflusst positiv verschiedene neurologische Erkrankungen, insbesondere Parkinson und leichte Depressionen und stärkt sicherlich die mentale Leistungsfähigkeit und die gute Laune.

55 Zur Bioverfügbarkeit der Anthocyane und Procyanidine

Am Tiermodell (Ratten) konnte *Tsuda* schon 1999 zeigen, dass Anthocyane (Cyanidinglykoside) sehr intensiv von Darmbakterien metabolisiert werden, wobei aus den niedermolekulare Phenoläuren die Hydroxibenzoesäure entsteht.

Netzel et al., (2001), untersuchten z.B. die Anthocyan-Ausscheidung des Holler Saftes bei Probanden nach Verabreichung von 400 ml Holler Saft mit einem Gesamtpolyphenolgehalt von 7.2 g/l. Während 8 Stunden wurde der Harn in Intervallen von 1 Stunde gesammelt und mittels HPLC untersucht. Die kumulative Aufnahme ergab 18 ± 4 μg Cyanidin-3-glukosid, 105 ± 20 μg Cyanidin-3-Sambubiosid und 110 ± 22 mg Cyanidin-3-Glucosid. Die meisten Untersuchungen, die sich nur auf die Blutwerte fixieren, zeigen, dass die Anthocyanidine in ihrer ursprünglichen Form eher in geringen Konzentrationen (ca. 0,5%) im Blut und Harn zu finden sind. Ein nicht unerheblicher Teil der Anthocyane müsste demnach mit dem Stuhl entweder ausgeschieden oder aber von der Mikroflora des Darmes verstoffwechselt werden. Wie viel hängt wesentlich vom individuellen Zustand der Darmflora des Dünndarms und des Dickdarms ab. Nach meinen Beobachtungen fördert zudem magnetisiertes Sauerstoffwasser die Bioverfügbarkeit von Obst und Gemüsesäften, siehe Studie *Binder W.,* 2003 im Anhang.

56 Quelle: Krebsforschungszentrum Heidelberg *(Dr. Clarissa Gerhäuser)*

57 Authentische Fälle in: *„Erfahrungen mit Aroniasaft und Kräutern",* im Anhang.

58 Die FA. entwickelte eine spektroskopische Methode zur Bestimmung der Menge von Radikalfängern in einer Probe (RPF (Radical Protection Faktor).

59 *Gil MI, et al.,* in: Granat-Apfelsaft - Antioxidant activity of pomegranate juice and its relationship with phenolic composition and processing. J Agric Food Chem. 2000 Oct; 48 (10):4581-9. *A. Rechner,* in: Cranberrysaft - Influence of processing techniques on polyphenols and antioxidative capacity of apple- and berry juices, Dissertationsschrift, Universität Giessen, 2000. Siehe auch: *Resorption und Metabolismus,* in: Flavonoide Struktur und physiologische Bedeutung; BCSI Otto Hahn-Schule, Hanau, 2005

60 Erfahrungsberichte von regelmäßigen Aroniasaft-Trinkern, siehe im Anhang.

61 *Renate Petra Mehrwald* in: Aronia. Die wenig bekannte Beere mit gesundheitsfördernder Wirkung in: NATUR & HEILEN, Monatszeitschrift für ein Gesundes Leben, Ausgabe 11/2006. Informativ und lesenswert.

62 siehe auch über: Kräuter, Gewürze und noch mehr, Internet: gottiswelt.de
63 Internet: aronia.de

64 Aus physikalischer Sicht sind Photonen, je nach Fragestellung und Messart, korpuskulare oder wellenartige Lichtquanten, die im elektromagnetischen Feld mit geladenen Teilchen wechselwirken. Das Photon kann praktisch mit allen anderen Teilchen agieren, auch mit Antimaterie-Teilchen (Positronen). Photonen bewegen sich im Vakuum mindestens mit Lichtgeschwindigkeit und haben in Ruhe annäherungsweise die Masse Null. Somit übertragen sie wohl Energie und Impuls (Information), doch keine ruhende Masse, die sich ja nur über die Geschwindigkeit definiert ($E= m \times c^2$), siehe auch Glossar. Grundsätzlich emittiert oder absorbiert das Photon stets als Ganzes im Elektron oder atomaren Ereignisfeld. Photonen regen also Elektronen und Atome an, indem sie ihre Energie an ein Elektron kurzfristig abgeben und dieses veranlasst von der regulären Umlaufbahn auf eine energetisch höhere zu springen (E-Schale). Das Elektron ist für Bruchteile einer Sekunde im angeregten Zustand. Man bezeichnet dies als Quantensprung im Atom. Fällt das Elektron wieder in die ursprüngliche Bahn zurück, so hat es das photonische Quant verloren, der jedoch grundsätzlich unzerstörbar ist. Die Ereignisse in der Elektronenwolke oder Welle eines Atoms werden wesentlich von der Energie der Photonen gesteuert, siehe auch 74.1.

65. Die Bedeutung der Biophotonen in den biochemischen Zellabläufen?

Je nachdem, wie viel wir natürliche Sonnennahrung aufnehmen, stehen unserem Körper und dem Stoffwechsel freie Photonen zur Verfügung. Ein einzelnes Photon kann theoretisch den gesamten Stoffwechsel einer Zelle anregen, vorausgesetzt, dass es immer zur rechten Zeit an der richtigen Stelle eingreift und sich nicht in bloße Wärme verliert. Prinzipiell bewirken sie in allen biologischen Systemen die elektromagnetische An- und Abkoppelung von Valenzelektronen (freie Elektronen), welche Art und Umfang der Stoffwechselabläufe und deren Reaktionsgeschwindigkeit bestimmen. Die Impulse der Biophotonen Triggern sozusagen die Gesamtheit der intra- und extrazellulären Funktionen, einschließlich aller enzymatischen Reaktionen. Die extrem hohe Fähigkeit zur Regulation verdankt das Photon seiner hohen Geschwindigkeit, die möglicherweise über die Lichtgeschwindigkeit hinausgeht. Bei den Reaktionen spielt allerdings auch die Ab- und Zuneigung einzelner Atome oder Moleküle eine Rolle, inwiefern Photonische Energie sich zu stehenden Wellen aufbaut oder nicht.

Berücksichtigt man, dass pro Sekunde mehr als 36 Millionen biochemische Reaktionen (Prozesse) im menschlichen Organismus ablaufen und, dass diese durch Biophotonen (deren Impulse) in Verbindung mit der DNS gesteuert werden, dann erst wird uns die immense Bedeutung der Biophotonen bewusst.

Man kann also sagen: *„Biophotonen halten die Kommunikation zwischen den Zellen aller Lebewesen aufrecht, indem sie phasenstabiles, also sehr gleichmäßiges und ruhiges Licht abstrahlen, das, je nachdem, in welchem Zustand die Zelle ist, stärker oder schwächer leuchtet.*

F.A. Popp ergänzt*: „Es pulsiert und wirkt in einer Art recht lebendig, als ob es "atme- wie wogende Blätter im Wind."*

65.1 In der Zelle sind Biophotonen auch kohärente Hohlraumresonatorwellen. Die rücktreibende, elektromagnetische Feldenergie dieser quasi stehenden Wellen sorgt dafür, dass die Moleküle in der Zelle zum richtigen Zeitpunkt an der richtigen Stelle positioniert sind und z.B. die Mitose (Zellteilung) fehlerfrei abläuft. Ferner steuern die Biophotonen in der Zelle die enzymatischen, biochemischen Reaktionen, im Durchschnitt 100.000 Reaktionen pro Zelle in der Sekunde. Jede chemische Reaktion zwischen zwei Reaktionspartnern wird durch photonische Impulse vermittelt. Immer lösen Photonenquanten die Aktivierungsenergie aus; eine gemeinsame Reaktion kann nur dann stattfinden, wenn wenigstens einer der molekularen Partner vorher angeregt ist. Die Biophotonen werden unmittelbar nach der elektrochemischen Reaktion wieder an das elektromagnetische Feld zurückgegeben und stehen für die nächste Reaktion bereit, siehe auch Literaturverzeichnis: Popp F. A., Biophotonen - Neue Horizonte in der Medizin.

65.2 Ein bestechender Beweis für die Effektivität der Lichtkommunikation auf die sekundären biochemischen Abläufe ist *das Phänomen der „Foto-Reparatur."* Im blauvioletten Spektralbereich können z.b. Chromosomenschäden vollständig behoben werden, wenn man sie mit dem gleichen jedoch schwächeren Licht derselben Wellenlänge mehrere Stunden bestrahlt. Der Biophotonen-Transfer ist also eine Art „Informationstherapie", der zufolge eine dissonante Schwingung oder Information durch eine ähnliche oder gleiche, jedoch gegenphasige, ausgeglichen und neutralisiert werden kann. Biophotonen, sofern sie kohärent bzw. konform schwingen, können also im ultraschwachen Bereich harmonisierend einwirken, indem ihre Informationen wie eine Reparaturanweisung auf molekulare Prozesse ablaufen.

Zur Lichtspeicherkapazität in organischen Zellen

Biophotonen gelangen aufgrund ihres masselosen und geordneten Zustandes bis in die Zellkerne. Der Zellkern mit allen Lebensinformationen ist der wichtigste Empfänger für ihre Energie und deren Information (Frequenzen). Fritz, A. Popp über die Speicherkapazität der DNA im Zellkern:

"Die DNA hat milliardenfach größere Informationsspeicherkapazitäten als es bislang technologisch möglich erscheint. Jede Zelle hat ein Volumen von 10 hoch minus 9 (10^{9-}) Kubikzentimeter. Darin ist ein zwei Meter langes DNA-Molekül auf raffinierteste Weise auf geknäult. Auf diesen zwei Metern befinden sich wiederum 10 hoch 10 Basenpaare. Wenn Sie alle Basenpaare eines Menschen auf einen Faden reihen, kommt eine Strecke von 10^{13} Metern heraus — das ist etwa der Durchmesser unseres Planetensystems. Diese extrem hohe Informationsdichte führt zu einem Phänomen, das in der Physik „Bose-Kondensation" heißt. Photonen werden dabei regelrecht kondensiert, eingefroren. Sie haben dort einen völlig neuen Aggregatzustand, den wir technisch nicht nachbauen können. Das Licht wird dadurch gespeichert als würde es in einen Kühlschrank gesaugt. Das sorgt für die elementare Stabilität, die es einem lebendigen System erlaubt, sich selbsttätig zu organisieren und dabei Ordnung zu kumulieren, anzuhäufen."

Die stärkste und letzte derzeit messbare Biophotonenquelle geht daher vom Zell kern direkt aus, wo die DNA (die Steuerzentrale der Zellen) einerseits die eingehenden Lichtimpulse von anderen Zellen ähnlich einer Antenne empfängt und andererseits wieder aussendet, wie von einem Sendemast. Im Falle des Zelltodes stellt die DNA die Emission der Biophotonen als letzte Zellorganelle ein (Primärsignale). Alle DNA's eines Organismus sind sozusagen in einem regen Lichtaustausch und empfangen ununterbrochen Signale wie im Funkverkehr. Deshalb kann die DNA auch enorme Daten sowohl über den Körper als auch über Gedanken und Emotionen speichern und ggf. weitergeben. Wenn die DNA der erste und letzte physische Ort photonischer Informationen ist, von welcher Qualität auch immer, so bleibt die Frage, wie in ihr die Biophotonen generiert werden, siehe auch 74.1.

Biophotonen gelangen also aufgrund ihres masselosen und geordneten homogenen Zustandes leicht in den Zellkern. Der Zellkern mit allen Lebens Informationen ist der wichtigste Empfänger und Sender für die Informationen
(Frequenzen) der Biophotonenenergie.

65.3 Zur Unterscheidung zwischen Photonen und Kirlianseffekte

Die Phänomene der Biophotonenemissionen sind von denen der Kirlians- oder Hochspannungsfotografie grundverschieden. Die Kirliansphänomene werden künstlich mittels eines elektrischen Wechselfeldes hoher Spannung an Objekten erzeugt und auf einer fotografischen Platte sichtbar gemacht.

Hingegen erfasst die Biophotonik nach A. Popp die ultraschwachen natürlichen Lichtemissionen mittels hochempfindlicher Restlichtverstärker (Fotodetektoren, Photomultiplier) und misst bzw. zählt nach einer objektiven Faktorenanalyse, z.B. die Anzahl der emittierten Lichtquanten, und schließt daraus auf den molekularen Ordnungszustand. Um eine annäherungsweise Vorstellung von der Messempfindlichkeit der Restlichtverstärker zum Lichtnachweis aus Zellen zu bekommen, hier ein Vergleich: Unser Auge könnte dieses Licht, das aus Zellen strahlt, wahrnehmen, wenn es in der Lage wäre, das Leuchten einer Kerze in 20 km Entfernung zu erkennen. Diese dazu entwickelten hochempfindlichen Geräte sind z.B. in der Lage, ein so schwaches Licht wie das eines Glühwürmchens in 20 km Entfernung zu registrieren. Das ausgestrahlte Licht wird damit gemessen und auf einem Monitor sichtbar gemacht: der "Photonenzählstatistik", dem "Restlichtverstärker" (einer CCD-Kamera mit Videobildschirm) oder dem "Photomultiplier", einem beweglichen Biophotonendetektor. Extrem empfindliche Photomultiplier sind heute bereits in der Lage, ein einzelnes Lichtquant zu registrieren. Kirlianseffekte kommen also nur durch eine künstlich erzeugte Hochspannungsentladung zustande (daher Hochspannungsphotographie); sie ist zunächst nichts als deren fotografische Abbildung, und danach hat der Betrachter einen sehr weiten Spielraum für subjektive Interpretationen. Die Hochspannung entlädt sich nicht nur über anorganischer Materie, z.B. Metallspitzen, sondern auch über organische Körperteile von Mensch, Tier und Pflanze. Die auf der Photographie strahlenden Leuchterscheinungen sind also Elektroden-Entladungen, z.B. aus einem Finger, und keine „geheimnisvollen astralen Strahlungen", sondern selbstleuchtende Entladungskanäle. Die Entladung wird beeinflusst durch die Form der Elektroden, Verteilung der elektrischen Leitfähigkeit, Feuchtigkeit, Verdampfung, Luft- bzw. Raumelektrizität u.a. physikalische Faktoren. Für eine zuverlässige medizinische Diagnostik eignen sich die Kirlianseffekte nicht, wegen ihrer mangelnden Reproduzierbarkeit, siehe auch: Internet: Kirliansfotografie-wissen.de.

66 Das bedeutet also, dass der Grad der optischen Eigenschaften entscheidet wie intensiv die Zellen über Biophotonen miteinander kommunizieren und über sie ganzheitliche Lichtinformationen in einem ununterbrochenen Informationsfluss ausgetauscht werden können! Allgemein wird ein Lichtquant schon nach einer Milliardstel Sekunde wieder abgegeben, nachdem es von einem Molekül absorbiert wurde. Diese Zeit reicht aber aus, um das Molekül zu aktivieren woraus chemische Kettenreaktionen folgen. In unserem Körper haben wir mindestens etwa ein Photon in jeder Zelle. So gering die Zahl auch sein mag, so extrem hoch ist sie im Vergleich zum Leuchten einer rein thermischen Umgebung.

Prof. Fritz, A. Popp entdeckte, dass gesunde Zellen Photonen in regelmäßigen Abständen absorbieren und emittieren, so als ob sie sich über Licht unterhielten bzw. ständig über Lichtsignale kontaktierten. Kranke Zellen geben das Licht unregelmäßig ab und sind nicht in der Lage, empfangene Biophotonen adäquat zu verwerten. Dies ist besonders bei Krebszellen der Fall.

67 Biophotonenanalysen aus Nahrungsmitteln

Beispielsweise zur Qualitätsbestimmung von Hühnereiern, Olivenöluntersuchung zur Bestimmung der Frische der Nahrungsmittel, zur Qualitätsbestimmung von Nahrungsergänzungsmitteln, zur Analyse des Saatgutes (Biophotonik).

Anwendung in der Aquaskopie, z.B. zur Charakterisierung von wässrigen Flüssigkeiten und deren Qualitätsunterschiede.

Nach den Erläuterungen des int. Instituts für Biophysik kann die Biophotonik mittels Messen ultraschwacher Emissionen, die ganzheitliche Qualität eines Lebensmittels relativ genau einzuschätzen, z.B. das Kriterium *der verzögerten Lumineszenz* (delayed luminescence, d.l.) für nichtlebende Lebensmittel und der d.l. der "spontanen" Biophotonenemission im Fall noch lebender Lebensmittel. Das bedeutet u.a. sowohl den momentanen inneren Ordnungszustand, als auch die Geschwindigkeit seines wahrscheinlichen Zerfalls (Entropie). Dass erhitzte Lebensmittel weniger kohärente Photonen emittieren, beweisen objektiv und klar die biophotonischen Anallysen. Oben genannte Faktoren sind entscheidend für die "Wertigkeit" des Lebensmittels, da sie auch die Frischequalität, Schadstoffbelastung und sonstige Verunreinigungen mitberücksichtigt.

Die Fehlerbreite der Messergebnisse liegt grade mal bei 5%, deshalb bleibt für subjektive Interpretationen wenig Spielraum, im Gegensatz zur Kirliansdiagnostik und den Phänomenen der Dunkelfeldmikroskopie.

Siehe auch: Internet: biophotonen-online.de (Int. Institut für Biophysik).

68 Popp plädiert schon lange für eine mehr physikalische Qualitätsbestimmung der Lebensmittel, die sich nach dem unbestechlichen photonischen Ordnungsgrad richten soll.

69 Ebenso: Jeder Erhitzungsprozess verringert mehr oder weniger das bioenergetische Potenzial, weil mehr Valenzelektronen abgekoppelt und verlorengehen. Die Biophotonen können daher nicht mehr alle Impulse übertragen, denn dazu braucht es Elektronen! Obgleich uns eine gewaltige Lichtfülle umgibt, fehlen die dafür erforderlichen Elektronen, um die Fülle der abrufbaren Informationen empfangen zu können. Eine der Gründe ist die mangelnde innere Offenheit (blockiert durch ein „Big-Ego") und die daraus ableitbaren schädlichen Folgen, worunter auch die rein profitorientierte Nahrungsmittelindustrie ihren Anteil hat, die den Informationswert elektronenverarmter Lebensmittel vermindert und dies sich entsprechend zum gesundheitlichen Schaden des Konsumenten auswirkt, wie auch durch die Mikrowellenerhitzung.

70 Zum Thema: Neues Gütesiegel für Lebensmittel?

Im Buch „*Sauerstoffwasser und Entgiftungsmittel*" 2002, plädierte ich damals für ein neues Gütesiegel, dem des elektrochemischen Energiewertes, welcher die Anzahl der noch vorhandenen Elektronen misst. Nur ein elektronenreiches Nahrungsmittel kann die Kriterien eines vollwertigen Lebensmittels erfüllen, denn weniger Elektronen, entsprechend weniger Photonenträger. Das elektronenverarmte Fastfood beschleunigt den Alterungsprozess und ist ein wesentlicher Grund, weshalb Allergien, Überempfindlichkeiten, Immunschwäche, Krebs und degenerative Erkrankungen im Vormarsch sind. Der Gesetzgeber wird künftig diese Erkenntnisse in Bezug auf die Lebensmittelqualität mehr berücksichtigen müssen und neue Verbraucherkritische Gütekriterien einführen. Nahrungsmittel, insbesondere Pflanzen, die unter Stressbedingungen hergestellt und industriell verarbeitet sind, wären nach diesen Kriterien elektrochemisch wertlos und eher als krankmachend einzustufen. Die Verbraucher sollten über dieses wichtige Kriterium beim Einkauf informiert sein, etwa indem auf den VP's auch das Redoxpotenzial pro 100 Gramm zur Kennzeichnungspflicht gemacht wird, um die Gewissheit zu haben, dass man auch wirklich Lebens-Energie mit nach Hause nimmt.

Neben der unbestechlichen Photonenmessung könnte auch ein zusätzliches Gütesiegel das Qualitätsspektrum präzisieren und erweitern, nämlich der ORAC-Wert, siehe auch w.u. über die Flavonoidkonzentration, zumindest schlägt dies *M.G.L. Hertog* vor, siehe unter Literaturverzeichnis. Einige der Pflanzenbegleitstoffe - deren Spaltprodukte-, z.B. Quercetin, Kampferol, OPC, Phenolsäuren, Salvestrole u.a., können nämlich auch das Tumorwachstum hemmen.

Aufgrund dieser und noch anderer Erkenntnisse gibt es heute bereits Institute, welche den Gesundheitswert verschiedener Nahrungsmittel an der Konzentration bzw. den Gehalt der Pflanzenbegleitstoffe messen, z.B. Flavonoide wie Carotinoide, Lycopin, Anthocyane Phytoalexine sowie Phytoöstrogene.

Die bisherigen Studienauswertungen bei erhöhter Zufuhr von Aronia-Anthocyanen sehen einen Zusammenhang zwischen der Flavonoidaufnahme und dem Krebsrisiko sowie dem Risiko von Herzkreislauferkrankungen. Ebenso auch die Höhe des Antioxidantien-Gehaltes in Nahrungsmitteln (ORAC-Wert bzw. TEAC-Wert), der wesentlich vom Anteil der Pflanzenbegleitstoffe (Polyphenole) bestimmt wird. Die Befunde dieser Studien weisen darauf hin, dass die Menge der aufgenommenen Flavonoide aus der Nahrung oder aus komplexen Nahrungsergänzungsmitteln das Risiko vor allem der Herzkrankheit verringern kann. Welche tägliche Dosis an Flavonoiden nötig ist, um das Krebsriskio zu minimieren (Mindestdosierung) ist noch offen, da die Krebsentstehung mehrschichtig ist und multikausal gesehen werden muss.

71 *Hoffmann Silke:* Die Wirkung von UV-Strahlen auf Blatt- und Blütenfarbe von Zierpflanzen, veröffentlicht in: Gartenbauwissenschaft, 64 (2), S.88- 93. Inst. für Technik in Gartenbau und Landwirtschaft d. Universität Hannover.

72 Durchfärbtes Dunkelblau-violett-Glas hat die fantastische Eigenschaft, biologisch zu aktivieren und länger frisch zu halten, also die Entropie etwas zu verzögern.
Ebenso bei einem mit Oxiden dunkelviolett durchfärbtem Glas.
Eine derartige fast lichtdichte Einfärbung bietet nicht nur einen guten Lichtschutz vor aggressiver UV-Strahlung (Symptom der radikalischen Ausbleichung im sichtbaren Bereich), sondern auch eine Erhöhung der Lichtfrequenz. Das kurzwellige, hochfrequente Licht im blau-violetten Bereich, welches durch die Anthocyan-Anreicherung in der Schale aller cyaninreichen Beeren und Pflanzen entsteht, erhöht auf sanfte Weise die Photonenanreicherung im Fruchtfleisch und im Saft.

73 Der Engelmannsche Versuch beweist, dass Blau und Rot sowie Violett die Sonnenphotonen am stärksten absorbieren und die übrigen Farben das Sonnenlicht bloß reflektieren, am intensivsten die Farbe Grün:
Zitat: *„Das Ziel dieses Experiments bestand darin, die Fähigkeit des Chlorophylls, aus Lichtenergie Sauerstoff zu produzieren, in verschiedenen Bereichen des Lichtspektrums zu testen."*
Zu diesem Zwecke ließ Engelmann einen Lichtstrahl durch ein Prisma hindurchstrahlen, so dass ein Spektrum erzeugt wurde. Dieses projizierte er auf einen dünnen Algenfaden, auf den er im Voraus sauerstoffliebende Bakterien gesetzt hatte. Je nach Licht, das auf den Algenfaden traf (vom langwelligen Rot über Orange zu Gelb, über Grün zum Blau bis zum kurzwelligen Violett), produzierte das in den Chloroplasten enthaltene Chlorophyll mehr oder weniger Sauerstoff, worauf sich die Bakterien mehr oder weniger stark vermehrten. Die Intensität der Bakterienvermehrung nahm er somit als Maß für die Photosynthese rate. Das Resultat zeigt deutlich, dass der Optimal Bereich für die Photosynthese bei dem langwelligen Rot liegt sowie im eher kurzwelligen Blau. Dazwischen im Bereich von Grün und Gelb sinkt die Photosynthese rate auf ca. 10%."
Dieser Versuch beweist also die unterschiedliche Lichtabsorption des Chlorophylls mit einfachsten Mitteln.

Was den Spektralverlauf der Biophotonen betrifft, so befassen sich die Biophotonenforscher u.a. mit der Zellstrahlung im Bereich des ultravioletten, sichtbaren und infraroten Lichts - also bevorzugt mit jenem Wellenbereich, der vom Licht der Sonne ausgestrahlt wird. Der Spektralverlauf der Biophotonen folgt nicht- wie die Wärmestrahlung oder Biolumineszenz- einer Boltzmann- Statistik (Bose-Einstein-Statistik), sondern einem Kontinuum, das im zeitlichen Mittel für alle Wellenlängen die gleiche Intensität aufweist.

74 Anders als bei Mensch und Tier wandeln Pflanzen die Lichtenergie der Sonne in chemische Energieformen (energiereiche Moleküle) um, mittels *Photosynthese*. Insofern sind Pflanzen die genügsamsten Lebewesen und nur von drei Elementen (Luft, Feuer und Wasser) abhängig. Die übrigen „höheren Organismen" sind auf die Pflanze angewiesen, z.B. die Umwandlung von CO_2 zu Sauerstoff, der für die Säugetiere elementar ist. Sie sind sozusagen die grüne Lunge auf diesem Planeten. Bei der Photosynthese bauen die Pflanzen mittels der absorbierten Lichtenergie - Sonnenphotonen plus Wasser und Mineralien- (v. a. Magnesium u. Silizium sowie Kohlendioxid) im Chlorophyll - in den Chloroplasten- Kohlehydrate, u.a. den energiereichen Traubenzucker auf.
Als „Abfallstoff" fällt dabei Sauerstoff an. Je nach Bedarf verbrauchen die Pflanzen dann den Traubenzucker für die Aufrechterhaltung ihrer Lebensvorgänge. Den Zuckerüberschuss speichern sie unter Energieaufwand als Stärke in der Pflanzenmatrix. Die über das Blattgrün eingefangenen Sonnenphotonen (wie ein Segel) erreichen natürlich auch den Zellkern, also die jeweilige Erbinformation der Pflanze, die wiederum diese mit den entsprechenden Informationen an die Pflanzenmatrix weiter gibt. Die so veränderten Biophotonen sind die eigentlichen Informanten, welche das komplexe Zusammenspiel aller produktiven sowie lebenserhaltenden Vorgänge erst ermöglichen. Chlorophyll, Chloroplasten u.a. komplexe Makromoleküle sind nur die Werk- und Produktionsstätten, die jedoch ohne Biophotonen nicht in Gang gesetzt werden können.
Alle lebenden Zellen besitzen neben den sekundären biochemischen Eigenschaften primäre lichtoptische Qualitäten, d. h., treffen Lichtquanten auf sie, so werden diese aufgenommen und deren in den Frequenzen verborgenen Informationen regen den im Samen involvierten Bauplan zur Entfaltung an. Demnach müssen besonders Pflanzenzellen über noch nicht erforschte Mechanismen und Funktionen verfügen, die direkt mit dem Licht und verschiedenen Frequenzen kommunizieren, siehe auch Pflanzenmatrix im Glossar.

74.1 Weil jedes Photon sein Antiteilchen mit sich führt, kann sich das Photon in unglaublich kurzer Zeit in ein Elektron-Positron-Paar (Materie-Antimaterie) teilen und sich sofort wieder vereinen. Trotz dieser Kurzlebigkeit erzeugen die Teilchen ein fluktuierendes Feld (eine Art elektromagnetisches Rauschen), das tatsächlich Wirkungen auf reelle Ladungen hat (Nullpunktstrahlung). Das Vakuum wird durch diesen Vorgang ähnlich gefüllt wie ein See mit Wasser (Dirac-See). Es sind also die Informationen der Photonen, aber auch virtuelle Elektronen und Positronen, welche das Feld des Fruchtfleisches der Aronia oder einer anderen Pflanzenmatrix füllen. Wenn Photonen mit Licht- oder möglicherweise mit Überlichtgeschwindigkeit (Tachyonen) sich berühren, entstehen laufend Elektronen-Positronen, wobei hier eine Art Kernfusion simuliert wird, nämlich die Entstehung neuer Teilchen, in welcher die göttliche Urenergie als Information des Big-Bang enthalten ist. Im Nullpunktfeld ist alles möglich, denn dort wo scheinbar nichts ist, da ist die göttliche Schöpferkraft am aktivsten und die Gegenwart des Unfassbaren.

„Dreissig Speichen umgebeneine Nabe: In ihrem Nichts besteht des Wagen Werk.
Man höhlt Ton und bildet ihn zu Töpfen: In In ihrem Nichts besteht der Töpfe Werk.
Man gräbt Türen und Fenster damit die Kammer werde:
In ihrem Nichts besteht der Töpfe Werk."
Darum was ist, dient dem Besitz"
Was nicht ist, dient dem Werk."   Laotse, 550 v. Chr.

74.2 Ganz im Gegensatz zur Goji-Beere (Wolfsbeere), die zwar reich an Vitamin C und sekundären Pflanzenstoffen ist, - auch mehr Aminosäuren aufweist als andere Beeren, doch wie die Untersuchung des Chemischen und Veterinäruntersuchungsamtes Stuttgart zeigte, zu sehr mit Pestiziden kontaminiert. In einer aktuellen Untersuchung überschritten 13 von 14 konventionellen Produkten, die gesetzlichen Höchstmengen für Pestizidrückstände. Ein ähnliches Bild wie schon 2009, so Mum Ökotest, in der Juli Ausgabe 2010.

75 Spirituelle Anmerkungen zu den Biophotonen
Um die komplexe Subtilität des zellulären Energiegewinnungsprozess fortlaufend zu erhalten, bedarf es eines übergeordneten Steuerungssystems, das mindestens im Bereich der Lichtgeschwindigkeit arbeitet. Dies geschieht w. g. über die vermittelnde Rolle der Biophotonen. Diese, ursprünglich *informationsneutral,* erhalten ihre regulierenden Impulse nicht nur vom Zellkern -aus der DNS, siehe w.u., Glossar, sondern zudem auch von den subjektiv eingefärbten Persönlichkeitsimpulsen, aus den höheren Sicht- und Einstellungsweisen (grundlegende Bewusstseinshaltungen). Von diesen persönlichkeitsbezogenen Energien, sowohl gedanklicher als auch gefühls- empfindender Art, werden die Photonen ebenso imprägniert wie von den physiologischen Notwendigkeiten, welche die Steuerelemente -die DNS u.a. Elemente des Zellkerns- laufend untereinander signalisieren, um das Stoffwechselgleichgewicht aufrecht zu erhalten. Es würde jetzt zu weit führen darauf näher einzugehen. Zum Denkanstoß sei gesagt, dass z.B. Pseudohaltungen wie etwa jahrelange Heucheleien, Unaufrichtigkeiten sowie Widersprüchlichkeiten, die Übertragungspräzision der Photonen allmählich entschärft und früher oder später kaum

durchschaubare Stoffwechselerkrankungen generiert. Die photonischen Impulse können von allen möglichen Persönlichkeitsmängeln und Schwächen eingefärbt sein, meist sind es schwer durchschaubare Fehlerwartungen, der ein Sortiment aus verzerrten Wirklichkeitseinschätzungen zugrunde liegt, die wiederum auf dem Boden überwertiger Selbstbezüge gedeihen. Daraus erwachsen jene mentalen und emotionalen Selbstvergiftungen, wie sie sich im subtilen Thanatoszyklus aufbauen, aber nur von wenigen durchschaut werden, somit schwer zu therapieren sind, siehe auch in meinem Buch: *„Leben im Lebensbaum,"* 1995 erschienen, im VNB- Verlag für Naturmedizin und Bioenergetik.

75.1. Aus dem zuvor Gesagten, lässt sich unschwer erkennen, dass die Biophotonen nicht die eigentlich steuernden Elemente sind, wie einige Autoren euphorisch postulieren. Vielmehr sind sie Vermittler -die Botschafter- sowohl was die Regulierung des Stoffwechsels zur Mitte betrifft, als auch was ihre einseitige Einfärbung aus den übergeordneten Persönlichkeitsimpulsen betrifft. Ihr ganzheitlicher Aspekt besteht darin, dass sie stets die momentanen Frequenzen der Stoffwechsellage als auch die der geistigen Gesinnung annehmen und diese ohne Wenn und Aber an die biochemischen Vorgänge sowie an die energetischen Zustände weitergeben. Vorerst jedenfalls müssen die meisten Menschen sich damit begnügen, ihre hausgemachten energetischen Stoffwechseldissonanzen mit besonderen Photonen- und Elektronenspendern aus biologischen Naturprodukten auszugleichen. Die Aronia und ihr segensreicher Saft ist eines davon! Es wird noch einige Zeit vergehen müssen, bis der Bewusstheitsgrad der Menschen soweit erhöht und erweitert ist, dass auch die subtileren Dissonanz-Prozesse schon im Ansatz erkannt werden. Die geistige Evolution bewegt sich von außen nach innen, zu stets feineren Bewusstseinsebenen, bis auch diese soweit wahrgenommen und durchschaut werden, um jenen entarteten, abgekoppelten Persönlichkeitsanteile den Boden zu entziehen. Immer nur geht es um Integration zum Ganzen bis zu jenem Omega-Punkt, an dem wir alle wieder zu einem umfassenden Geistorganismus vereint sein werden. Dies ist die eigentliche tiefere Sehnsucht, wonach jedes Lebewesen strebt. Davon gehe ich aus!

76 Zwar gibt es viele genügsame Tiere, besonders Pflanzenfresser, doch meist sind sie auf bestimmte Pflanzen spezialisiert, - vermehren sich daher nur in deren Ausbreitungsgebieten. Beispielsweise leben Wale überwiegend von Plankton, von Algen und kleinen Fischen (nur in Schwärmen lohnenswert), z.B. die riesigen Krillschwärme (die sie in großen Mengen regelrecht in sich hineinbaggern, meist bei Vollmond). Manche fressen auch Fische und Robben, etwa die Orc-Wale. Ebenso wie die Dinosaurier, die an ihren gigantischen Körpermaßen, ihrer rasanten Vermehrung und nicht zuletzt an ihrer Gefräßigkeit scheiterten (weil das Nahrungsangebot irgendwann knapp wurde); so wird es letztlich auch den Walen ergehen, mögen sie mir auch noch so sympathisch sein.

77 Wenn eine Generation bis zur nächsten Zeugung 25 Jahre dauert, dann entspricht die Zeitspanne von 100.000 Generationen 2.5 Mio. Jahre, genau die Zeit, welche die letzten Paläo-Funde aus Afrika vermuten lassen. Doch w. g. möglicherweise irren sich die Paläoforscher in der Zeiteinschätzung und interpretieren die Schädelfunde falsch – versuchen sie einer neuen Spezies zuzuordnen. Es sind ja nur Indizien, keine Beweise! Ich vermute stark, dass der Mensch eine außerirdische Schöpfung ist, denn bis heute fehlt der Missing link und wie sollte bei einer Wahrscheinlichkeit von Eins hoch ad Infinitum, je aus der Ursuppe ein Mensch durch reinen Zufall entstanden sein?

78 Die Nahrung aus überwiegend zellulosehaltiger, faserreicher Pflanzenmatrix mit allen wichtigen Pflanzenbegleitstoffen, jedoch weniger vitamin- und eiweißreich, steht im krassen Widerspruch zur heutigen Eiweiß- und Vitaminmast. Doch was eine intakte Darmflora alles vermag, beweisen uns immer wieder die großen Pflanzenfresser, deren Eiweißbedarf rein rechnerisch niemals aus dem Pflanzenangebot allein gedeckt werden könnte, wäre da nicht ihre außergewöhnliche Darmflora, die sie mit den nötigen Aminosäuren u.a. wichtigen Bausteinen versorgt (Wale, Nilpferde, Elefanten etc.).

79 Welche mikrobielle Zusammensetzung der Darmflora ist günstig?

Diese Frage kann ich nur so beantworten:
Untersuchungen z.B. an Säuglingen, die in den ersten Lebensmonaten ausschließlich Muttermilch bekamen, ergaben, dass die Muttermilch entscheidend ist für die Bifidusflora, in der die milchsäurebildenden Bifidusbakterien überwiegen. Das bedeutet nun nicht, dass der Bifidustyp das einzige Heinzelmännchen unseres Darmes ist, sondern es besagt nur, *dass die erste Flora überwiegend aus Milchsäurebildner bestehen sollte,* weil diese die weiteren Weichen stellt für eine gesundheitsfördernde Besiedelung. Ein Stuhl, der nicht stinkt, mit nur minimalem Fäulnisgeruch, enthält in der Regel viele Milchsäurebildner!
Mit zunehmendem Alter entwickelt jeder Darm seine ganz spezielle Mischflora, die wesentlich von der Nahrungszusammensetzung abhängt. Das Wohl und Wehe des Wirtsorganismus hängt entscheidend davon ab, wie groß der Anteil der Milchsäurebildner und der Fäulnis-, Gas- und Gärbildner ist. Letztere belasten das Immunsystem und den Stoffwechsel, wenn sie überwiegen und zuerst über das Darmblut die angrenzenden Darmdrüsen (Leber, Milz und Bauchspeicheldrüse) schädigen.

79.1 Welche Bakterien geben Vitamine und biogene Aufbaustoffe ab?

Auch diese Frage lässt sich nur so beantworten, dass Vitamine und biogene Amine sowie energiereiche Verbindungen (ATP) meist von einer ganzen Bakterienkolonie abgegeben wird. Den Nachschub für spezielle Zellbaumaterialien oder Enzymbestandteile erbringen Millionen Bakterien derselben Kolonie, und je mehr sie davon produzieren, desto mehr werden die Ressourcen des Wirtsorganismus schont und umso länger und störungsfreier lebt er. Hier geht die Rechnung der Nutzgemeinschaft für beide Seiten besonders gut auf. Je besser der Wirtsorganismus sich ernährt, desto mehr hilft ihm sein inneres Humusleben und solange er lebt, leben auch die Bakterien sicher. Ist das nicht wunderbar?

Was nützt es, wenn trotz genetisch intakter Systeme wie Knochen, Blutkreislauf, Nerven und Hormondrüsen etc. die Bau- und Vorstufen (biogene Amine) etwa für die Hormonsynthese aus der Darmflora fehlen? Mangelnder Nachschub bringt selbst den besten Organismus zu Fall! Wir müssen also - was die sogenannten unentbehrlichen Nährstoffe angeht - derzeit sind 50 bekannt – uns immer wieder daran erinnern, dass eine intakte Darmflora potenziell fähig ist, alle essenziellen Nährstoffe zu synthetisieren. Es kommt also darauf an, sie wie einen guten Humus zu pflegen, - ihr beständig das Beste zu geben, z.B. die Polyphenole oder Flavonoide, siehe auch Glossar.

80 Gründe der Zellalterung und des biologischen Todes aus naturheilkundlicher Sicht

In seinem brillanten Fachvortrag: *„Die Kunst, das menschliche Leben zu verlängern: Welche Kriterien gibt es dafür?"* hat Prof. H. A. Stickl, auf dem Kongress "Imago mundi" schon 1987 darüber wissenschaftlich referiert und bis heute gibt es dafür keine plausiblere Theorie.

80.1 Die Verkürzung der DNS auf Raten?

Demnach steht wissenschaftlich schon lange fest (Haiflick-Theorie) dass die Doppelhelix (DNS) sich von Zellteilung zu Zellteilung mehr und mehr verkürzt. Sobald sie sich nämlich mit der Teilung reisverschlussartig öffnet, verliert sie meist ein Stückchen von ihrem Ende. Bei diesem Stückchen können immerhin 50 bis 200 Gene verloren gehen.

Die Wiederholung der Teilung geht solange, bis das genetische Informationsmuster nicht mehr ausreicht, um eine neue Tochterzelle zu generieren. Neuere Forschungen haben gezeigt, dass die Schlusskappen an den Enden der DNS -die Telomere- infolge des allmählichen Mangels von Telomerasen (Reparatur- bzw. Regenerationsenzyme) -ein wesentlicher Grund für die Verkürzung des DNS-Fadens sein soll. Wie man an diesem Beispiel wieder mal sieht, kommen wir mit der nur biochemischen Sichtweise den Dingen nicht wirklich auf den Grund, weil wir immer nur die Auswirkungen analysieren, nicht aber die bedingenden Faktoren erkennen, daher im nicht mehr überschaubaren Multikausalen landen, wo der Wald vor lauter Bäume nicht mehr gesehen wird.

Die Folge ist, dass die biologischen Funktionen stetig fehlerhafter werden (vor allem die individuelle exakte Proteinsynthese bei der Enzym-Produktion). Hormonelle

Zellteilungsstimulation (Anabolika und Anti-Aging) lohnen sich also nicht, weil sie letztlich den biologischen Tod beschleunigen. Daraus ergibt sich als wahrscheinlich, dass, je weniger die Zellen zur Teilung angeregt werden, desto kompletter ist die Informationsweitergabe und desto mehr verzögert sich der biologische Alterungsprozess. Geht man von einer durchschnittlichen Teilungsrate von 40 aus, dann teilt sich die Zelle rein rechnerisch alle 2,25 Jahre einmal. Rechnet man bei Adam und Noah nach, so müssten theoretisch sich deren Zellen (beide sollen 950 Jahre alt geworden sein), nur alle 23,75 Jahre, also um das 10-fache weniger geteilt haben. Auf Grund der Erkenntnisse des Nobelpreisträgers Prof. Dr. A. Carrel, wonach die Zelle unsterblich sei, wenn man nur die Flüssigkeit in der sie schwimmt, regelmäßig erneuert, halte ich ein Alter von über tausend Jahren und darüber hinaus, für durchaus möglich, siehe auch Anmerkung.[83]

In einem interessanten Vortrag, am 24.11.1993, an der Uni Vaihingen, referierte Professor Klaus Bayreuther, über das Thema: *Molekulare Biologie der zellulären Differenzierung und des zellulären Alterns.* Darin sagte der renommierte Altersforscher u.a.: *„Der Schlüssel zum Verständnis der Ursachen des Todes scheint in der zeitlichen Abfolge des genetischen Differenzierungsprogramms zu liegen, welches vom Zeitpunkt unserer Zeugung an, erst den Aufbau der verschiedenen Zellsysteme, dann deren Veränderung im Lauf des Lebens und schließlich ihre programmierte Zerstörung steuern.* Wobei das Zerstörungsprogramm in 6 Phasen abzulaufen scheint, (siehe auch Homotoxinlehre von Dr. med. H. H. Reckeweg).

Das bedeutet, dass sobald die Differenzierung und Spezialisierung einsetzt, etwa wie bei den Stammzellen und Fibroblasten, deren *Multipotenz* verloren geht und somit die genetische Zerstörung einsetzt. Hiermit setzt Prof. Bayreuther dort an, wo auch ich ansetze, nämlich die wenig spezialsierten Allrounder, sowohl im Pflanzen- als auch im Tierreich, siehe 82- 84 und Glossar (Pflanzenmatrix).

80.2 Tod durch zellulären Informationsverlust

Das Phänomen der DNS-Verkürzung ist wissenschaftlich gut belegt und es zeigt, dass der Teilungsmechanismus den Tod der Zelle vorprogrammiert. Im Schnitt teilt sich eine Zelle 38- bis 40-mal und mit jeder Teilung verkürzen sich die Chromosomenfäden, weshalb den nachfolgenden Zellpopulationen immer weniger Informationen zur Verfügung stehen. Im Bild kann folgender Vergleich hilfreich sein: Jede neue Zelle, die durch Teilung aus der alten entstand, ist praktisch immer nur eine Kopie, die nach ca. 38 - 40 Kopien nicht mehr leserlich ist.

80.3 Fortschreitende Alterung durch Radikale

Die Zerstörung der Telomerasen wird u.a. auch schrittweise durch oxidativen Stress verursacht. Oxidativer Stress entsteht hauptsächlich durch die Produktion von reaktiven Sauerstoffspezies (ROS), durch Elektronen-Leckage aus der mitochondrialen Atmungskette (oxidative Phosphorylierung). Verschiedene Enzyme (Oxidasen) tragen zur Produktion von ROS bei, z.B. das häufige Superanionradikal, das z.T. als intrazelluläres Signal fungiert (überschießende Biophotonen-Informationen?). Stickstoffmonoxid (NO) und andere reaktive Stickstoffspezies (RNS) spielen ebenfalls eine Rolle, als intrazelluläre Signale und oxidative Stressoren. Schließlich wird heute oxidativer Stress vielfach durch externe Faktoren wie Strahlung (z.B. Handystrahlung), Feinstaub, toxische Aerosole aus Abgasen, Zytokine u.a., massenhaft erzeugt.

80.4 Die Gegenwirkung: Interne Aktivierung des antioxidativen Systems

Im Laufe der Evolution sind zwei grundlegende Abwehrformen in den Zellen entstanden: die präventiven und die reaktiven Abwehrmechanismen. Die *präventiven Abwehrmechanismen* stören die Entstehung von ROS/RNS oder fangen sie ein, z.B. durch Flavonoide und natürliche Vitamine (Scavenger), während die *reaktiven Abwehrmechanismen* auf oxidative Schäden reagieren und diese reparieren, z.B. Abwehrenzyme wie die Superoxid-Dismutase (SOD), oder die Glutathionperoxidase (GPO). Spurenelemente wie Selen, Zink, Zinn, Kupfer u.a. sowie Aminosäuren, allen voran Methionin, Cystin, Glutathion, sind wichtige Bausteine o.g. Abwehrenzyme. Ihr Mangel oder ihr Fehlen kann das antioxidative System lahmlegen oder zumindest einschränken.

Andere, präventive Abwehrformen bauen ROS-geschädigte Moleküle selektiv ab oder bewirken bei dysfunktionalen Zellen den programmierten kaskadischen Zelltod (Apoptose). Die Produktionsrate von ROS korreliert negativ mit der durchschnittlichen Lebensdauer von Arten, d. h., je mehr ROS/RNS desto kürzer die Lebenserwartung.

81 Additionseffekt: Sanduhrmechanismus

Die Akkumulation (Häufung) von geschädigten oder dysfunktionalen Molekülen und Mutationen kann als eine Art Sanduhrmechanismus verstanden werden, der die maximale Lebensdauer bestimmt. Diese Akkumulation von Defekten findet vor allem in Zellen mit einer geringen Teilungsrate statt, z.B. postmitotische Zellen: Neurone, quergestreifte Muskelzellen und führt teilweise dadurch zur Apoptose (Zelltod). Neurone im Gehirn sind besonders empfindlich gegen oxidativen Stress, da Hirnzellen insbesondere bei Dehydration (Wasserverlust) leicht oxidieren können, was z.B. zu neuronalen Degeneration wie Alzheimer und Parkinson führen kann. Dagegen verlängert die Reduzierung der Nahrungsaufnahme (Fasten und Reduktionskost) die Lebenszeit, wie eine Reihe von Studien an Tieren zeigte. Wichtig ist, dass die Nahrung genügend Antioxidanzien (Polyphenole und natürliche Vitamine) enthält, oder diese mit natürlichen Nahrungsergänzungsmittel angereichert ist. Die Voraussetzung für ein langes störungsfreies Leben ist das schwingende Gleichgewicht zwischen Radikale und antioxidativem System und da wären wir wieder bei der ausgewogenen inneren Sichtweise deren Frequenzen den Stoffwechsel durchaus dahingehend navigieren kann, siehe Ernährungsregeln, S. 124 und Anmerkung.[84]

82 Schon seit 2003 forscht im Auftrag der Bundesregierung das Institut für Ernährung und Lebensmitteln, an der Universität in Karlsruhe über Polyphenole und produzierte darüber duzende Dissertationen. Seit 2007 untersuchen die Institute an den Universitäten Berlin und Braunschweig die Wirkung anthocyanhaltiger Nahrung auf Darmbakterien, um herauszufinden, welche Metaboliten für den Stoffwechsel günstig sind und welche ernährungsphysiologisch und medizinisch von Nutzen sein könnten.

83 Rückblickend muss man feststellen, dass die Entwicklung des Homosapiens vom Frühmenschen bis zum „modernen Zivilisationsmenschen", ein unumkehrbarer Zwangslauf war, denn die Hauptforderung nach Verbesserungen der Lebensumstände und Existenzerleichterung ist zu elementar, als dass man davon hätte Abstriche machen können. Mehr und mehr wurde sie zum Selbstläufer, der jedoch heute das ökologische Gleichgewicht unserer Erde bedroht, ja zerstören kann.
Der schleichende Verlust der einstigen ausgewogenen, ganzheitlichen Sichtweise begann nach meinen Recherchen ca. 6.600 v. Chr., am Ende der Nomadenzeit (Zwillingszeitalter, abgesehen von den prähistorischen Atlantis Mythen, die auf das Ende des Löwezeitalters hinweisen). Er fiel schon mit dem Beginn des Ackerbaues, der Viehzucht und der Gründung von Dorfgemeinschaften sowie der ersten Stadtstaaten (Sumerer um 3.000 v.Chr.) zusammen. Dabei entwickelte sich zuerst das Bewusstsein für Eigentum (Haus sowie Grund und Boden), was das Machtgespür und die Habgier weckte, denn wer besitzt, der verschaffte sich auch Bedeutung, was eine Voraussetzung für Machtzuwachs ist, bis zum heutigen Tage.

Damals änderten sich auch die Ernährungsgewohnheiten. Die regelmäßige Zufuhr von vitaminhaltigen Feld- und Gemüsefrüchten und der Überfluss des proteinreichen Fleisches der Haustiere schläferte auch allmählich das Enzymsystem ein - ließ es schleichend degenerieren. Es gibt wissenschaftliche Anhaltspunkte dafür, dass die 9 essenziellen Aminosäuren sowie einige Vitamingruppen und mehrere wichtige Fettsäuren, die der Mensch sich heute zuführen muss, früher der Organismus selber synthetisierte, aber infolge zivilisatorischer Degeneration der Darmflora, nun aus der Nahrung aufnehmen muss, um zu überleben. Heute und wohl schon vor zweitausend Jahren und wahrscheinlich noch weiter zurückliegend, benötigten die Enzyme zu ihrer Aktivität zudem Vitamine, Spurenelemente (Koenzyme und Metall Ionen). Doch diese Stoffe können von den Darmbakterien einer intakten Darmflora synthetisiert werden. Je nachdem, wie weit das Darmmillieu degenerierte, synthetisieren sie nur noch einen Bruchteil der Vitamine. Ratten z.B. können Vitamin C selbst synthetisieren, andere Wildtiere auch die komplette B-Gruppe..

Indem Maße wie die ganzheitliche, offene und urteilsfreie Wahrnehmung zerfiel, degenerierte auch das Darmmilieu, nahm also der zelluläre oxidative Stress zu (aus Frust und innerer Leere) und umso notweniger wurde eine abwechslungsreiche, geschmacklich verbesserte Kost, frei vom herben Beigeschmack, der etwas rohen Pflanzenbegleitstoffe! Je weniger der Mensch im Einklang mit dem Ganzen ist (Eros Bewusstsein), desto mehr musste er durch Genüsse seine innere Unzufriedenheit kompensieren, d. h. die Wahl der Nahrung, Menge und Zubereitungsformen wurden zunehmend anspruchsvoller und dies musste sich zuerst auf die Darmflora schädigend auswirken. Die Degeneration des Enzymsystems ist nur sekundär, sie ist also letztlich die Auswirkung einer verfehlten Sichtweise, hat aber sicher zur beschleunigten Zellteilung beigetragen und die Lebenserwartung immens verkürzt. Eine überkritische Gegensatzwahrnehmung, die zur Vorverurteilung und zu Ausgrenzung tendiert, wirkt sich natürlich auch bremsend auf die synergistische En zymdynamik aus, im Sinne einer dissonanten Wechselwirkung zwischen spaltenden, synthetisierenden oder regenerierenden Enzymen (Multienzymkomplexe und Schlüsselenzyme), deren störungsfreies Zusammenspiel nicht mehr gewährleistet ist. Dies muss ja den allmählichen Anstieg toxischer Metaboliten und Stoffwechselschlacken (Stickstoff, Kohlensäure sowie die Übersäuerung) zur Folge haben. Eine verurteilende Gegensatzwahrnehmung schlägt also voll durch und stört nachhaltig das Fließgleichgewicht (Homöostase) – es wird instabiler, störanfälliger, die zellulären Defekte nehmen zu und regen zur vorzeitigen Teilung an.

In dieser Situation stehen wir heute! Letztlich ist es die hausgemachte Wahrnehmungsdissonanz, die zuerst die Harmonie des Energiesystems durcheinander bringt (unausgewogene Yin-Yang-Wechselwirkung). Die daraus resultierende, schleichende Rückvergiftung im Stoffwechsel schwächt das ohnehin degenerierte Enzymsystem weiter und die toxischen Niederschläge stimulieren den oxidativen Stress, der aber ist ein entscheidender Alterungsfaktor.
Vitalität und Lebensfreude nehmen rasant ab! Das jedoch verlangt wiederum nach Kompensation und ein Ausweichen in schädigende Ersatzbefriedigungen, also der Drang zum übersteigerten sinnlichen Genuss, welcher der Gesundheit abträglich ist. So kommt es zu einem Ciruculus virtuoses, dem wir nur entrinnen, wenn wir wieder zu jener „inneren Mitte" zurückkehren, wie sie einst unsere glückseligen Urahnen hatten.

84 Die subtile, zumeist einseitige Gegensatzbeurteilung machen den Zellen und dem Stoffwechsel den meisten Stress! Was könnte diese phänomenale Verlangsamung der Zellteilung bei unseren biblischen Urahnen bewirkt haben? Ich denke, es war die Übertragung ihrer weitgehend *urteilsfreien Wahrnehmung,* die sich auf nichts festlegte oder die Offenheit zum Unendlichen und den ungeahnten Möglichkeiten (wie sie beim Kind präsent ist). Diese Haltung erzeugt eine angstfreie, aufnehmende und heitere Grundstimmung, die dem Stoffwechsel und den Zellen eben keinen Stress macht. Eine Teilung der Zelle wird immer dann notwendig, wenn der unwiederbringliche Verlust der gespeicherten Informationen droht. Bevor diese Katastrophe eintritt, teilt sie sich, um noch rechtzeitig ihre vollständige Information an die Nachfolge zu übergeben. Die Zellen unserer Urahnen hatten offenbar keine Eile mit der Teilung, möglicherweise war das der Grund ihrer Langlebigkeit und ihrem phänomenalen Gedächtnis.

Wenn ihre Wahrnehmung offen, ganzheitlich und urteilsfrei war, dann kann sie nur ergänzend auch in größeren Zusammenhängen gewesen sein, und dies könnte der eigentliche Grund sein, weshalb sie nichts isoliert sahen, sondern alles so annahmen, wie es ist, eben mit Weisheit! Heute müssen wir entsetzt feststellen, dass die einst ganzheitlich-holistische Sicht-weise in subtilen, schwer auszumachenden Gegensatzbeurteilungen zersplittert (dissoziiert) ist. Letztere laufen unbewusst ab. Der Grad der Gegensatzbeurteilung -die Gewichtungen und Einseitigkeiten- sind bei jedem Menschen anders und wohl vom seelischen Reifegrad abhängig. Je weiter die Gegensätze hier auseinanderfallen, je schwarz/weißer oder je gestreifter (Wechselduschen), desto permanenter und intensiver der Wahrnehmungsstress, auch und gerade für die Biophotonen in den Zellen, ja für den ganzen Organismus. Die Biophotonen werden ebenso eingefärbt und können ihre ordnenden Impulse nicht mehr mit der Präzision abgeben wie im Kindesalter, wo noch alles offen und frei war. Die Zellen verlieren immer mehr Biophotonen, bekommen infolge der subtilen Wahrnehmungsdissonanzen Stress und antworten mit der vorzeitigen Teilung.

Wenn das ursprünglich rein Wahrnehmende (Sehen ohne Wissen, wie ein Kind!) zunehmend das Gegensätzliche mehr betont als das Ergänzende, so werden die magnetischen Dipole in den organischen Molekülen sich genauso verhalten, also nicht mehr komplementär, sondern zunehmend gegensätzlich reagieren.

Für mich ist dies eine Erkenntnis, wofür ich aber keine biologischen oder biochemischen Beweise vorlegen kann, sondern es ist eine Ableitung, die sich sehr oft in der Begegnung mit Patienten und ihren oft erschütternden Krankheitsgeschichten bestätigte. Die Dissonanz unbewusster Gegensatzbewertung moduliert nach meiner Überzeugung auf der Zellebene ein mehr „Gegeneinander als Miteinander" und dies ausnahmslos in allen Zellen.

Dabei moduliert sie zuerst die Dissonanz des energetischen Yin-Yang-Zusammenspiels (deren Wechselwirkung), welche dann die Disharmonie an die biochemischen Sollwerte weitergibt, innerhalb derer die Elektronen- und Wasserstoffabspaltungen (Oxidation) und die Ankoppelungen (Reduktion), also das Redox-Geschehen, zwischen den magnetischen Dipolen der Moleküle mehr oder weniger dissonant ablaufen. Oder wie bereits in Anmerkung 79, über die fortschreitende Alterung besprochen: *„Die Voraussetzung für ein langes störungsfreies Leben ist das* *schwingende Gleichgewicht zwischen Radikale und antioxidativem System und da wären wir wieder bei der ausgewogenen inneren Sichtweise, deren Frequenzen den Stoffwechsel durchaus dahingehend navigieren kann."*

Auf der gröberen Ebene, im messbaren Bereich der Zell- und Stoffwechselvorgänge, kann das Zusammenspiel der Enzyme für den Um-, Auf- und Abbau der zugeführten Stoffe und die permanente Entgiftung sowie Ausscheidungen nicht mehr störungsfrei ablaufen, weil eben die magnetischen Dipole unzähliger Moleküle im Ungleichgewicht sind, daher gegensätzlich aufeinander einwirken, was schließlich krankhafte Funktionsabläufe manifestiert. Hier sind wir bereits bei den sekundären Auswirkungen und nicht mehr bei den eigentlichen Ursachen.

85 Internet: consulting-hmp.de

86 Zur Pflanzenheilkunde (Phytotherapie)

Das Wissen und die Anwendung von Heilpflanzen ist uralt und die Domäne des „Medizinmannes"- des liebevollen Heilkundigen. In der sogenannten vorwissenschaftlichen Phase bis gegen Ende des 15. Jh. versuchten Kräuterkundige aus der Pflanzensignatur, dem ätherisch- farblichen Gesamteindruck, der Sternenkonstellation und jeweiligen Mondstellung das Wesen und die momentane Wirkung der Pflanze intuitiv zu ergründen, auch über magisch-rituelle Anwendungsformen. Aus diesen Zeiten stammt auch der Spruch, dass gegen jede Krankheit ein Kraut gewachsen sei. Das ist durchaus zutreffend, wenn man bedenkt, dass Kräuter schon da waren, ehe Tier und Mensch auf diesem Planeten erschienen. Ihre Pflanzenmatrix ist ja mit allem vertraut, was die Vitalität und Gesundheit je förderte oder bedrohte und schließlich hatte sie über Jahrmilliarden ausreichend Zeit sich dagegen zu wappnen. Kräuter entwickelten raffinierte Schutzsysteme, weil sie standortgebunden sind und nicht flüchten können. Die Blüten, Blätter, Knospen, Beeren und Wurzeln sind mit bestimmten Aromen, Duft- und Geschmacksstoffen bis hn zu Giften ausgestattet, die sie vor räuberischem Abweiden schützen, womit sie den unersättlichen Vielfressern den Appetit gründlich verderben oder gar vergiften, oder mit Grellfarben schrecken und davonjagen. Pflanzenfarben wie z.B. die blau-violetten Anthocyane haben jedoch noch eine andere wichtige Schutzfunktion: Sie schützen die Pflanze und Frucht vor den aggressiven UV-Strahlen der Sonne, wobei die Sonnenphotonen nicht abgewehrt, sondern ihr Eintritt ins Fruchtfleisch auch noch unterstützt wird (vermehrte Licht-Absorption). Die Anthocyane wirken auf die Sonnenphotonen wie ein Fangnetz, denn die Photonen mit ihrem evolutiven Langzeitgedächtnis sind der entscheidende Ordnungsfaktor für alles Leben auf diesen Planeten. Den künstlichen bzw. synthetischen Stoffen aus der Chemiefabrik fehlen die Biophotonen, daher werden sie niemals auf die Resonanzen des Stoffwechsel sinnvoll reagieren können, son dern nur blind blockieren oder erregen, ohne das

Ganze je berücksichtigen zu können. Heute steht die biochemische Wirkstoffanalyse der Heilpflanzen ganz im Mittelpunkt, vor allem die westliche Pharmazie versucht aus der Analyse bekannter Inhaltsstoffe, auf die jeweilige Hauptwirkung zu schließen. Im Osten, zuvorderst China (TCM), Südostasien und Indien (Ayurveda) wird die Heilpflanze überwiegend energetisch bewertet und konnte so ihre ganzheitliche Wertschätzung bis heute bewahren, z.b. kühlende, erhitzende, ableitende Effekte oder Zerstreuen von Energiestauungen u.a. Heilpflanzen werden gegenwärtig meist in Form von Tees, Extrakten, Pulvern, Pressriegeln, Tabletten- oder in Kapselform oder als ätherische Öle, Sirups oder als Pflanzenpasten, Salben (Wickel), Tinkturen oder destillierte Aufschwemmungen (Ampullen, Spritzen) angewendet.

Die Volksmedizin verwendet Heilpflanzen ohne spezielle Kenntnisse, nach tradiertem bzw. überliefertem Wissen, zur Selbsthilfe. Die etablierte Medizin nutzt die spezielle Wirkung, z.B. beim Fingerhut (Herzmittel), jedoch nur den isolierten Wirkstoff (Herzglykosid in Reinsubstanz). Dieser konnte schon früh chemisch nachgebaut werden, meist mit verlängernden Eigenschaften (Retard Wirkungen). Man hat ja aus Kostengründen das Extrahieren der Wirkstoffe aus Pflanzen erheblich reduziert und heute gibt es nur wenige rein pflanzliche Herzmittel u.a. Obwohl manche Gründe plausibel für die Reinsubstanzen sprechen, z.B. exakte Wirkstoffstandardisierung, längere Haltbarkeit, sichere Rohstoffbeschaffung usw., gibt es, -auch wenn sie noch so genau mit der natürlichen Vorlage chemisch übereinstimmen-, einige erhebliche Nachteile: nämlich die Nebenwirkungen! Weil eben die Pflanzenbegleitstoffe fehlen, schädigt zu viel vom isolierten Fingerhutwirkstoff Niere und Netzhaut (Augen) und so geht es mit vielen isolierten Reinsubstanzen!

86.1 Und noch ein anderer viel schwerwiegenderer Nachteil: Leider ging bei derartiger Monomanie allmählich das uralte Erfahrungswissen verloren, zumal der ganzheitliche Nachweis im wissenschaftlichen Experiment kaum zu erbringen ist. Ebenso wie es immer schon *„Menschen mit der grünen Hand"* gab und noch gibt, so auch hochbegabte Heilkundige, deren Intuition und die Liebe zu Heilkräutern akademisch- lexikalisch, meist praxisfernen Wissen, weit überlegen ist. Eine nachweis lich medizinische Wirkung haben auch die Konzentrate pflanzlicher Lebensmittel, siehe auch unter Nahrungsergänzungsmittel, S. 110.

Obwohl die wissenschaftliche Analyse die organischen Angriffspunkte und Wirkmechanismen sowie Bioverfügbarkeit vieler Inhaltsstoffe nachweisen kann, vermag sie kaum die Heilpflanze in ihrer Gesamtwirkung zu erfassen, geschweige denn nachzubauen, z.B. den synergistischen Effekt der Polyphenole und anderer noch wenig erforschter Pflanzenbegleitstoffe. Dies bleibt den ganzheitlichen Heilern - vorbehalten. Selbst im Zeitalter raffinierter Computer-Simulationen oder exakter Wahrscheinlichkeitsberechnungen wird dies auf unabsehbare Zeit kaum gelingen. Synthetisch hergestellte Pflanzenwirkstoffe, isoliert angewandt, können unangenehme

Nebenwirkungen hervorrufen! Ein negatives Beispiel hierfür ist die Acetylsalicylsäure aus der Weidenrinde, die im Aspirin hochkonzentriert verarbeitet ist und heute tonnenweise hergestellt wird. Zuviel davon führt zur Erosion in der Magenschleimhaut und zur Schädigung des roten Blutbildes. Demgegenüber wirkt das ganze Johanniskraut, während der gefürchteten Winterdepression am besten, in Kombination mit einer Lichttherapie. Wohl stimmt es, dass zu viel Brennnesselkraut in Tee Form auch Kaliummangel verursachen kann, doch das gilt für viele Tees, die eine ausschwemmende Wirkung haben. Wer aber trinkt ständig so viel Kräutertees? Ausnahmen bestätigen die egel. Leider reagieren Gesundheitspolitiker bei pflanzlichen Nebenwirkungen oft zu schnell mit einem generellen Verbot oder mit der Rezeptpflicht.

Zur phytotherapeutischen Behandlung braucht es etwas Geduld, denn die Heilwirkung setzt nicht prompt ein, sondern nach Tagen oder vielleicht erst nach Wochen. Pflanzliche Heilmittel haben, sofern sie volksmedizinisch als Heilkräuter bekannt sind, kaum Nebenwirkungen, Chemotherapeutika meist immer!

Summa summarum: Wir sollten Heilpflanzen den chemischen Wirkstoffen solange wie nur irgend möglich vorziehen.

87 Internet: consulting-hmp.de wissenschaftliche Weißdornmonographie

88 *Nakayama et al.,* 1993, Antiviral Res. 21289-99.

89 *Prof. Dr. Stephan Ludwig*, am Institut für molekulare Virologie, Zentrum Molekularbiologie der Entzündungen, Westfälische Wilhelms-Universität Münster, 2005.

90 *Prof. Georg W. Mayr, et al.,* am Institut für Biochemie und Molekularbiologie des (UKE Hamburg) ist es 2005 gelungen, einen tumorhemmenden Wirkmechanismus bestimmter pflanzlicher Substanzen zu entschlüsseln, siehe auch Internet: Uniprotokolle.de.

Glossar

Aminosäuren: Die kleinsten Bausteine der Eiweiße (Proteine), die der Körper zum Aufbau seiner Eiweißsubstanz benötigt. Derzeit sind 20 Aminosäuren bekannt, davon 8 essentiell, d. h. diese kann der Körper nicht synthetisieren, also müssen sie mit der Nahrung zugeführt werden. Die Aminosäuren holt sich der Organismus aus proteinreicher Nahrung.

Anthocyane

Anthocyane sind Pflanzenfarbstoffe aus der Gruppe der Flavonoide und letztere eine Untergruppe der Polyphenole. Der Begriff Anthocyane stammt aus dem griechischen und setzt sich zusammen: „anthos"= Blume oder Blüte; „cyaneos" dunkelblau. Es sind dies wasserlösliche Farbstoffe, die in sehr vielen Pflanzen verschiedener Gattungen vorkommen und vorwiegend die Schalen und Früchte blau bzw. blauschwarzen oder dunkelblau-violett einfärben. Auch gelbe Färbungen gibt es vielfach; daher der Name „Flavonoide." Die verschiedenen Farben hängen vom jeweiligen pH-Wert ab.

Beispielsweise zeigt sich bei einem pH unter 4 eine rote Färbung, zwischen 4 bis 5 sind sie farblos, bei pH 6 bis 7 Purpur, bei 7 bis 8 tiefblau und über 8 weisen sie eine gelbe Färbung auf, etwa der gelbe Enzian, ein typisches Flavonoid. Anthocyane finden sich häufig in den Blütenfarbstoffen, kommen aber auch in allen anderen Pflanzenteilen vor (Fruchtschalen, z.B. in Beeren, Blättern, Sprossen, Wurzeln und im Fruchtfleisch). Im Gegensatz zu den Vorstufen (Anthocyanidinen) hängt den Anthocyanen ein Zuckerrest an (glycosidische Bindung).

2. Unterschiede der Anthocyane und ihre Funktionen:

Anthocyane und Betacyane gehören verschiedenen Stoffgruppen an:

Anthocyane: kommen aus dem Phenolstoffwechsel

Betacyane: (Betanine) sind Alkaloide und stammen aus dem Aminosäurestoffwechsel, haben aber häufig gleiche oder ähnliche Funktionen:

Anlocken von Insekten zur Bestäubung, Fraßschutz, antibakterielle Eigenschaften, fungizide (antipilz-) Eigenschaften, Schutz vor UV-Strahlen.

Anthocyane und fast alle Farbstoffe im Naturreich (Chinone) entschärfen durch ihren Elektronenüberschuss freie Radikale (antioxidative Wirkung), siehe auch S. 19, Pflanzliche Farbstoffe, die als Lebensmittelfarben verwendet werden, eignen sich normalerweise nicht zum Färben von Tuchen und benötigen aufwändige Techniken um waschfest zu sein.

Antigene können körperfeindliche, aggressive Mikroorganismen oder deren Gifte (Viren, oder virulente Bakterienstämme) sein, aber auch Umwelttoxine verschie-

denster Herkunft, die durch Antikörper neutralisiert bzw. unschädlich gemacht werden, wobei davon zwei Arten existieren:
Einerseits solche, die sich gegen von außen eindringende Antigene richten und solche die gegen das eigene Gewebe vorgehen (Auto-Antikörper), die dann meist zu therapieresistenten Autoimmunerkrankungen führen. Auto-Antikörper werden seit einiger Zeit erfolgreich gegen Krebs eingesetzt. Ein hoffnungsvoller Ansatz, nämlich den Feind mit den eigenen Waffen schlagen!

Antioxidanzien sind organische oder anorganische Zusätze, welche die Oxidation blockieren, bzw. reduzieren. A. werden in der Technik z.b. in Schmierölen und zur Haltbarkeit von Lebensmitteln vielfältig eingesetzt. In sauerstoffabhängigen Organismen verhindern A. überschießende Radikalreaktionen. Natürliche A. kommen vor allem reichlich in pflanzlichen und tierischen Fetten vor. Antioxidative Wirkung haben z.B. die Vitamine A (Betacarotin) E und C und verschiedene Flavonoide, z.B. Anthocyane oder Rutin. Von den Spurenelementen ist Selen ein wichtiges Antioxidans, das z.B. die fetthaltige Zellmembrane vor Peroxidation schützt. Seit ca. 15 Jahren gewinnen die Pflanzenbegleitstoffe immer mehr antioxidative Bedeutung, insbesondere die Polyphenole, z.B. sämtliche Farbstoffe (Flavonoide, und deren reduzierte Chinone) auch im Grünen Tee, siehe dort.

Ballaststoffe
Ballaststoffe sind pflanzliche Bestandteile, welche von menschlichen Verdauungssäften nur unzureichend gespalten werden können, daher nicht als Nährstoffe verwertbar sind. Die an sich kohlehydratreichen Pflanzenfasern, Nahrungsfasern, können allerdings viel Wasser und Giftstoffe binden und dienen vor allem den Darmbakterien als Nahrungsgrundlage.

Aus systematischen Gründen teilt man die Ballaststoffe in:
1. *Wasserunlösliche Ballaststoffe,* die jedoch viel Wasser an sich binden. Hierdurch erhöht sich das Stuhlvolumen, was wiederum die Darmbewegung anregt und die Verweildauer des Stuhls im Dickdarm verkürzt. Wasserunlösliche Ballaststoffe werden von den Bakterien des Dickdarms nicht oder nur zu geringen Mengen abgebaut, und daher größten Teils mit dem Stuhl ausgeschieden. Zu dieser Gruppe zählen die Ballaststoffe wie Cellulose, Hemicellulose und Lignin, siehe dort.

2. *Wasserlösliche Ballaststoffe* werden von Darmbakterien rasch und weitgehend vollständig zu kurzkettigen Fettsäuren abgebaut. Zu den wasserlöslichen Ballaststoffen rechnet man die Pektine, Schleimstoffe, Pflanzengummis und verschiedene Gele, siehe auch dort.

Ballaststoffe als Dickmacher?
Wie Wissenschaftler des Deutschen Instituts für Ernährungsforschung (DIfE) in einer Langzeitstudie an Mäusen zeigen konnten, erhöhen bei einer Diät zusätzliche, lösliche Ballaststoffe die Zunahme des Körperfetts, mit der Gefahr des Übergewichts und der Insulinresistenz - die Vorstufe der Zuckerkrankheit. Werden nämlich Ballaststoffe zu weich gekocht, dann verwertet sie der Organismus als Kohlehydrate, indem er sie als Reservefett einbaut.

Bioaktive Stoffe - ein Sammelbegriff für alle Inhaltsstoffe pflanzlicher Herkunft, die angeblich selbst ohne sogenannten Nährstoffwert sein sollen (?), aber umso mehr gesundheitsfördernde Effekte zeigen. Zu ihnen zählen vor allem die Pflanzenbegleitstoffe, sofern ungiftig. Ebenso die Ballaststoffe, z.B. Cellulose und Pflanzenfasern u.a., siehe dort.

Biologische Wertigkeit: Ein Lebensmittel ist umso hochwertiger je vollständiger der essenzielle Nährstoffanteil ist (Aminosäuren, Vitamine, Fette etc.). Manche Kombinationen steigern die biologische Wertigkeit, z.B. Kartoffel und Ei. Die B.W. lässt sich auch im Redoxpotenzial darstellen. Je höher dieser Messwert, desto geringer das reduktive Potenzial! Die besten Ergebnisse zeigen naturbelassene Lebensmittel, die schonend zubereitet sind (*H. Heine,* 1997, siehe Literaturv.). Bei Messwerten ab 300 mV geht das reduktive Potenzial zurück und fördert die Radikalbildung und damit den oxidativen Stress, meist durch falsche Ernährung, siehe auch unter Ernährungsregeln, S. 124.

Bioverfügbarkeit: Der Labor-Nachweis, dass der pharmakologische oder nutritive Wirkstoff, z.B. eines Vitamins tatsächlich ins Blut gelangt und komplett vom Organismus nutzbringend verstoffwechselt wird, im Sinne einer biologischen Unterstützung. Hierbei spielt auch die Aufnahmegeschwindigkeit eine Rolle.

Cellulose ist der häufigste und darmwirksamste Ballaststoff, z.B. im Getreide (Kleie) und in fast allen pflanzlichen Lebensmitteln. Neben den vielen Zuckerbausteinen ist dessen Wasserbindungsfähigkeit enorm, da 1 g Cellulose bis zu 0,4 g (40%) Wasser binden kann. Ansonsten ist Cellulose wasserunlöslich, und kann von den Darmbakterien nur ungenügend aufgespalten werden, nicht jedoch für viele Huftiere, insbesondere die Gruppe der Wiederkäuer.

Chinone entstehen in den Mitochondrien (Atmungskette) durch Oxidationsprozesse aus den Polyphenolen (Flavonoide), die sozusagen ihr Rohstoff sind. Die durchweg gefärbten Chinone sind starke Oxidationsmittel und zu mannigfachen Additions-Reaktionen fähig, z.B. Ubichinon-1 oder Vitaminoid Q10. Mit ihrer enormen Reaktionsbereitschaft helfen sie der Atmungskette, das Gefälle zwischen Oxidation und

Reduktion aufrecht zu erhalten (Redox) und ermöglichen damit den effizienten Energiegewinn (ATP) (50% Wirkungsgrad!).

Diese Eigenschaft haben sie zudem ihren überragenden, lichtoptischen Eigenschaften zu verdanken, deren Hohlraumresonanzen über stehenden Wellen (Laserlicht), die Elektronen und Moleküle der Zellorganellen gezielt anregen, um ihre Reaktionsmuster ständig neu anzupassen und zu präzisieren, siehe auch unter Hohlraumresonanzen.

Chlorophyll oder Blattgrün ist ein Farbpigment, das den Pflanzen ihre Grünfärbung gibt. Über die Chloroblasten dient Chlorophyll der Absorption des Sonnenlichtes und bewirkt die überaus bedeutende Photosynthese. Die Photosynthese besteht aus zwei Reaktionszyklen:

1. Die Lichtreaktion
2. 2. Die Dunkelreaktion (auch Calvin-Zyklus genannt).

In der Lichtreaktion, die in den Chloroplasten abläuft, wird über entsprechende Reaktionspartner Wasserstoff ausgetauscht oder reduziert und hieraus Energie für die Dunkelreaktion gewonnen und gespeichert (ATP).

Bei der Dunkelreaktion, die in der Pflanzenmatrix stattfindet, wird das Kohlendioxid in der Pflanze fixiert und die Kohlenhydrate synthetisiert, Carotinoide wirken ebenfalls an der Photosynthese mit, siehe auch Anmerkung 74, sowie Pflanzenbegleitstoffe und Pflanzenmatrix.

Koenzym: Lockerer Bestandteil eines Enzyms (prothetische Gruppe), das sich vom Enzym lösen kann und seine Elektronen- oder Ionenfracht durch Andocken auf ein anderes Enzym überträgt und dadurch oxidiert, d. h. wieder frei wird für die nächste Runde. Ein Koenzym oxidiert dann, wenn es seine Wasserstoff-Fracht abgibt; es wird reduziert, wenn es Wasserstoff aufnimmt. Koenzyme sind vergleichbar mit Lkw's, welche die Ware der jeweiligen Substrate von einem zum anderen Enzym verfrachten. Ein erheblicher Teil der Koenzyme sind Vitamine, siehe dort.

Darmflora - vitaminproduzierende

Fast alle Vitamine der B-Gruppe, darunter auch die Folsäure, kann von einer intakten, vitalen Darmflora produziert werden; es kommt jedoch darauf an, welche Nahrung den Darmbakterien vorgesetzt wird und welche Zusammensetzung daraus resultiert! Diese Entdeckung nutzt die Pharmaindustrie schon seit Jahren, indem sie heute Vitamine biotechnisch herstellt. Daher werden heute Vitamine sehr kostengünstig von speziell gezüchteten Darmbakterien produziert, deren Leistung beinahe unerschöpflich ist. Möglich, dass in Kürze durch gentechnische Veränderungen leistungsfähige Bakterien einen Großteil der bekannten Vitamine biotechnisch erzeugen, wie dies ja seit Jahrzehnten mit Hefen geschieht, deren genaue Dosierung jedoch nicht möglich ist, siehe auch Darmsanierung, siehe auch Anmerkung 83.

Darmsanierung: Naturheilkundliche Maßnahmen, bei der durch Ernährungsum-stellung und durch Verabreichung von Bifidusbakterien oder Laktobazillen (Gruppe der Milchsäurebakterien), das physiologische Gleichgewicht der Darmflora wieder-hergestellt werden kann. (Sonnenkost, Hay'sche Trennkost, Kefir, natürliches Sau-erkraut, Anthocyane, Carotinoide etc.). Es gibt auch direkte Darmspülungen, z.B. die Colon-Hydrotherapie.

Diuretikum, Wirkstoff, der entwässert. Den chemischen Wirkstoffen sind die pflanz-lichen Entwässerungsmittel auf jeden Fall vorzuziehen, da sie schonend entwäs-sern bzw. den Harndrang moderat fördern, ohne das Mineralgleichgewicht zu schä-digen.

DNS (DNA), die Desoxiribonukleinsäure *(engl.* acid) enthält alle genetischen Infor-mationen, die sie über Teilung an neue Zellen weitergibt. In ihr sind die Nukleotide, die sich aus einem Zucker (Desoxyribose), einem Phosphat und einer Base zu-sammensetzen. Diese drei Bausteine verbinden sich zu einem Riesenmolekül aus zwei Strängen, welche die berühmte Doppelhelix darstellt. Die DNS liegt in der Zel-le im Zellkern auf sogenannte Histonproteine aufgewickelt und bildet kugelige Ein-heiten, die Nukleosomen. Dadurch sind große Teile des Erbguts unzugänglich. Kurz vor der Zellteilung entfaltet sich die DNS wie eine Wendeltreppe oder gewun-dene Strickleiter und die Genabschnitte sind entsprechend funktionell zugänglich. Die DNS besteht allerdings zu 98% aus nicht-kodierenden Abschnitten (Proteinsyn-these) und enthält anscheinend darüber keine Information. Dennoch kann diese sogenannte Junk-DNS nicht überflüssig sein, denn die Natur und ihr Schöpfer hal-ten noch viele Geheimnisse zurück, deren Freigabe erst mit der entsprechenden geistigen Reife gewährt wird. Das Wissen um die Atomenergie hat uns gezeigt, dass der Mensch solche Geheimnisse nur dazu nutzt, um Macht und manipulieren-de Herrschaft über andere zu gewinnen, nämlich Atomwaffen und den Schnüffel-staat (Atomstaat).

Elektronen

Elektronen sind die kleinsten Bestandteile eines Atoms, weil nicht mehr teilbar. Als solches bilden sie die Atomhülle. Jedes Atom wird von mindestens einem Elektron umkreist (Wasserstoff) und je mehr Elektronen, desto energiereicher, ähnlich der Sonne, deren Gravitation an den sie umkreisenden Planeten berechnet werden kann. Im Periodensystem weist die Kernladungszahl auf die Anzahl der Elektronen-zahl oder Energien hin. Heute betrachtet man Elektronen als "negativ geladene" Elementarteilchen, Symbol **e-**. Nach den bisher erreichten Auflösungen, scheinen Elektronen keine innere Struktur zu besitzen, daher sieht man sie als punktförmig", immer noch stoffliche Gebilde an. Dies kann füglich bezweifelt werden, denn eben-so gilt das energetische Modell, wonach ein Atom und seine Hülle (Elektronen) aus reiner Energie bestehen und sich lediglich durch ihre Energie- und Impulsdichte unterscheiden. Demnach wäre die Energie des Elektrons (die Eigendrehung) eine sich spiralig fortpflanzende Energie und das Teilchen nur eine Momentmessung. Zur Veranschaulichung ist jedoch die Korpuskularsichtweise nützlicher.

Jedes Elektron hat einen Spin (Eigendrehung). Ihre Antiteilchen sind die Positronen, Symbol **e+**, mit denen sie bis auf ihre elektrische Ladung in allen Eigenschaften übereinstimmen. Eine Besonderheit stellen Elektronen in Metallen oder Halbleitern dar. Durch ihre freie Beweglichkeit in Metallen entsteht die elektrische Leitfähigkeit. In diesen Fällen liegen sie nicht normal gebunden vor, sondern frei beweglich. Daher ist es möglich, dass Metalle Strom leiten, wobei der Strom nur die Verschiebung der frei beweglichen Elektronen ist. Sobald das Elektron seine Bahn bzw. relative Position verlässt, verändert es die Ladung im eigenen Atom und vielfach kommt es zur Lockerung der chemischen Bindungen im Molekül. Wenn, wie bereits erwähnt, Moleküle Elektronen abgeben, oxidieren sie, und solche die Elektronen aufnehmen werden reduziert (Ladungsausgleich). Die Verlagerung und Elektronensprünge in der Materie und im feinstofflichen Bereich folgen sicherlich einem evolutiven Plan, die in der geordneten Lichtabsorption ihr Geheimnis verbirgt. Gott würfelt nicht, sagte schon Einstein.

Elektronenzufuhr über gesunde Nahrung, mehr als früher
1. Infolge der toxischen Umweltbelastung in Wasser, Boden, Luft und Nahrungsmitteln müssen zur Reduktion der Giftstoffe dem Organismus mehr Elektronen zugeführt werden als vielleicht vor zwei Generationen.
2. Weil die Nahrungsmittel heute durch industrielle, denaturierende Herstellungsverfahren (Fastfood) kaum noch jene reduzierende Kraft besitzen und durch die Vernichtung der wertvollen Pflanzenbegleitstoffe nicht mehr die erforderliche Anzahl an Elektronen zur Verfügung stellt.

In Punkt 1 sieht die Zukunft nicht gut aus, denn die toxische Gesamtsituation wird eher schlechter. Die Schere zwischen Elektronen- und Sauerstoffbedarf und die gleichzeitige Verringerung des Angebots geht immer weiter auseinander. Da mag es niemanden mehr wundern, wenn die Krankenkassen in immer größere Milliardenlöcher hineinschlittern.

In Punkt 2 geht es um die Pflanzenbegleitstoffe, aber auch um die Vitamingehalte, welche drastisch verringert sind, obwohl sie dem Schutz der Nutzpflanzen dienen sollten. Aus Profitgründen werden jedoch die Nutzpflanzen heute zu sehr gestresst, z.B. zu lange Konservierung und Lagerung, künstliches Schnellwachstum durch aggressive Dauerbestrahlung und Überdüngung (die Turbotomate- und Gurke), einseitige Züchtungskriterien fürs Auge (Sorten und Klassen), Pflanzenschutzmittel und nicht zuletzt die Genmanipulierung sowie industrielle Strahlenkonservierung, so dass ihr ursprünglicher Redoxwert für den „Nahrungsverbraucher" nicht mehr zur Verfügung steht, siehe auch Ökoprodukte mit höherem Redoxpotenzial.

Enzyme

Enzyme können nur von lebendigen Zellen gebildet werden. Es sind kompliziert gebaute Eiweißmoleküle, die praktisch alle biochemischen Vorgänge in Gang setzen und beschleunigen, Höheres Leben auf der Organisationsstufe des Menschen ist nur deshalb möglich geworden, weil über Jahrmilliarden die Natur alle enzymatischen Molekülbewegungen ausprobiert hat, und *letztlich im Menschen ihren erdenklich finalen Synthesegipfel erreichte.* Jedes Enzym geht mit einem bestimmten Stoff, z.B. Zucker kurzfristig eine Verbindung ein, verändert entweder durch Spaltung, Synthese, Stoffübertragung oder Wasser-Sauerstoffanlagerung den Stoff und trennt sich dann wieder von ihm, ohne sich selbst zu verändern. Ein Zuckermolekül (Glucose) benötigt bei seinem Abbau bis zum Zwischenprodukt Benztraubensäure zehn Enzyme. Daran mag man ermessen, wie hoch der Enzymeinsatz etwa für die Eiweißsynthese ist.

Ohne Enzyme, Vitamine und Sauerstoff wäre nur ein primitives Leben auf der Gärstufe möglich. Enzyme beschleunigen wesentlich alle Abläufe des Eiweiß-, Kohlehydrat- und Fettstoffwechsels, ohne sich selbst zu verändern. Meist haben Enzyme in ihrem Aktionszentrum eine oder mehrere Metall Ionen, die ihre Spezifität ausmachen. Nach ihrer Funktion teilt man sie z. Zeit in sechs Hauptgruppen ein. Eine merkliche Rolle spielen sie in der täglichen Verdauung, wo sie der Nahrung entsprechend aufspalten, um dem Körper die notwendigen Nährstoffe zu liefern. Sämtliche Enzymgarnituren stellt der Organismus selber her.

Innerhalb der Zellen sind die Enzyme in Reaktionsräume abgegrenzt, wo sie nur ganz bestimmte Stoffumwandlungen bewältigen. Ihre Reaktionen sind meist hintereinandergeschaltet, also Kettenreaktionen, die zyklisch ablaufen. Diese Multienzymsysteme wirken als Ganzes, wobei der Ausfall eines Enzyms, die Energiegewinnung oder Stoffumwandlungen komplett blockieren können. Näher spezifiziert wird ein Enzym durch den Eiweißkörper (Apoenzym), in dem meist die Spurenelemente als elektrisch geladenes Metall Ionen eingelagert sind. Die Reihenfolge der Metall Ionen, z.B. Kobalt oder Mangan bestimmt nicht nur den Standort in der Zelle, sondern die spezielle Aufgabenstellung. Die Koenzyme, -die Vitamine- sind der Cofakator, welcher an das Enzym andockt und *„als Arbeitswerkzeug"* bei der Reaktion sich meist verändert, da er mit dem zu reagierenden Stoff meist Wasserstoff- und Sauerstoff austauscht, daher der hohe Vitaminverbrauch! Für die Wirkungsweise von Enzymen und Vitaminen ist wesentlich die räumliche Struktur maßgebend und der pH-Wert, also Milieufaktor. Dabei lagert sich der zu verändernde Stoff an einer bestimmten Stelle des Enzyms an und erfährt eine molekulare Abwandlung. Das sich dabei verändernde Koenzym wird unter Energieaufwand wieder regeneriert, soweit die erforderlichen Vitamine und Flavonoide aus der zugeführten Nahrung vorhanden sind. Von den bedingenden Rahmenbedingungen und Faktoren für die Enzymaktivitäten -ihr Stoffwechseloptimum- ist das vorhandene Photonen und Elektronenangebot wesentlich, dann das Säure-Basen-Milieu, die Hormonausschüttung, die Körpertemperatur und im Besonderen der Ionengehalt in der Atmosphäre (Wetter). Einige Hormone regeln die Geschwindigkeit der enzymatischen Reaktionen, z.B. das jodabhängige Schilddrüsenhormon Thyroxin oder Adrenalin. Es gibt auch im Stoffwechsel eine große Anzahl natürlicher Enzymhemmstoffe, die dosiert und gezielt überschießende Enzymaktivitäten kontrollieren. Dies geschieht durch zeitlich begrenzte Anlagerung an das Enzymmolekül, meist in seinem Aktionszentrum. Einige Konservierungsstoffe u. Chemikalien haben einen ähnlich inaktivierenden Effekt auf den Bakterienstoffwechsel, womit, wenn auch abgeschwächt, die körpereigenen Enzymkomplexe betroffen sein können. Sorbinsäure kann in höherer Dosierung, z.B. die Darmflora schädigen, siehe auch Spurenelemente und Vitamine.

EM, Effektive Mikroorganismen *(EM-1),* wurde zuerst um 1970 in Japan von Prof. Teruo Higa, -ein japanischer Agrarwissenschaftler- eingeführt, dann auch zunehmend an andere Länder, in die Landwirtschaft zur Verbesserung des Bodenlebens vermittelt. EM-1 besteht aus einer Mischung von ca. 80 aeroben und anaeroben Mikroorganismen, z.B. mit Hefen und Milchsäurebakterien. Diese neutralisieren alles stinkend-- faulende und scheinen auch nicht vor radioaktiven Isotopen halt zu machen, wobei hier die Strahlenresistenz zu prüfen wäre?
Durch den bakteriellen Zersetzungsprozess werden die meisten toxischen Moleküle sozusagen recycelt, und gelangen wieder als Rohstoff in den Ökokreislauf.
Anwendbar ist diese Methode generell auf das Bodenleben für Haus & Garten, und im gesamten Bereich der landwirtschaftlichen Nutzflächen eingeschlossen auch die Wälder und gesamte Forstwirtschaft.
Das EM-Produkt wird mittels Wasser oder auch Besprühung auf Pflanzen und Böden angewendet und verbessert die Widerstandskraft und den Ertrag der Agrarprodukte indem es das Bodenleben reinigt und vitalisiert.
Die Methode ist langfristig sicherlich wirksamer als die konventionellen Düngungsmethoden. EM wenden viele auch auf die Darmflora an, allerdings mit unterschiedlichem Erfolg.

Flavonoide (Farbstoffe) - eine große Untergruppe, die für uns ernährungsphysiologisch am interessantesten ist. Den höchsten Anteil an Anthocyanen enthält die Aronia-Beere, gefolgt von der Holunder- und Heidelbeere, auch in der Haut der roten Weintraube (Weinphenols) u.a. Innerhalb der Polyphenole und Carotinoide sind ihre Vorstufen - die Anthocyanidine und Betacarotinoide, die stärksten Antioxidantien. Im Vergleich zum Vitamin C wirken sie mindestens 10mal stärker und können daher präventiv auch gegen Krebs eingesetzt werden. Beispielsweise der carotinoide Pflanzenbegleitstoff Lykopin, in der Tomate. Das Tomatencarotinoid, das hitzestabil auch in Dosentomaten erhalten bleibt, neutralisiert radikales Wasserstoffperoxid und schützt auch die Zellmembrane vor dem radikalischen Stickstoff Dioxid, - ein Partikel das in verschmutzter Luft massenhaft vorkommt (Feinstaub).

Gärung Bei Gärungen unterscheidet man zwei Arten: Die Alkohol- und die Milchsäuregärung; die alkoholische vergärt Zucker durch Hefen und verwandelt ihn in Alkohol, wobei Kohlendioxid frei wird. Bei der Milchsäuregärung verwandeln die Milchsäurebakterien den Milchzucker in Milchsäure.
Die optimalen Gärvoraussetzungen bei beiden sind einmal die Temperatur, dann die Verhinderung der Luftzufuhr (Gäraufsatz), z.B. bei der Weinherstellung sowie die verwendeten Mikroorganismen (Milchsäurestämme wie auch Hefen). Diverse Gärmethoden (auch mit dem Speichel), gab es schon vor mindestens 5.000 Jahren und wird heute noch im Amazonasgebiet von Indianern angewendet.

Gelstoffe rechnet man ebenfalls zu den Ballaststoffen, z.B. aus Algen, etwa wie Karrageen, Alginate oder auch Agar-Agar. Wegen ihrer hohen Quellfähigkeit setzt man sie, wie die wasserlöslichen Pflanzengummis, als Verdickungsmittel, Emulgatoren und Stabilisatoren in der Lebensmittelverarbeitung ein. Den Darmbakterien sind sie ein guter Nährboden, da sie die Schleimhaut schützen, wie alle wasserlöslichen Ballaststoffe.

Gerbstoffe nennt man auch Tannine, welche von der Pflanzenmatrix generiert wird, siehe dort. Bekannt ist das Gerben von Tierhäuten und es ist erstaunlich, was Gerbstoffe bei der Herstellung von Leder alles so können! Beim Gerben von Tierhäuten wird die Eigenschaft der Vernetzung von Proteinketten genutzt, um stabiles Leder herzustellen. Die pharmazeutische Wirkung der Gerbstoffe beruht auf dem gleichen Prinzip. Durch das "Härten" der Epidermis Zellen werden den Bakterien Eiweißstoffe entzogen, wodurch die Oberfläche verdichtet und die tieferen Erneuerungsschichten der Haut unterstützt werden.
Wenn Gerbstoff mit Eiweißen in Berührung kommt, dann ändern sich deren Eigenschaften drastisch. Es kommt zum Wasserentzug, also Austrocknung, dabei entweder zur Ausfällung bzw. Koagulierung, wie beim Hühnerei, oder bei strukturiertem Eiweiß, z.B. wie bei den allgegenwärtigen Kollagenfasern zu intensiver Vernetzung. Mit Gerbstoff kann man daher vieles verändern, indem man die Oberflächen dicht macht und eine abgezogene Tierhaut in Leder umwandelt und so für lange Zeit haltbar macht. Gerbstoff verhindert die Zersetzung und Fäulnis der Pflanze, hat also natürliche Konservierungseigenschaften, die man in der gesamten Lederbranche intelligent einsetzt. Medizinisch nutzt man Gerbstoffe ähnlich wie in der Ger-

bung! Das Körpergewebe lässt sich w. g. oberflächlich verdichten, indem Gerbstoffe eine schützende Membran darüber bilden, z.B. auf den Schleimhäuten. Ferner entziehen Gerbstoffe durch ihre zusammenziehende (adstringierende) einhüllende Wirkung, schädlichen Mikroorganismen den Nährboden, vor allem Viren und Pilzen, die auf der Schleimhaut oft einen geeigneten Nährboden finden. Sie werden einfach eingehüllt und trocknen dann aus. Ebenso trocknen Gerbstoffe nässende Wunden und stillen Mikroblutungen. Auch lösen sie *Schwermetall Ionen aus ihren Verbindungen,* die sich dann mittels geeigneter Durchspülungstherapien (harntreibende Mittel) besser ausschwemmen lassen.

Im Magen-Darmbereich lassen sich Gerbstoffe wegen ihrer reinigenden und antimikrobiellen Eigenschaften erfolgreich bei Entzündungen im Mund und Rachenraum oder im Magen und Darm einsetzen. Sie helfen sehr gut gegen blutige Durchfälle, zur schnelleren Wundheilung und bei Verbrennungen sowie Frostschäden leichteren Grades. Gerbstoffe bilden die stoffliche Grundlage der Flavonoide, insbesondere der Anthocyanidine, Procyanidine und deren phenolische Säuren. Viele grundlegende Wirkungen der Flavonoide und ihrer Vorstufen gehen auf die Gerbstoffe zurück.

So sind z.B. Gallotannine und deren Grundbausteine die Gerbsäuren, wie Gallus- oder Ellagsäuren in Verbindung mit Glukosen (Zucker) direkte Ableitungen von den *hydrolysierbaren Gerbstoffen.* Bei den *kondensierten Gerbstoffen*, sind die Grundbausteine die aromatische Polyhydroxiverbindunge wie z.B. die hochwirksamen Pyrocatechine und Catechin. *Nebenwirkungen:* Bei Daueranwendung oder Überdosierungen kann es zu Magenschleimhautentzündung oder Übelkeit und Erbrechen kommen. *Kontraindikationen:* Nicht anwenden bei trockenen Schleimhäuten und Ekzemen und bei Verstopfung. Nicht länger als 5–10 Minuten köcheln. Bei innerer Anwendung, eventuell mit Schleimstoffzusatz. Gerbstoffe vermindern die Resorption basischer Arzneimittel sowie mancher Mineralstoffe wie Eisen, daher nicht zusammen mit letzterem einnehmen. Weintrauben, Tormentillawurzel (Blutwurz) Heidelbeeren und Aronia sind stark gerbstoffhaltig, siehe auch Procyanidine.

GY (Gray) bezeichnet eine Maßeinheit der Energiedosis und bezieht sich wie das Sievert auf Joule (J) pro kg. Es bezeichnet also eine definierte Strahlendosis, die von einer bestimmten Materiemenge durch Absorption aufgenommen wird. Die Enegiemenge wird in SI-Maßeinheit Gy definiert. Wenn ein Organ mit einer definierten Masse (m = SI-Maßeinheit kg), eine bestimmte Energiemenge (E = SI-Maßeinheit J) absorbiert, so wird der Quotient als Organenergiedosis bezeichnet.

Um die Strahlenwirkung auf den menschlichen Körper realistisch auszudrücken, reicht jedoch die Angabe der Energiedosis (Gy) nicht aus, da die verschiedenen Strahlungsarten bei gleicher Energiemenge im Körpergewebe unterschiedliche biologische Wirkungen zeigen, z.B. die strahlenempfindliche Schilddrüse. Die biologischen Wirksamkeiten sind daher durch Strahlungswichtungsfaktoren zu berücksichtigen. Das Produkt aus Organenergiedosis und Wichtungsfaktor heißt *Organdosis* (früher Äquivalentdosis). Die SI-Maßeinheit dafür ist das Sv. (Sievert) im Kürzel: gemessen in milli (mSv.) und mikro (μSv.).

Die wirksame Energiedosis welche also die biologische Gefährlichkeit der Strahlenart und der Gefährdung der belasteten Organe ermittelt, entspricht in m/μSv. *Dieser Wert kann verwendet werden, um die Folgen der Strahlenbelastung abzuschätzen.* Zur Beurteilung eines Strahlenrisikos wird meistens die natürliche Strahlenbelastung herangezogen. In Deutschland wird ein mittlerer Wert von 2,4 mSv pro Jahr zugrunde gelegt. Die folgenden Grenzwerte gelten für Deutschland (zusätzlich zur natürlichen Strahlung): Die maximal erlaubte Jahresdosis für beruflich strahlenexponierte Personen beträgt 20 mSv, während des Berufslebens jedoch bis 400 mSv. Für die normale Bevölkerung werden 1 mSv (ohne natürliche Strahlung und medizinische Maßnahmen) toleriert. Ein ungeborenes Kind darf bis zu seiner Geburt keine höhere Strahlendosis als 1 mSv erhalten. Eine Strahlungsbelastung ab 100 (100.000μSv) pro Jahr gilt als gesundheitsgefährdend. Ab 150 mSv sind klinische Symptome zu erwarten, siehe auch Strahlenkrankheit und S. 96.

Hemicellulose, gehört zu den Ballaststoffen und besteht aus verschiedenen Zuckerbausteinen und ist wasserunlöslich, siehe unter Cellulose.

Hitzelabilität der Vitamine und Enzyme

Damit Enzyme und Vitamine ihre volle Wirkung entfalten, müssen sie unversehrt eingeschleust werden, was letztlich nur mit einer naturbelassenen Langzeit Ernährung möglich ist. Im *Fastfood u. a. Industrie-Füllmittel* werden die Eiweißkörper der hitzeempfindlichen Enzyme (bis 50 °C) meist denaturiert, d. h. strukturell so verändert, dass sie vom Stoffwechsel nur noch substanziell verwendet genutzt werden können. Nicht anders ergeht es den Vitaminen, die nicht nur hitzeempfindlich, sondern teilweise auch licht- und sauerstoffempfindlich sind, z.B. Vitamin C. Auch ihre Struktur wird vernichtet bzw. so weit verändert, dass sie nicht mehr ihre Aufgabe als Co-Faktoren der Enzyme erfüllen können. Inzwischen ist eine nicht geringe Menge chemischer Medikamente bekannt, die Antivitaminwirkung haben, d. h. sie können Vitamine in den Zellen inaktivieren bzw. kaltstellen. Zu den gefährlichsten Vitaminräubern gehören die Antibiotika, deren längere Einnahme die individuell vitaminproduzierenden Darmbakterien vernichtet und einen unterschwelligen -nur schwer erkennbaren Vitaminmangel auslöst. Immer wieder erlebt man in der Praxis solche Fälle und man fragt sich, wie bei dem heutigen Wissensstand eine so zerstörerische Nebenwirkung noch zu verantworten ist, siehe Vitamine und Enzyme.

Hohlraumresonator ist ein hohlräumiger Körper, in dem elektromagnetische Wellen durch seine besondere Struktur und inneren Reflexionsmöglichkeiten verstärkt und gespeichert werden können. Die Schwingungsmultiplikation und das Speichervermögen hängen also entscheidend von der Struktur ab. Einfaches Beispiel dafür ist der Klangkörper eines Musikinstrumentes. Organische Zellen nutzen ähnlich ihre überragenden, lichtoptischen Eigenschaften, indem sie ihr lichtführendes Plasma den Photonen als Hohlraumschwingungsverstärker anbieten. Die sich dabei aufschaukelnden Photonen oder Quanten können so stabile, stehende Wellenmuster ausbilden (Laserlicht), die unzählige Elektronen und Moleküle der Zellorganellen gezielt im jeweils erforderlichen Takt, -wie ein Dirigent- anregen, um die notwendigen Reaktionsmuster blitzartig den jeweiligen Gegebenheiten anzupassen oder zu präzisieren, siehe auch Anmerkung 65.1.

Lebensmittel funktionelle Begriff, aus der jüngsten Lebensmittelforschung. Damit sind Lebensmittel gemeint, die bestimmte Körperfunktionen anregen oder spezifische präventive Eigenschaften haben, in Bezug auf Nahrungsergänzung. Die intensive Erforschung der Pflanzenbegleitstoffe in den letzten 15 Jahren macht deutlich, dass vor allem die Polyphenole auf die Darmflora und das Stoffwechselgeschehen einen erheblich regenerierenden Effekt ausübt. Bekannt sind auch die Gärgetränke aus Milchprodukten, Joghurt und Kefir, oder Soma Getränke, die sogenannten präbiotischen Lebensmittel, welche heute überall angepriesen werden, jedoch schon seit Jahrausenden angewandt werden. Die unbehandelten Pflanzenöle, Gerbstoffe Harzstoffe sowie Farbstoffe, welche wesentlich die funktionellen Lebensmittel ausmachen, gehört die Zukunft.

Lignine ist ebenfalls Bestandteil sogenannter Ballaststoffe und kommt viel in verholztem und überreifem Gewebe vor, wie z.B. in Getreidekleie und Gemüse. Sie sind wasserlöslich und können Gallensäuren im Darm binden, daher die cholesterinsenkende Wirkung. Lignine werden von Darmbakterien stoffwechselwirksam verdaut.

Metaboliten; Prinzipiell unterscheidet man zwei Gruppen von Metaboliten:
Anaboliten sind Moleküle, die als Zwischenprodukt bei der Synthese aller hochmolekularen Substanzen eines Organismus entstehen.
Kataboliten sind Substanzen, die beim Abbau von körpereigenen oder von äußeren Quellen aufgenommenen Verbindungen entstehen. *Metaboliten* treten also bei allen Reaktionen im Zwischenstoffwechsel auf, (sowohl in der Auf- als auch Abbauphase (Intermediär Stoffwechsel). Die Metaboliten der guten Darmbakterie, (Symbionten) synthetisieren Zwischenprodukte welche den Zellen des Wirtes (Mensch) und dessen Stoffwechsel unterstützen, z.B. erleichternd, entgiftend und aufbauend wirken, siehe auch Darmflora.

Mineralien: Die Mengenelemente Kalium und Natrium, Phosphor, Calcium und Chlor, letztlich aber auch Magnesium (kommt in ca. 300 Enzymen vor), sind sowohl für das elektrochemische Milieu wie auch für die Wasserverteilung u.a. zuständig. Das ist natürlich längst nicht alles, so haben sie vor allem entscheidenden Einfluss auf den Säure-Basenhaushalt, auf die Erregbarkeit der Zellmembrane, auf bestimmte Eigenschaften des Blutes und noch vieles mehr.

Grundsätzlich aber eröffnet sich mit dem Mineralstoffwechsel ein neues Universum im subtilen Bereich, und man bekommt Zweifel, ob ein Medizingelehrter dieses Wissen je praktisch handhaben kann. Bei der Fülle an subtilen Prozessen müssen wir ohnehin auf die Intelligenz der autonomen Regulationsprozesse vertrauen. In jeden Fall haben Mineralien mit elektrischen Ladungen und dem Wasserhaushalt zu tun, also das labile stets veränderliche Gleichgewicht zwischen Anionen und Kationen. Das Verhältnis der Mineralien und Spurenelemente untereinander ist kompliziert! Immer wieder werden von der Pharmazie Medikamente angeboten mit fraglichen Dosierungen, sicherlich in guter Absicht, um Mangelerscheinungen auszugleichen. Man sollte hier jedoch eher auf eine ausgewogene pflanzliche Biokost achten und mehr dem Selbstregulationsprinzip vertrauen.

Die biochemische Forschung fand heraus, dass die Mineralien in enger Wechselwirkung miteinander stehen, sich qualitativ und quantitativ gegenseitig in ihrer Wirkung steigern oder hemmen. Die ständige Ausbalancierung der Mengenverhältnisse dient nur einem Zweck: den Wasserhaushalt und die energetische Komponente den situativen Erfordernissen anzupassen! Rilling, eine Koryphäe auf dem Gebiet der Mineralien und Spurenelemente, konnte das antagonistische Verhalten der einzelnen Spurenelemente treffend deuten und für die Praxis diagnostisch verwertbar machen. Einige Beispiele sollen das verdeutlichen:

Wird zu viel Eisen resorbiert, dann verdrängt das Eisen Kupfer, indem Kupfer vermehrt ausgeschieden wird. Bei Eisenmangel werden Kupferreserven der Leber ausgeschüttet, die den Eisenstoffwechsel steigern. Dasselbe geschieht mit Calcium und Magnesium. Sobald eines der Mineralien überdosiert wird, kommt es zur verstärkten Ausscheidung des anderen und umgekehrt. Magnesium und Kalium verhalten sich ähnlich zu Natrium und Calcium. In der Erforschung der Mineralverhältnisse stehen wir noch am Anfang, daher scheint die beste Garantie eines ausgeglichenen Mineralhaushalts die biologische Vollwertkost zu sein, die wir uns mühelos und vielfach auch noch billiger zuführen können, siehe auch Spurenelemente.

Muttersaft, bedeutet auch Direktsaft, d. h. gewonnen direkt aus der frischen Pressung, ohne jegliche Zusätze oder Beimischungen, siehe auch Nektar.

Nektar: Gesetzlich muss Nektar mindestens Fruchtgehalt zwischen 25% bis 50% enthalten. Der Rest darf gesüßtes Wasser sein, aus Zucker oder Süßstoff, siehe auch Saft.

Ökoprodukte mit höherem Redoxpotenzial

Nur eine artgerechte und somit ökologische Pflanzenproduktion wie im Mischanbau mit natürlicher Düngung (Unterpflügen, z.b. mit Klee oder EM-Einsatz), schafft gute Voraussetzungen für elektronenreiche Nutzpflanzen. Schon unser Altmeister der ganzheitlichen Ernährungslehre, *Prof. Dr. Werner Kollath,* wies schon vor 50 Jahren in diese neue Richtung:

„Nahrung, die ihre Reduktionsfähigkeit verloren hat ist tot" und reduktionsfähig sind nur solche, welche die überschüssigen Elektronen abgeben können, indem sie freie Radikale reduzieren bzw. deaktivieren.

Die Ökobauern und Ökowinzer haben also die besten Voraussetzungen und Bedingungen für die Erzeugung elektronenreicher *Lebens*-Mittel. Eine Vielzahl von Messungen an Bio-Fruchtsäften und auch an vielen Weinsorten aber auch Milchprodukten z.B. Stuten- und Ziegenmilch zeigt, dass die Ökoproben den konventionellen deutlich überlegen sind, siehe auch Elektronenzufuhr über gesunde Nahrung, mehr als früher.

OPC, Oligomere Procyanidine

Entdeckt wurde OPC 1947, von dem Franzosen *Prof. Jack Masquelier* rein „zufällig" bei Recherchen für seine Dissertation.

OPC ist das Kürzel eines wasserlöslichen, farblosen Bitterstoffes, der in vielen Pflanzen als Schutzstoff vorkommt Obwohl biochemisch von vitaminähnlicher Struktur ist OPC kein Vitamin, auch kein Flavonoid, sondern eine höchst bedeutsame Vorstufe aus der Gruppe der Anthocyanidine. Nach Auskunft der BFA für Ernährung in Karlsruhe ist er frostresistent und hitzestabil. Er besteht aus einem langkettigen Molekül, das sich in Epicatechin und Catechin aufspaltet. Die genaue chemische Bezeichnung lautet: *„Oligomere Procyanidine."* Dieser Stoff kommt häufig in Gemeinschaft mit Vitamin-C vor. Zwischen ihnen besteht eine intensive Wechselwirkungen, dergestalt, dass Vitamin-C durch die Anwesenheit der OPC um mindestens das Zehnfache effektiver ist.

Die Wirkung von OPC ist nahezu universal und ähnlich wie die der Anthocyanine! Bemerkenswert ist die Anregung der Mikrozirkulation im Gehirn und in den feineren Sinnesorgane Augen, Ohren, Nase etc., infolge der Überwindung der Bluthirnschranke und somit die Möglichkeit der Entschlackung bis hin zur Schwermetallausleitung. Am höchsten findet sich OPC im feinpulverisierten Traubenkernextrakt, ebenso im Trester (Pressrückstände) der Aroniabeere, aber auch im Pinienextrakt.

ORAC-Wert ist das Kürzel von: **Ox**igen **R**adical **A**bsorbance **C**apacity -eine Messmethode, die in TEAC-Einheiten (**T**rolox **E**quivalent **A**ntioxidans **C**apacity) gerechnet wird. Die Einheiten ermöglichen die genaue Bestimmung der antioxidativen Kapazität eines Lebensmittels. Vereinfacht gesagt, gibt dieser Wert den Grad an, mit dem ein Nahrungsmittel in der Lage sein soll, schädliche freie Radikale im Körper zu neutralisieren. US-Forscher empfehlen, täglich mindestens 3.500 bis 5.000 ORAC einzunehmen, um die möglichen Folgen des oxidativen Stress zu minimieren, (oxidativer Stress) d. h., die Zellalterung hinauszuzögern und so vielen Krankheiten vorzubeugen.

Oxidation ist die Abgabe von Elektronen oder die Aufnahme von Sauerstoffatomen, siehe auch Reduktion.

Oxidativer Stress, wonach freie Radikale oxidative Reaktionen verursachen, indem sie dem Zellplasma und Zellorganellen Elektronen entziehen, die zu einer frühzeitigen Zeltalterung führen und damit gesundheitsschädigend wirken. Das vermehrte Auftreten freier Radikale wird mit denaturierter Ernährung (Fastfood), Umwelttoxine, sitzende Lebensweise, Terminstress und emotionale Selbstvergiftung (leerer Erwartungsstress) begründet. Die hieraus sich ergebenden Krankheitsmöglichkeiten, z.B. das gesamte Krebsgeschehen, in welcher Form auch immer, Arteriosklerose, sämtliche Systemerkrankungen (neurologisch Herz-Kreislauf oder Knochen etc. sind kaum zu überschauen. Oxidativer Stress ist der entscheidende Alterungsfaktor! Nur ein ganzheitlicher präventiver Ansatz, dem ein grundlegender Einstellungswandel zugrunde liegt, vermag hier etwas auszurichten.

Pektine entstammen den Ballaststoffen, siehe dort. Es sind pflanzliche Polysaccharide (Zucker), die vermehrt in Zitrusfrüchten, Beeren, Äpfeln, also Obst und Früchten vorkommen. Ernährungsphysiologisch nützen wir sie überwiegend als Ballaststoffe, siehe dort. Den Pflanzen dienen Pektine zur Versteifung und Stabilisierung ihrer Matrixform. Wegen des hohen Kohlehydratanteils verstoffwechseln Mikroorganismen besonders bei Pflanzenfressern Pektine als Energiequelle (Kohlehydrate). Mit zunehmender Ausreifung sinkt der Pektin Gehalt! Bei Erhitzung im Wasser sind sie löslich, verfestigen sich aber nach der Abkühlung zu Gelee. Daher rechnet man sie zu den natürlichen Quellstoffen. Die Wirkungen sind mehrfach, z.B. Geschmackskorrektur (sämiger), längere Verweildauer im Darm und dort giftbindend. In der Lebensmittelherstellung werden sie vielfach als Verdickungsmittel verwendet, z.B. zur Safteindickung und in der Marmeladenherstellung, siehe Ballaststoffe.

Pflanzenbegleitstoffe, die sogenannten Sekundären: Die Pflanzenbegleitstoffe bilden die Grundlage der pflanzlichen Matrix, ähnlich wie das Bindegewebe in tierischen Organismen. Als Abwehr-, Farb-, und Geruchsstoffe erfüllen sie verschiedensten Aufgaben. Sie regeln und erhalten das Wachstum und den Stoffwechsel der Pflanze und immunisieren gegen Schädlinge. Maßgeblich sind sie am Einbau und an der Positionierung pflanzlicher Vitamine und Wirkfaktoren beteiligt, z.B. die fettlöslichen in der Öl Matrix. Durch ihre ordnende Übertragungsfunktion können die Vitamine, Mineralien, Spurenelemente, Abwehr- und Farbstoffe eine effektivere Redoxwirkung entfalten. Quasi sind sie die Disponenten der Vitamine, wodurch letztere von den Enzymen als Co-Faktoren besser verwertet werden. Die hohe antioxidative Wirkung mancher Pflanzenbegleitstoffe, z.B. die Phenole generell, übersteigt die der Vitamine bis zum Zehnfachen und mehr. Wenn auch die Pflanzenbegleitstoffe noch längst nicht erforscht sind so zeigt ihr gesundheitlicher Wert die Richtung und zu Recht werden sie als *„die Vitamine des dritten Jahrtausends"* bezeichnet.

Pflanzenmatrix ist das Grundgewebe aller Pflanzen, das zwischen den Pflanzenzellen im gesamten Corpus ausgebreitet liegt, ähnlich wie das Bindegewebe in tierischen Körpern. Etwa wie im Gehirn, wo speziell eine Art Bindegewebe - die Neurogliazellen, die eigentlichen Funktionszellen -Neuronen und Nervenfasern- nicht nur stabilisieren, sondern auch über ein feinstes Fasernetz (Neuroglia) ernähren, an dem die Nährstoffe zu den Nervenzellen wie auf Straßen entlanggleiten und abtransportiert werden.
Dieses Zwischengewebe, gelegentlich auch extrazelluläre Matrix genannt (EZM), setzt sich aus zwei wesentlichen Gruppen zusammen: *Grundsubstanz und Fasern,* deren quantitatives Verhältnis je nach Funktion und Lokalisation schwankt.
Die Matrix versorgt z.B. über Mikroröhren die Zellen mit Feuchtigkeit und Mineralstoffen aus dem Wurzelwerk, das die Versorgung der Blätter, Knospen und Blüten sicherstellt. Zudem bewirken sie die Befestigung und Elastizität aller Organe, indem sie ihre Form stabilisieren (Faszien), um den Druck- und Zugbelastungen zu widerstehen. Die in der Matrix (EZM) eingebetteten Pflanzenzellen aller Gewebearten stehen in einer wechselseitigen, intensiven Interaktion mit der Matrix *„in einem molekularen Fließgleichgewicht",* da die Komponenten der EZM wiederum von Zellen erneuert, ergänzt, angereichert, umgebaut oder gänzlich abgebaut werden. Es ist ein komplexer wechselseitiger Prozess, der teilweise in der Matrix und teilweise intrazellulär stattfindet. Aus den Eigenschaften der EZM resultieren unter anderem folgende Funktionen oder Wechselwirkungen, in verschiedenen Geweben und Organen:

Formgebung von Geweben und Organen
Zugfestigkeit und Stabilität der Pflanzengerüste (Stamm, Zweige etc.)
Elastizität der Gewebe (Blätter, Knospen)
Wassergehalt der Gewebe (Verteilung, Bilanzierung)
Verankerung und Polaritätsvorgabe für Zellen und Säfte-Trift
Schutz- und Hemmstoffe (Zytokine)
Signalübermittlung in den Geweben (Botenstoffe, Duftreize)
Reparaturpotenziale bei Beschädigung, Verletzung oder Trampel- und Fraßschäden (Salvestrole) Filterleistung in den speziellen Basalmembranen, siehe auch ergänzend „Wikipedia" unter Extrazellulärer Matrix.
Darüber hinaus resultieren noch andere feinere Regulationen oder Funktionen, z.B. die Zellmigration oder die Zellproliferation aus der wechselseitigen Beeinflussung und Anregung von EZM und Zellen. Es gibt in der Pflanzenmatrix multifunktionale oder pluripotente Moleküle und Substrate, die sich jeweils spontan generieren, um für die momentanen Erfordernisse und Aufgaben gerüstet zu sein.
Konkret besitzen Pflanzen eine Art primitiver Stammzellen. Diese befinden sich in der Spitze der Sprossen, sowie an den Wurzelspitzen.

Doch im Gegensatz zu fast allen tierischen und menschlichen Zellen (Stammzellen), besitzen Pflanzen praktisch die Fähigkeit, aus einer übriggebliebenen Zelle einen kompletten Organismus neu zu generieren, also auch die Pflanzenmatrix. Zur Erinnerung: Pflanzen entstanden weit vor Tier und Mensch und sind nach wie vor die Voraussetzung und Grundlage für das Leben auf diesen Planeten. Die schöpferische Pluripotenz, ihre sagenhaften Differenzierungsfähigkeit ist ein göttliches Privileg, das wieder einmal mehr zeigt: Das Geheimnis des ewigen Lebens liegt im Einfachsten, völlig offenen und im selbstlosesten, und das sollte im Miteinander unser aller Vorbild sein (ewiges Leben, statt endlos selbstischer Traum, meist mit Gejammer)! Wie schon der alte Laotse sinngemäß sagte: *„Das ewige Leben kannst Du nur wieder-erlangen, wenn Du Dich nicht selbst lebst"*, siehe auch Gerbstoffe sowie Anmerkungen 74, 74.1, 78

Pflanzenbegleitstoffe- grobe Einteilung
Die große Gruppe der phenolischen Pflanzenbegleitstoffe lässt sich nicht so ohne weiteres unterteilen, zumal die verschiedenen Stoffgruppen und Klassen oftmals mehrere Funktionen in der Pflanzenmatrix ausüben. Hier die grobe Einteilung:

1. Farbstoffe aus der Gruppe der Flavonoide, z.B. Anthocyane und Carotinoide (Hesperidin, Lykopin u.a.), die durch ihre Farbe Insekten zur Bestäubung anlocken.

2. Geschmacks- und Duftstoffe sowie Tannine (Gerbstoff, viel im Wein enthalten) welche u.a. die Pflanze vor Schädlingen schützt, z.B. die Kumarine sowie zahlreiche ätherische Öle.

3. Salvestrole (Phytoalexin), z.B. Resveratrol, die bei direkter Beschädigung an der Schadstelle aktiv werden (Pflanzenreparatur) Schließung und Immunisierung des beschädigten oder verletzten Gewebes.

4. Weiterhin Lignin und Suberin, auch als Ballaststoffe bezeichnet, welche die Grundbausteine wichtiger Biopolymere bilden (Stütz- und Festigungsgewebe in den Zellwänden).

5. Lignane, Isoflavone, z.B. Phytoöstrogene, Phytosterine, Sulfide, Glucosinulate, Monoterpene, einige Eiweißhemmstoffe u.a.,

6. Zu den verschiedenen Stoffklassen gehören auch die Phenolsäuren, z.B. Ellagsäure und Gallussäure, die ebenfalls eine Schutzfunktion haben, indem sie Toxine im Darm binden und zersetzen können.

Pflanzenfarbstoffe- Einteilung

a) *Anthocyane* mit blau bis blauvioletten Einfärbungen der Blüten, Früchte und Beeren, z.B. die Aronia-Beere, Holunderbeere, schwarze Johannisbeere, Heidelbeere u.a. Procyanidine ist die Vorstufe der Anthocyane und besonders wirksam, siehe auch S. 24.

b) *Carotin und Carotinoide* - bezieht sich auf alle gelb bis dottergelb, orange bis hellrot gefärbten Früchte und Blüten, z.B. Quercetin, Myricetin, Kaempferol, Hesberidin (Orangenschalen), Lykopin – das Tomatencarotinoid u.a.

Pflanzengummis gehören zur Gruppe der Ballaststoffe und sind gut wasserlöslich - sie bilden schnell Gele. Daher werden sie in der Lebensmittelverarbeitung häufig als Emulgatoren, Verdickungsmittel und als Quellstoffe eingesetzt. Die Darmbakterien nutzen sie als Nahrungsquelle. Die entsprechenden Rohstoffe sind: Johannisbrotkernmehl, Gummi arabicum und Guar.

Photon ist das kleinste Energiequant, welches keine Ruhemasse besitzt, jedoch mit Lichtgeschwindigkeit Energie oder eine Information auf Atome, Elektronen oder Moleküle überträgt und diese anregt. Die Übertragung der Lichtenergie geht in Portionen (Quanten) auf Elektronen und Atome über. Photonen scheinen wie Zwitter, da sie uns sowohl als Welle oder als Korpuskel erscheinen können, je nach der experimentell gestellten Frage oder Sichtweise. Eine wichtige Erkenntnis: Die Masse eines Photons hängt von seiner Energie ab ($E = m \times c^2$).
Grundsätzlich regen Photonen Elektronen an, wobei die Frequenz des Photons das Energieniveau des Elektrons bestimmt, etwa indem es auf eine höhere Bahn springt, wie beim Singulettzustand, siehe auch unter Radikale freie. Durch Licht geeignete Frequenzen können, z.B. aus Materie Elektronen herauslösen, wie bei be-

stimmten Metallen. Fällt das Elektron wieder in seinen ursprünglichen Zustand indem es zum entsprechenden Orbit zurückkehrt, dann gibt es das Lichtquant ab, der sich ein neues Elektron sucht. Die Absorption von Photonen verursacht etliche photochemische Reaktionen und Molekülveränderungen, wie in den Pflanzen, wobei die Absorption bestimmter Farben des Lichtspektrums, z.B. das höherfrequente Violett, die Elektronen besonders anregen, wie durch die Aroniabeere. Ich behaupte, dass sich hinter den Frequenzen der Photonen ein sagenhaftes, evolutives Gedächtnis verbirgt, das derzeit noch nicht erfassbar ist, siehe auch Hohlraumresonanz und auch Anmerkung, 65.1 und 74.1.

Photosynthese Im Photosynthese-Prozess wandeln Pflanzen über das Sonnenlicht das Kohlendioxid aus der Atmosphäre und dem Wasser in Zucker und Stärke um, die dann in die Nahrungskette eingehen. Dabei wird Sauerstoff frei, den sie sozusagen ausatmen, siehe auch Chlorophyll

pH-Wert ist der Wert, welcher die Wasserstoffionenkonzentration in Körperflüssigkeiten angibt. Das arterielle Blut hat z.B. einen pH-Wert von 7,4. Werte darunter sind ein Hinweis auf erhöhte Ionenkonzentration und damit zunehmender Übersäuerung. Im Umfeld von Krebsgewebe ist, z.B. der pH-Wert stets erniedrigt. Der richtige pH –Wert ist die Grundvoraussetzung für einen strörungsfreien Stoffwechselablauf, sozusagen ist er *„wie das Wetter"*, wonach sich jedes Molekül richten muss, siehe auch Übersäuerung.

Proteine sind substanzielle Grundbausteine der Zelle. Als Eiweiße fixieren sie sich in kettenförmiger Vernetzung im Bindegewebe und benötigen ständig neues Baumaterial (Aminosäuren) das sie über die Nahrung nachgeliefert bekommen. Die Nahrungsquellen sind sowohl Fleisch als auch pflanzliche Eiweiße. Von den pflanzlichen sind vor allem einige Hülsenfrüchte sehr eiweißreich, z.B. Linsen, Bohnen zuvorderst die Kidney- und Sojabohne und Erbsen. Aber auch Getreide, z.B. Urkorn, Dinkel, Hafer und Roggen, Amarant und Nüsse, siehe auch Aminosäuren.

Radikale freie, sind instabile, reaktionsfreudige Atome, da in ihren Schalen mindestens ein Elektron fehlt, also ein ungepaartes Elektron kreist (ungesättigter Spin), das nach Ladungsausgleich strebt, d. h. Überschuss einer oder mehrerer negativer Ladungen (max. zwei Ladungen möglich). Der Ladungsausgleich kommt zustande, wenn das fehlende Elektron eingefangen wird, doch dies ist nur möglich wenn es einem anderen Atom gestohlen wird. Gelingt es, fehlt nun dem Bestohlenen eins, das nun seinerseits nach Ladungsausgleich strebt usw. Rein theoretisch kann es zu Kettenreaktionen kommen, wobei regelrechte Einbrüche im organischen Gewebe, entstehen, also der große Gewebe-Gau. Schlimmsten falls kann auch der Zellkern radikalisch betroffen sein und den DNS- Strang zerstören.
Doch wie alles zwei Seiten hat, so auch hier:

In physiologischer Konzentration sind Radikale sehr notwendig, da sie wichtige chemische Reaktionen beschleunigen; also quasi *das nichthormonelle Gaspedal* der Zelle. Wenn etwa 20% ungeschärft ins Zellplasma abblitzen, dann wirkt diese freiwerdende negative Elektronenenergie auf den Zellstoffwechsel, als ob der Motor plötzlich mehr Sprit bekommt. Auch die Abwehrzellen nutzen die gewaltige Oxydationskraft der freien Radikalen, wie eine Bombe, z.B. in den Granulozyten, um gefährliche Viren, Bakterien und Giftstoffe in einer einzigen Kaskade zu vernichten, indem die Granulozyten eine hypochlorige Säure katalysieren, mit der sie u.a. auch die Membrane der Bakterien zerstören oder die DNS der Viren zersetzen.

Die äußerst wirksame Hypochlorsäure wird über die radikalische Myeloperoxidase katalysiert. Ebenso bei der photoreaktiven Aktivierung des Sauerstoffs, wo hauptsächlich durch das Sonnenlicht, z.B. durch UV-Strahlung, Radikale bei der Photosynthese maßgeblich beteiligt sind. Beispielsweise wenn Sonnenlicht auf Pflanzenfarbstoffe trifft (Flavonoide bzw. Pigmente), werden diese reaktiviert und übertragen die Energie auf den Sauerstoff, so entsteht kurzfristig Singulett-Sauerstoff, wie im Blattgrün (Chlorophyll), dessen Energie an der Umwandlung des Lichtes in organische Substanzen, wie Stärke und Kohlehydrate beteiligt ist. Diese sehr reaktionsfreudige Sauerstoffspezies, reagieren mit zahlreichen organischen Molekülen sehr rasch und gelten als aggressiv. Hierzu gibt es auch negative Beispiele, etwa die Bleichreaktion und der Sonnenbrand (sofern der Singulett-Sauerstoff mit Eisenatomen reagiert), wobei gleichzeitig Vitamin D generiert wird. Solche Beispiele mögen genügen, um auch an die positiven Aspekte freier Radikaler zu erinnern, denn w. g. alles hat zwei Seiten! Es kommt nur darauf an *wie* wir die jeweilige wildgewordene Seite in ihre Schranken weisen, ohne sie zu zerstören.

Radikalfänger sind die Gegenspieler, welche die freien Radikale in Schach halten, also Moleküle, die mit ihrem Elektronenüberschuss jeweils ein oder zwei Elektronen an freie Radikale abgeben können und neutralisieren. Damit schützen sie organisches Gewebe vor der tödlichen Peroxidation (Kettenreaktionen bzw. oxidativer Stress). Sie sind in einem ausgeklügelten antioxydativen System organisiert, bestehend aus besonderen Enzymkomplexen in der Außenhaut und in den Lamellen der Mitochondrien (Kraftwerke der Zelle).
Die Biochemie unterscheidet enzymatische, d. h. zellständige Radikalfänger, z.B. die SOD, GPO oder Katalase, von nichtenzymatischen, die also von außen mit der Nahrung zugeführt werden. Beispielsweise die bekannten Antioxidanzien Vitamin A, E, C, Betakarotin, Lykopin, Rutin und vor allem die Pflanzenbegleitstoffe (Farbstoff) aus der Gruppe der Polyphenole wie Anthocyane, Procyanidine u.a., die durch ihren Elektronenüberschuss Radikale relativ schnell neutralisieren. Interessant ist jedoch, dass dem Radikalen-Ausgleichssystem ständig genügend Sauerstoff,

Wasserstoff sowie Vitamine und Spurenelemente (Co-Faktoren) zur Verfügung stehen muss, damit die enzymatischen Radikalfänger sich immer wieder neu aufrüsten können (Nachschubmaterial), obwohl sie meistens gegen die aggressiven Sauerstoffspezies vorgehen müssen. Da ist eben die Paradoxie, in dem sich Leben und Tod die Hand reichen.

Radikalgruppen definieren die Stoffzugehörigkeit der freien Radikalen, die in Gruppen unterteilt sind, z.B. Sauerstoff- und Wasserstoffspezies, Schwefelwasserstoffgruppe (SH-Gruppe), Stickstoffgruppe, z.B. Stickoxide, und solche aus der Kunststoffindustrie oder Petrochemie stammen u.a.

Radikalfänger-Lebensmittel - reich an überschüssigen Elektronen
Warum ist die Abgabe von Elektronen aus Lebensmitteln so wichtig?
Beim Transfer der Elektronen wird Energie frei, denn sobald das Elektron seine Bahn bzw. relative Position verlässt, verändert es die Ladung im eigenen Atom. Wie bereits erwähnt oxidieren Stoffe, die ihre Elektronen abgeben und solche die Elektronen aufnehmen werden reduziert. Die Oxidierten sind also energieärmer. Daher ist eine Nahrung die wenig Elektronen freigibt energiearm und eher eine Belastung. Bei Nahrungsmitteln die bereits oxidiert sind, z.B. ranzige Butter oder faulendes Obst (bräunliche Einfärbung), sind die Elektronen bereits an den Sauerstoff gebunden und können so von den Enzymen nicht mehr verwertet werden. Der ungestörte Elektronentransfer von einem Molekül zum anderen ist aus dieser Sicht der entscheidende Faktor, für ein langes ungestörtes Zell-Leben.

Redoxpotenzial ist das Potenzial (Fähigkeit) eines Systems (mindestens zwei Reaktionspartner) zu reduzieren (Elektronenaufnahme) oder zu oxidieren (Elektronenabgabe). Das R. wird nach ihrer Spannung eingeteilt. Je negativer (-) die Spannung des Potenzials ist, z.B. die elektrochemische Spannung der Metalle, desto unedler ist es und umso eher geben sie ihre Elektronen ab. Je höher bzw. positiver (+) das R. ist desto leichter nehmen sie Ionen und Elektronen auf.

Redoxwirkung, sie entsteht durch Stoffe und Substanzen, welche eine ausgewogene Bilanz der reduzierenden und oxidierenden Prozesse bewirken und dadurch antioxidative Ressourcen schont. Lebens- und Nahrungsergänzungsmittel, die reduzieren, d. h. ihren Elektronenüberschuss abgeben, helfen den Enzymen Radikale zu neutralisieren und verbessern oder stabilisieren das Redoxpotenzial in der Atmungskette (Cytochromoxidase, Katalase etc.). Hierdurch kann die Energiegewinnung und Wassersynthese in der Atmungskette gesteigert werden.

Reduktion ist der Entzug von Sauerstoffatomen oder die Aufnahme von Elektronen oder Wasserstoff, siehe Oxidation.

Saft: Nach dem deutschen Lebensmittelgesetz ist die Bezeichnung Saft nur erlaubt, wenn dieser zu 100% aus dem gepressten Fruchtsaft besteht, siehe auch Nektar.

Salvestrole, dargestellt an einem Abwehrbeispiel

Bei Verletzungen oder Beschädigungen am Pflanzenkörper werden sofort sogenannte Salvestrole gebildet. Es sind dies relativ flüchtige Verbindungen, die je nach Bedarf binnen 24h entstehen und nach einer bakteriellen, mechanischen, thermischen oder Strahlenbeschädigung (UV-Strahlen) als Abwehrstoffe direkt an der Schadstelle austreten. Sie befinden sich demnach nur in den äußeren Teilen der Pflanzen – in Schalen von Früchten, Blättern, Samen und Wurzeln – dort wo am ehesten eine Verletzung zu erwarten ist.

Ähnlich wie unser Immunsystem wirken auch Salvestrole an den Schad- oder Verletzungsstellen antibakteriell und fungizid. Man kann sie auch einfach als Schutz- oder Resistenz-System bezeichnen, das die Pflanze selbst bildet. Die Salvestrole können auch in tierischen Organismen einige Reparaturbestrebungen des Bindegewebes unterstützen durch Affinitätsresonanzen, siehe Pflanzenmatrix.

Schleimstoffe sind Ballaststoffe und findet man zuhauf in Gurkengewächsen, Auberginen, Kürbis, Zucchini, aber auch in weichen, ölhaltigen Samenhüllen, z.B. Leinsamen u.a. In der Lebensmittelherstellung, finden sie als Dickungsmittel Verwendung oder als Ballaststoffkonzentrat. Gesundheitlich setzt man sie zur Verstärkung des Schleimhautschutzes und zur Giftbindung ein. Die nachgesagte cholesterinsenkende Wirkung sowie der leicht abführende Effekt, scheinen von der Gleitwirkung auszugehen und der Bindung von Gallensäuren. Die positive Wirkung auf die Darmflora ist die Reduzierung der Fäulnisbakterien, siehe Ballaststoffe.

Spurenelemente klein aber fein, Zündfunken des Stoffwechsels

Wer sich mit Mineralien und Spurenelementen befasst, gelangt zu der Überzeugung, dass je kleiner und feiner ein Stoff im Organismus ist, desto tiefer greift er in das Stoffwechselgeschehen ein. Insbesondere die Spurenelemente mischen bei der Enzymdynamik in den Zellen kräftig mit. Als elektrisch geladene Metallionen in den Enzymen sind sie gleichsam das Zünglein an der Waage, welches das Enzym und Vitamin motiviert.

Als Spurenelemente oder Mikroelemente in Organismen gelten Stoffe mit einer Menge von weniger als 50 mg/kg Körpergewicht. Eisen liegt jedoch etwas darüber. Als Ultra-Spurenelemente werden Mineralstoffe bezeichnet, die weniger als ein tausendstel Gramm pro kg Körpergewicht ausmachen. Obwohl Spurenelemente vergleichsweise niedrig konzentriert sind, bewirkt ihr Fehlen zunächst subtile Symptome, jedoch auf Langzeit ernstzunehmende Gesundheitsstörungen (Mangelerscheinungen).

Bekannte Mangelerscheinung sind z.B. Muskel- und Wadenkrämpfe bei Magnesi-ummangel, Insulinmangel z.B. bei Zink- und Manganmangel und Jodmangel bei Schilddrüsenstörungen und Adipositas (Trägheit und Fettleibigkeit) sowie Blutarmut (Anämie) bei Eisenmangel etc.

Die Ursachen eines Mangels an Spurenelementen sind vielschichtig und ich kann hier nur in absteigender Reihenfolge an die bekanntesten erinnern:

1. Fastfood, Instant und Pappschachtelkost, also denaturierte Ernährung
2. Medikamenten-Nebenwirkungen, blockierende Umwelttoxine
3. Krankhaft erhöhte Ausscheidungen: Schwitzen, Erbrechen, Durchfall, sodass da-raus ein erhöhter Abfluss resultiert.
4. Stoffwechselstörungen aus verschiedenen Gründen

Eine stark erhöhte Aufnahme dagegen kann in Vergiftungserscheinungen enden, da eine Reihe der Spuren- und Mikroelemente auch toxische (giftige) Eigenschaften besitzen. Beispielsweise Manganüberdosierungen systemische Erkrankungen im neurologischen Bereich, also Nervendegenerationen, Spasmen, bis hin zum Voll-bild des Parkinson oder der multiplen Sklerose, wie man bei Hüttenbergarbeitern beobachten konnte.

Als essentielle Spurenelemente für den menschlichen Organismus gelten:

Chrom, Kupfer, Selen, Eisen, Mangan, Zink, Jod, Molybdän und Kobalt. Zu den Ult-ra-Spurenelemente, die ebenfalls essenziell sein sollen zählen noch: Silicium und Fluor.

Die Wirkungen von Rubidium, Zinn, Arsen, Vanadium und Nickel sind in der Homö-opathie sattsam bekannt, worauf ich hier verweise.

Andere Ultra-Spurenelementen gelten für den menschlichen Organismus als mög-licherweise essentiell, z.B. Cadmium, Bor, Brom, Lithium, Blei, sind jedoch in schon geringen Mengen toxisch und bei der Dosierung problematisch. Lithium z.B., wurde früher als Antidepressiva eingesetzt ist jedoch nur ungenau dosierbar, da es Natri-um verdrängt und so die Nierenausscheidung verändert.

Grundsätzlich bleibt zu bemerken, dass Spurenelemente den Enzymen ihre ener-getische Ladung geben, welche die Stoffwechseldynamik entfacht, daher wir versu-chen sollten, den Bedarf über viel Gemüse und Obst zu decken, siehe Enzyme und Vitamine, Pflanzenbegleitstoffe.

Strahlenkrankheit tritt nach akuter, d. h. kurzzeitiger Bestrahlung auf, dabei kön-nen verschiedene Strahlungsarten wirksam sein (ionisierende Strahlung, z.B. Rönt-gen- oder Gammastrahlung nach den bisherigen Erfahrung, zumeist nach Strah-lungsunfällen (AKW) oder Kernwaffenexplosionen, wo Radionukleotide in die Atmo-sphäre gelangt. Der Verlauf der Strahlenkrankheit hängt stark von der empfange-nen Dosis und Dauer der Strahlenexposition ab. Bei mittleren Dosen zeigen sich Symptome innerhalb von Stunden und Tagen, darunter Übelkeit, Brechreiz, Kopf-schmerzen, Hautschäden, innere Blutungen sowie Veränderungen des Blutbildes.

Die Langzeitschäden, z.B. ständige Erschöpfung, erhöhte Körpertemperatur, Müdigkeit, Immunschwäche Unfruchtbarkeit, Schilddrüsenfehlfunktion, Knochenmarkschäden, Krebs, Leukämie u.v.a. Im schlimmsten Fall tritt der Tod innerhalb von Minuten ein. Ich zitiere hier ausdrücklich nochmals die Strahlenschutzwirkung der Aronia-Anthocyane nach Frau Prof. Iwona Wawer: *„Die im Aroniaextrakt enthaltenen chemischen Verbindungen sind effektive Antioxidanzien und wirken als Stoffe, welche die freien Radikalen beseitigen; denn sie sind in der Lage, dem oxidativen Stress in den Zellen nach γ-Bestrahlung entgegen zu wirken!"* Siehe auch Gy und S 96.

Sv. Sievert, siehe GY.

Tannin, siehe unter Gerbstoffe

Trester besteht aus den schalenreichen Pressrückständen von Obst und Gemüse und ist ein hochwertiges Futterzusatzmittel, sofern es richtig aufbereitet und gelagert ist (Trocknungsmethode, hygienische Lagerung). Im Aronia-Trester befinden sich die höchsten Konzentrationen von OPC, Flavonoiden, Mineralstoffen und Spurenelementen. Die positiven Gesundheitsaspekte sind vielfältig, beinahe universal und würden vielen Stallkrankheiten vorbeugen, so dass Tierärzten genügend Zeit bliebe für ihre eigentlichen Aufgaben! Aroniatrester wird heute als Nahrungsergänzung, z.B. als gepresstes Leckerli an Hunde und Katzen verfüttert und gelegentlich auch Stalltieren verabreicht.

Übersäuerung bedeutet einen schon minimal erniedrigten pH-Wert in den Gewebsflüssigkeiten mit Ausnahme der Verdauungssäfte, meist als Folge von Fehlernährung und unzureichender enzymatischer Entschlackung, siehe auch unter pH-Wert. Hauptverursacher sind falsche Ernährung, Darmfloraentgleisung, Genussgifte und emotionale Selbstvergiftung infolge Fehleinschätzung der Realität (Leerlauf Stress), siehe auch Regeln für eine richtige Ernährung.

Vitamine

Von den Vitaminen sind heute zwanzig bekannt. Die Vitaminhersteller beschränken sich jedoch auf die wichtigsten, die ich hier kurz anführe, ohne näher auf ihre spezielle Wirkung einzugehen:

Fettlösliche Vitamine:
Vitamin A, Carotin (Provitamin A), Vitamin D_3, Vitamin E, Vitamin K

Wasserlösliche Vitamine:
Vitamin C, Vitamin B_1, Vitamin B_2, Niacin (Nicotinsäure), Pantothensäure, Vitamin B_6, Biotin (Vitamin H), Folsäure, Vitamin B_{12}

Vitamine sind Stoffe, die schon in kleinster Dosierung eine hohe biologische Aktivität entfalten. Vor allem die B-Gruppe dient den Enzymen als Co-Faktor (Koenzym). Ohne Vitamine könnten die Enzyme kaum ihre vielen Stoffwechselaufgaben vollbringen. Mindestens 8 Vitamine sind essentiell, d. h. müssen w. g. mit der Nahrung zugeführt werden, da der Organismus sie nicht selber herstellen kann, früher war das anders! Ein Defizit an essentiellen Vitaminen führt zu Mangelerscheinungen, allerdings hängt die Effizienz der Vitaminverwertung wesentlich von der Anwesenheit der Pflanzenbegleitstoffe aus der Matrix ab (Flavonoide), die sozusagen eine Promoter Funktion (auch auf die Enzyme) ausüben. In den letzten 15 Jahren wurde ihre Effizienz immer deutlicher. Ohne sie würde der Zellstoffwechsel nur halb so gut laufen. Ernährungsphysiologisch ist daher eine ursprüngliche Nahrung aus viel Gemüse und Obst anzustreben, in der die Bio-Produkte überwiegen und bei der Zubereitung die Garzeit möglichst schonend erfolgen soll. Ein idealer, natürlicher Vitamin B-Spender ist z.B. die Bierhefe, in Tablettenform. Auch das Spurenelement Selen, das ebenfalls von Hefezellen natürlich synthetisiert wird, siehe auch Glossar: Darmflora, Vitamine, Spurenelemente.

Zucker im Obst

Die *Polysaccharide* (Vielfachzucker, z.B. Stärke, Cellulose, Pektin, Chitin) sind oftmals schlecht oder gar nicht in Wasser löslich und geschmacksneutral, etwas besser löslich ist hingegen Sorbit. Insgesamt sind diese Zuckerarten, die hauptsächlich im Obst vorkommen und überwiegend aus Faserstoffen bestehen, also langsam sich auflösende Kohlehydrate.

Anders die *Monosaccharide* (Einfachzucker, z.B. Traubenzucker, Fruchtzucker), Disaccharide (Zweifachzucker, z.B. Kristallzucker, Milchzucker, Malzzucker) und Oligosaccharide (raffinierte Mehrfachzucker), die in der Regel wasserlöslich sind mit süßem Geschmack, so wie wir sie in vielen Süßigkeiten genießen. Der Vielfachzucker im Obst ist daher für Diabetiker weniger gefährlich weil er schwerer resorbierbar ist, daher also insulinsparend. Auch die Natur hält Zucker Austauschstoffe bereit, neben dem Kraut Stevia mit hundertfacher Süßkraft, gilt auch Sorbit, das weniger Kalorien als Haushaltszucker (Saccharose) aufweist, als Zuckeraustauschstoff, allerdings mit deutlich weniger Süßkraft; sie entspricht etwa 40– 60 % der Saccharose. Zucker der im Obst relativ süßen Saft bildet, z.B. der sprichwörtliche Traubenzucker, sollte jedoch kontrolliert genossen werden, da Traubenzucker (ein Monosaccharid) sehr schnell ins Blut übergeht und die Insulinproduktion nicht mehr Schritt halten kann, also schlicht überfordert wird, siehe auch Grundlagen und Regeln zur gesunden Ernährung, S. 124.

Grafiken, Bildnachweise, Fotos (mit freundlicher Genehmigung):

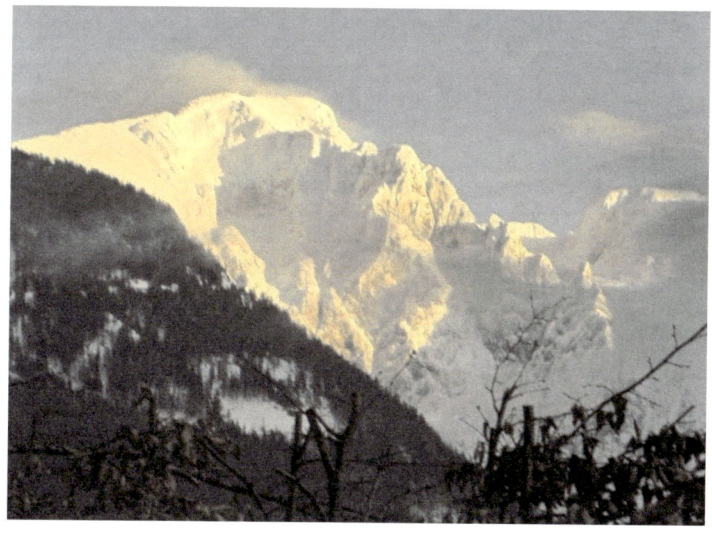

Abb. 61; Hoher Göll leuchtend

Bezugsquellen, Adressen

Verschiedene Aroniaprodukte gibt es auch in Bioläden und Reformhäusern.

Deutschland

Aronia-Likör 0,5 Liter: Internet: Bayrische-Geschenke.de
Konfitee Naturkost Schwarmstedt Lars Grossmann, Bahnhofstr. 12
29690 Schwarmstedt Tel.: +49 (0) 5071 9668234, Telefax: 5071 9668235
Internet: kostbote.de
Ahornblatt GmbH, Untere Zahlbacher Str. 68, D-55131 Mainz
Tel.: +49 (0) 6131 723 54, Internet: ahornblatt-garten.de
Aronia Original Naturprodukte GmbH, Könneritzstraße 7
D-01067 Dresden, Tel.: +49 (0) 351-334 438 5, Internet: aronia-original.de
Ahrens + Sieberz GmbH & Co. KG, Seligenthal, Hauptstraße 440
D-53721 Siegburg, Tel.: +49 (0) 180-514 0 514, Internet: as-garten.de
Baumschule Hofmann, Hauptstraße 36, D-91094 Langensendelbach
Tel.: +49 (0) 9133 468 7, Internet: baumschule-hofmann.de
Späth'sche Baumschulen Handel GmbH, Späthstraße 80/81
D-12437 Berlin, Tel.: +49 (0) 30 636 694 1, Internet: spaethsche-baumschulen.de
Baldur-Garten GmbH, Eibinger Str. 12
D-64625 Bensheim Tel.: +49 (0) 1805 103 555, Internet: baldur-garten.de
Artländer Pflanzenhof, Im Zwischenmersch/Baumschulenweg
D-49610 Quakenbrück, Tel.: +49 (0) 5431 245 8, Internet: pflanzenhof-online.de

Schweiz

Nuss und Wildfruchtspezialitäten, Veiko Hellwig, Weiherstr. 1
CH-8274 Gottlieben, Tel.: +41 (0) 71 669 105 3, Internet: baum-nuss.ch
Wildobst- und Obstbaumschule im Albisbodenhof, Pavel und Antonia Beco-
Rutz, Albisbodenhof, CH-9115 Dicken, Tel.: +41 (0) 71 377 192 4
Internet: albisboden.ch

Österreich

ARONIALAND, Alkus 15, A- 9951 Ainet, +43(0) 6601222622
Internet: aronialand.at, info@aroniabeere.de
Starkl, Pflanzenversand GmbH, Neubrunn 1, A-3361 Aschbach Markt
Niederösterreich, Tel.: +43 (0) 7476 765 650, Internet: starkl.at

Aronia-Produkte über online, im deutschsprachigen Raum

Hier eine kleine Auswahl:
aronialand.at
aroniabeere.de
aronia-original.de
bio-aronia-shop.de

kostbote.de
obstchristandl.at
bayronia.de
baum-nuss.ch
vulkanland.at

Plantagen in Deutschland

Aroniapflanzen können über Großgärtnereien und Baumschulen bestellt werden, auch aus dem Ausland (Polen, Bulgarien, Österreich, Ukraine). siehe auch Internet.

Aronia Plantagen Familie Hüttinger, Besserer 8, D-84533 Marktl a. Inn,
Tel.: +49 (0) 8678 919 465, Internet: bayronia.de

Aronia Plantagen, Laubhof, Herrn Pflüger, Hortweg 30, D-34471 Volkmarsen-Külte,
Tel.: +49 (0) 5691 737 2, Internet: laubhof.de

Aronia-Plantage, Biohof Gottlöbergut, Dorfstraße 110, D-01833 Stolpen/OT Lauterbach, Tel.: +49 (0) 35973 294 78, Internet: projektieben.org

Stolle-Obst, Familie Stolle, Teichweg 6, D-02681 Schirgiswalde,
Tel.: +49 (0) 171 622 181 6, Internet: stolle-obst.de

ARONIALAND Österreich, Alkus 15, A- 9951 Ainet, +43 (0) 6601222622
Internet: aronialand.at, info@aroniabeere.de

Obstbau GbR Görnitz & Sohn, Cliebener Str. 99, D-01640 Coswig,
Tel.: +49 (0) 3523 788 10, Internet: obstbaugemeinschaft.de

Aronia Plantage, Familie Grossmann, Marschweg 18, D-29690 Schwarmstedt, Tel. +49 (0) 5071 511 586 9, Internet: aronia-plantage.de

Österreich

ARONIALAND Österreich, Alkus 15, A- 9951 Ainet
Internet: aronialand.at, info@aroniabeere.de
+43 (0) 6601222622

Obst Christandl, Unterweißenbach 23, A-8330 Unterweißenbach,
Tel.: +43 (0) 3152 210 7, Internet: obstchristandl.at

Schweiz

Berner & Bracher, CH-3465 Dürrenroth, Tel. +41 (0) 62 964 156 7,
Internet: berneraronia.ch

Vereine

*Arbeitsgemeinschaft Aroniabeere ,*D-01099 Dresden,
Internet: aroniabeere.de, email: info@aroniabeere.de

projekt Leben e.V., Internet: projektleben.de

ARONIALAND Österreich, A- 9951 Ainet
Internet: aronialand.at, office@aronialand.at

Schweizer Verein: Internet: aroniabeere.ch

1. Literaturverzeichnis und interessante Veröffentlichungen

Almanat Germana Maier, Das Sonnenkost-Programm, Verlag Ises, Huttich 2, See-kirchen, Austria, 2010.

Biesalski, Schrenzenmeir, Frank, Weber, Weiß, Vitamine, Physiologie, Pathologie, Therapie, Georg Thieme Verlag Stuttgart, New York, 1997.

Binder Walter: Naturheilkundliches Ernährunggsbrevier mit Top-Vollwertrezepten für gesunde und kranke Tage, VNB-Verlag, 3. Aufl., 1987.

Binder Walter: Sauerstoffwasser und Entgiftungsmittel, VNB-Verlag, 2. Aufl. 2002.

Binder Walter: GRIPPEVIREN ABWEHREN, plus Vorbeugetipps und Immunisie-rungstraining, Caducee Edition, im Silberschnur-Verlag, 2006.

Bischof Marco: Biophotonen, Das Licht in unseren Zellen, Verlag Zweitausend-undeins, Frankfurt 12. Aufl.

Carper Jean: Nahrung die beste Medizin, Sensationelle Erkenntnisse über die Heil-stoffe in unseren Lebensmitteln, Econ Taschenbuch-Verlag 3. Aufl., 1995

Erbersdobler Helmut, Prof. Dr. (Hrsg.): Functional Food - diätetische & angerei-cherte Lebensmittel: Ernährungswissenschaft, Recht, Marketing, Loseblattwerk, Ringordner, A4, ca. 3.200 Seiten, 4 Ordner.

Farouki, N., & Serres M., Thesaurus der exakten Wissenschaften, 2. Aufl. 2001, VL Zweitausendeins.

Fischer G. Prof. Dr. rer. nat. Grundlagen der Quanten-Therapie, Hecataeus, Ver-lagsantalt, FL. 9497 Triesenberg 1996

Forth, Henschler, Rummel, Förstermann, Starke: Allgemeine und speziellePharma-kologie und Toxikologie, 8. Aufl. Urban & Fischer 2001.

Gerstberger Ina: Funktionelle pflanzliche Zutaten in Nahrungsergänzungsmitteln und angereicherten Lebensmitteln, 1. Aufl., 2010, Behrs Verlag

Gröber Uwe: Orthomolekulare Medizin; Ein Leitfaden für Apotheker und Ärzte, Wis-senschaftliche VG mbH Stuttgart, 2000.

Grün/Neidhardt: Aronia Unentdeckte Heilpflanze (broschiert), Edition Bunte Hunde Regensburg, 2010, 2. Auflage, sehr gute Einführung!

Heine, H, Lehrbuch der biologischen Medizin, Grundregulation und Extrazelluläre Matrix, Grundlagen und Systematik, Hippokrates Verlag GmbH, Stuttgart, 1997.

M.G.L. Hertog Department of Chronic Diseases and Environmental Epidemiology, National Institute of Public Health and Environmental Protection, in Holland: NL-3720 BA Bilthoven (mehrere Fachveröffentlichungen über die Aronia!

Karlson, Doenecke, Koolman, Biochemie für Mediziner und Naturwissenschaftler, 14. Aufl. Georg Thieme-Verlag Stuttgart, 1994.

Karlson, Doenecke, Koolman, Fuchs, Gerok, Biochemie und Pathobiochemie, Georg Thieme-Verlag Stuttgart, 15.Aufl. 2005.

Maquelier Jack Dr., Mark of Health (anscheinend vergriffen).

McTaggart, Lynne: Das Nullpunkt-Feld, Auf der Suche nach der kosmischen Ur-Energie, Arkana Verlag, Goldmann 2003.

Mehrwald R. Petra: Aronia Königin der Blaublütler, Buchverlag für die Frau, 2009.

Meisterernst, Loeck, Erbersdobler, (Hrsg.): Nahrungsergänzungsmittel & ergänzende bilanzierte Diäten, Recht, Marketing, Ernährungswissenschaft, Praxishandbuch, Behrs Verlag.

Neumayer/Funfack: Aronia Powerbiostoffe aus der Apfelbeere, Koha-Verlag, 2009.

Popp, F.A., Becker, G., König, H.L. and Peschka, W. (eds.): Electromagnetic Bio-Information. Urban & Schwarzenberg, München-Wien-Baltimore, 1979.

Popp, F.A.: Biophotonen - Neue Horizonte in der Medizin, Von den Grundlagen zur Biophotonik, Haug-Verlag, Stuttgart, 1987.

Popp Fritz-Albert: Die Botschaft der Nahrung. Unsere Lebensmittel in neuer Sicht, Verlag Fischer-TB.-Vlg., 1996.

Popp Fritz-Albert: Biologie des Lichts. Grundlagen der ultraschwachen Zellstrahlung, Verlag Paul Parey, 1984.

Schuricht, W.; Gerhard F., 1989: Seltenes Kern-, Stein- und Beerenobst, Melsungen (Druck in der ehem. DDR, nur noch antiquarisch).

Seeger, Trüb, Ferenczi: Rote Beete in der Zusatztherapie bei Kranken mit bösartigen Neubildungen, S.125-149, Haug Verlag, Heidelberg, 1970.

Seeger P.G., Prof. med. Dr. sc. nat.: Krebs: Entstehung, Erkennung, biologische Behandlung; wissenschaftliches Themenheft für Seminarunterlagen.

Simons, & Rucker: Gesund länger leben" durch OPC" 2007, 7.Auflage, Maya Media. ISBN Nr.: 978-3-9806746-3-8; gut allgemeinverständlich!

Schwitters Bert: OPC in Practice (Infoschrift).

Simons Anne: Das OPC-Arbeitsbuch - Gesundheitswissen kompakt, Maya Media.

Wawer Iwona Prof.: „The Power of Nature – Aronia melanocarpa", Buckingham Place Road, London, SW1 W ORH, England

Thuille Cristian Dr. med. Univ.: Studienbuch Magnetfeldtherapie, MRS: Grundlagen Studien, Erfahrungen, Int. Ärzteges. f. Energiemedizin .Aufl. 2001.

Thuille Cristian Dr. med. Univ.: Praxis der Magnetfeldtherapie, Int. Ärzteges. f. Energiemedizin. 2. Aufl. 2000.

Weiss R.F. Fintelmann V.: Lehrbuch der Phytotherapie, Hippokrates VL 8. Aufl 1997.

2. Beiträge in Fachzeitschriften zur Aronia-Beere u.a.:

Aherne and O'Brien, 2002: The nature, size, structure, solubility, degree and position of glycosylation, and conjugation of phenolics with other compounds can influence their bioavailability, absorption, distribution, metabolism and excretion in humans in: Food Chemistry, 2006 – Elsevier.

Albrecht, H.-J. 1993: Anbau und Verwertung von Wildobst. Braunschweig.

Amorini AM et al., Activity and mechanism of the antioxidant properties of cyanidin-3-O-glucopyranoside. Free Radical Research 2001, 35, 953-66.

Amorini AM et al., 2003: Cyanidin-3-O-glucopyranoside protects myocardium and erythrocytes from oxygen radical-mediated damages. Free Radical Research, 2003, 37(4): 453-460.3. Aquaviva R et al., Cyanindin and cyanidin-3-O-β-D-glucoside as DNA cleavage protectors and antioxidants. Cell Biology and Toxicology 2003; 19, 243-252.

Ara, D.V. 2002: Schwarzfruchtige Aronia: Gesund - und bald in aller Munde? Flüssiges Obst 10.

Bell, D. R., & Gochenaur, K. 2006: Direct vasoactive and vasoprotective BCRP and MDR 1, in: British Journal of Phamacology (FIT)

Bell DR, Burt TD. Phenolic acids contained in anthocyanin enriched extracts from elderberry, bilberry and chokeberry possess endothelium dependent and independent vasorelaxation properties in porcine coronary arteries. Faseb J 2007; 21: A366.

Bermudez-Soto MJ, Larrosa M, Garcia-Cantalejo JM, Espin JC, Tomas-Barberan FA, Garcia-Conesa M. Up-regulation of tumor suppressor carcinoembryonic antigen-related cell adhesion molecule 1 in human colon cancer Caco-2 cells following repetitive exposure to dietary levels of a polyphenols.

Binder W., Aronia die Faszinierende in: Naturheilpraxis mit Naturmedizin, 05 / 2010.

Böhm, V.; Schlesier, K; Bitsch, R.: Kritische Betrachtung der protektiven Wirkung von Frucht- und Gemüsekonzentraten in: GIT Labor-Fachzeitschrift, 03, 2000.

Broncel, M., et al., 2007: Effect of anthocyanins from Aronia melanocarpa on blood pressure, concentration of endothelin-1 and lipids in patients with metabolic syndrome. Pol Merkur Lekarski 23(134):116-9.

Burke, D. Prof. Dr. med. MD: Salvestrole – Neue Möglichkeiten in der Krebsbehandlung.

Corder, R.; Mullen, W.; Khan, N. Q.; Marks, S. C.; Wood, E. G.; Carrier, M. J.; Crozier, A. (2006). "Oenology: Red wine procyanidins and vascular health". *Nature* 444 (7119): 566.

Dreiseitel, A. et.al. 2008/1: Anthocyanins and their metabolites are weck inhibitors of cytochrome P 450 3A4, in: Mol. Nutr. Food Res. 2008, 52.

Dreiseitel, A. et.al. 2008/2: Inhibition of proteasome activity by anthocyanins and anthocyanidins, in: Biochemical and Biophysical Research Communications 2008, 372.

Dreiseitel, A. et.al. 2009/3: Phospholipase A2 is inhibited by anthocyanidins, in: J Neural Transm 2009, 116.

Dreiseitel, A. et.al. 2009/2: Berry anthocyanins and their aglycons inhibit monoamine oxidases A and B, in Pharmalogical Research 2009, 59.

Dreiseitel, A. et.al. 2009/3: Anthocyanins and anthocyanidins are poor inhibitiors of CYP2D6, in: Methods Find Exp Clin Pharmacol 2009, 31.

Dreiseitel, A. et.al. 2009/4: Berry anthocyanins and anthocyanidins exhibit distinct affinities for the efflux transporters BCRP and MDR 1, in: British Journal of Phamacology (FIT).

Gąsiorowski K, Szyba B, Brokos B, Kołaczyńska M, Jankowiak-Włodarczyk A, Oszmniański J (1997), in: Antimutagenic activity of anthocyanins isolated from *Aronia melanocarpa* fruits. Cancer Lett 119:37-46.

Gil MI, et al., 2000, in: Oct: Granatapfelsaft - Antioxidant activity of pomegranate juice and its relationship with phenolic composition and processing. J Agric Food Chem. 2000 Oct; 48 (10):4581-9.

Greenberg J.A, Newmann S.J, Howell A.B.: Consumuption of sweetened dried cranberries versus unsweetened raisins for inhibition of uropathogenic Escherichia coli adhesion in human urine: a pilot study. Journal of Alternative and Complementary Medicine, 2005; 11.

Han, G.-L., et al., 2005: Effect of anthocyanin rieh fruit extract on PGE2 produced by endothelial cells. *Wei Sheng Yan liu.* 34 (5).

Hertog, MGL et al.,1995: Flavonoid intake and long-term risk of coronary heart disease and cancer in the seven countries study. Archives of Internal Medicine, 1995, 155, 381-386.

Hertog et al., 1993: Dietary antioxidant flavonoids and risk of coronary heart disease: the Zutphen Elderly Study Full Text via CrossRef | View Record in Scopus | Cited By in Scopus (723). PCH Holiman, MGL Hertog - Food Chemistry, 1996 – Elsevier.

Hoffmann Silke: Die Wirkung von UV-Strahlen auf Blatt- und Blütenfarbe von Zierpflanzen, veröffentlicht in: Gartenbauwissenschaft, 64 (2), ISSN0016-478X. Inst. für Technik in Gartenbau und Landwirtschaft d. Universität Hannover.

Hou DX (March 2003). "Potential mechanisms of cancer chemoprevention by anthocyanins". *Current Molecular Medicine* **3** (2): 149–59, doi: 10.2174/156652403336 1555. PMID 12630561.

Katsube et al., 2003 in: The anthocyanin fraction from red wine have been reported to suppress the growth of HCT-115 cells, which were derived from human Anthocyanins have also been reported to induce apoptosis of human leukemia and human colon carcinoma cells in vitro, in: Life Sciences, 2005 – Elsevier.

Kang et al., 2003 in: Tart cherry anthocyanins also inhibited the growth of human colon cancer cell lines HT-29 invitro in Y Zhang, SK Vareed, - Life Sciences, 2005 - Elsevier.

Kulling Sabine E. Prof. in: int. Fachjournal „Planta Medica" Augustausgabe (2008; 74; 1625- 1634): Umfassende Conclusio int. Studienergebnisse u.a. eigener aktueller Studien, über wichtige Komponenten, welche das ernährungsphysiologische und wohl auch pharmakologische Potenzial der Aronia melanocarpa herausstellt.

Lala, G., et al., 2006: Anthocyaninrich extracts inhibit multiple biomarkers of colon cancer in rats. Nutr. Cancer 54 (1).

Mazza, G. & Miniati, E.: III.A. Chokeberry aus: Anthocyanins in Fruits, Vegetables, and Grains. CRC Press, Boca Raton. Siehe auch: OM & Ernährung, Sonderdruck 2009, Nr.129.

Metal Hyperaccumulation in Plants: A Review Focusing on Phytoremediation Technology (*Blaylock et al.,* 1997*; Huang et al.,* 1997*) and Alyssum (Kramer et al.,* 1996 increased in treatment duration enhanced the V2O5 toxicity (*Sarma et al.,* 2009).

Malik M, et al., 2003 in: Anthocyanin-rich extract from *Aronia meloncarpa* E. induces a cell cycleblock in colon cancer but not normal colonic cells. Nutr Cancer 2003; 46: 186–96.

Mehrwald R. Petra: 11/2006: Aronia, Die wenig bekannte Beere mit gesundheitsfördernder Wirkung, in: NATUR & HEILEN, Monatszeitschrift für ein Gesundes Leben.

Mehrwald R. Petra 05/2007*:* Das hohe antioxidative Potenzial der einheimischen Aronia-Beere, in: Comed, Ernährung / Nahrungsergänzung.

Naruszewicz, M.,et al., 2007: Combination therapy of statin with flavonoids rich extract from chokeberry fruits enhanced reduction in cardiovascular risk markers in patients after myocardial infraction (MI). Atherosclerosis 194(2):e179-84.

Naruszewicz M, et al., 2002: Effect of anthocyanins from chokeberry (*Aronia melanocarpa*) on blood pressure, inflammatory mediators and cell adhesion molecules in patients with a history of myocardial infarction (MI). Atherosclerosis Suppl 2003; 4: 143.

Netzel M.et al., 2001: Bioavailability of anthocyanidin-3-glucosides following consumption of red wine and red grape juice in: Canadian Journal of Physiology and Pharmacology, Volume 81, Number 5, May 2003 , pp. 423-435(13).

Ohgami, K., et al., 2005: Antiinflammatory effects of aronia extracti on rat endotoxin-induced uveitis. *Invest Ophthalmol Vis Sci.* 46 (1).

Oszmianski, J. et al., 2005: Aronia melanocarpa. Phenole und ihre antioxidative Wirkung, Heidelberg und Berlin.

Olas B., et al., 2008: Comparative anti-platelet and antioxidant properties of polyphenol-rich extracts from berries of Aronia melanocarpa, seeds of grape and bark of Yuccaschidigera in vitro Platelets 19(1):70-7.

Plocharski, W. & Zbroszcyzk, J. 1992*:* Die Apfelbeere (Aronia melanocarpa, Elliot) als natürliche Rohmaterialquelle für Anthocyan-Farbstoffe aus: Flüssiges Obst 59 (6).

Peng X, Cheng KW, Ma J, Chen B, Ho CT, Lo C et al., 2008: Cinnamon bark proan-thocyanidins as reactive carbonyl scavengers to prevent the formation of advanced glycation endproducts. J Agric Food Chem 2008; 56: 1907–11.

Pinent M, et al., 2004:. Grape seed-derived procyanidins have an antihyperglycemic effect in streptozotocin-induced diabetic rats and insulinomimetic activity in insulin-sensitive cell lines. Endocrinology 2004; 145: 4985–90.

Rechkemmer, G. & Pool-Zobel, B.-L., 2002: Estimation of the beneficial health ef-fects of anthocyanins / anthocyanidins Institute of Nutritional Physiology, Karlsruhe.

Sand, P.G. et. al., 2009: cytochrome P 450 2C19 Inhibitory Activity of Common Ber-ry Constituents, in: Phytotherapy Research 2009, online veröffentlicht unter: www.interscience.wiley.com DOI: 10.1002/ptr. 2910.

Rossi et al., 2003; *Tall et al.*, 2004: Anthocyane wirken antiinflammatorisch und Anthocyane reduzieren das Wachstum von Darmkrebszellen: in: Ithaka-Journal.net/aronia, 05, 2009.

Ryszawa N, Kawczynska-Drozdz A, Pryjma J, Czesnikiewicz-Guzik M,Adamek-Guzik T, Naruszewicz M., et al.: Effects of novel plant antioxidants on platelet su-peroxide production and aggregation in atherosclerosis: J Physiol Pharmacol 2006; 57: 611–26.

Seeram NP, Aviram M, Zhang Y, Henning SM, Feng L, Dreher M. et al., Compari-son of antioxidant potency of commonly consumed polyphenol-rich beverages in the United States. J Agric Food Chem 2008; 56:1415– 22.

Simeonov SB, et al., 2001 in: Effects of *Aronia melanocarpa* juice as part of the die-tary regimen in patients with diabetes mellitus. Folia Med (Plovdiv) 2002; 44: 20–3.

Simeonov et al., 2002, in: RAPD and ISSR Methods Used for Fingerprinting Select-ed, Closely Related Cultivars of Aronia melanocarpa Available, online: www.notulaebotanicae.ro Print ISSN 0255-965X; Electronic 1842-4309 Not Bot Horti Agrobo, 2011, 9(2):276-284 Miłosz SMOLIK, Ireneusz OCHMIAN, Beata SMOLIK/ West Pomeranian University of Technology in Szczecin, Słowackiego 17, 71-434 Szczecin, Poland.

Skoczynska A, Jedrychowska I, Poreba R, Affelska-Jercha A, Turczyn B, Wojakow-ska A et al., Influence of chokeberry juice on arterial blood pressure and lipid pa-rameters in men with mild hypercholesterolemia. Pharmacol Rep 2007; 59: 177–82.

Skupien, K., D. 2008: in vitro antileukaemic activity of extracts from chokeberry (Aronia melanocarpa [Michx] Elliott) and mulberry (Morus alba L.) leaves against sensitive and multidrug resistant HL60 cells. Phytotherapy Research 22(5):689-94.

Staue-Gracia et al., Antioxidant capacity and total phenolic content of Malaysian underutilized fruits, Department of Nutrition and Dietetics, Faculty of Medicine and Health Sciences, Universiti Putra Malaysia, 43400 Serdang, Selangor, Malaysia Botany Division, Strategic Resource Research Center, Malaysian Agricultural Re-search and Development Institute (MARDI), 43400 Serdang, Selangor, Malaysia

Received 1. November 2007. Revised 16. February 2009. Accepted, 2. April 2009. Available online, 14. April 2009.

Strigl, A. W.; Leitner, E.; Pfannhauser, W. 1995: Die Schwarze Apfelbeere (Aronia melanocarpa) als natürliche Farbstoffquellen: Deutsche Lebensmittel-Rundschau 91 (6).

Thomasset S., et al., 06, 2009: "Do anthocyanins and anthocyanidins, cancer chemopreventive pigments in the diet, merit development as potential drugs?". *Cancer Chemotherapy and Pharmacology* 64 (1): 201–11.

Urios P, et al., 2006: Inhibition of advanced glycation by flavonoids. A nutritional implication for preventing diabetes complications. J Soc Biol 2007; 201: 189–98

Valcheva-Kuzmanova, S., et al., 2005: Effect of Aronia melanocarpa fruit juice on indomethacin-induced gastric mucosal damage and oxidative stress in rats. *Exp Toxicol Pathol.* 56 (6).

Valcheva-Kuzmanova., S., et al., 2007: Hypoglycemic and hypolipidemic effects of Aronia melanocarpa fruit juice in streptozotocin-induced diabetic rats. Methods Find Exp Clin Pharmacol 29(2):101-5.

Valcheva-Kuzmanova, S., et al., 2004: Hepatoprotective effect of the natural fruit juice from Aronia melanocarpa on carbon tetrachlorideinduced acute liver damage in rats. Exp Toxicol Pathol. 56 (3).

Wilska-Jeszka, J. & Podsédek, A., 2007: FruitsTechnical University of Lody: Proanthocyanidins Properties and Occurence.

Zheng W, Wang SY. 2003: Oxygen radical absorbing capacity of phenolics in blueberries, cranberries, chokeberries, and lingonberries. J Agric Food Chem 2003; 51: 502–9.

Zielinska-Przyjemska M, Olejnik A, Dobrowolska-Zachwieja A, Grajek W. Effects of Aronia melancarpa polyphenols on oxidative metabolism and apoptosis of neutrophils from obese and non-obese individuals Acta Sci Pol Technol Aliment 2007, 06: 75– 87

Dissertationen und Diplomarbeiten (kleine Auswahl)
Zeitlhöfler Andreas, Diplomarbeit 2001, an der FH Weihenstephan): Die obstbauliche Nutzung von Wildobstgehölzen.

Weisel Tamara, Dipl. Biologin, Dissertation 2006, an der Uni Karlsruhe: Untersuchungen zur antioxidativen Wirkung von flavonoid-/polyphenolreichen Mischfruchtsäften bei Probanden.

Thielen Christine Dissertation 2006, an der Uni Karlsruhe: Auswahl und Verarbeitung von Früchten zur Steigerung der Gehalte an phenolischen Antioxidantien in Fruchtsäften.

Habermeyer Michael Dissertation 2005, an der Uni Karlsruhe: Wirkmechanistische Untersuchungen zur Beeinflussung humaner Topoisomerasen durch Anthocyanidine, sowie Einfluss der Tyrosyl-DNA-Phosphodiesterase 1 (TDP1) auf die Wirkung von Topoisomerasegiften

Misfeldt, Cristine, Diplomarbeit 2007 an der Hochschule für Angewandte Wissenschaften Hamburg: Gesundheitsfördernde Inhaltsstoffe der Aronia melanocarpa.

Jandaghi Donya Dissertation 2011, Universität zu Tübingen: Oxidativer Stress und Mastzellen, Ansatzmöglichkeiten bei der Phytotherapie des Reizdarmsyndroms?

Korte, G. Dissertation 2007, an der Julius-Maximilians-Universität Würzburg, Fakultät für Chemie und Pharmazie: Flavonoid-induzierte Cytotoxizität, Neuroprotektion und Immunmodulation im Zellmodell.

Rechner A., Dissertationsschrift 2000, Universität Giessen: Cranberrysaft Influence of processing techniques on polyphenols and antioxidative capacity of apple- and berry juices.

3. Bundesministerium für Bildung und Forschung (BMBF)

BMBF, Referat Biotechnologie 2007 Berlin (Hrsg.): Ernährungsforschung Gesünder essen mit funktionellen Lebensmitteln.

BMBF, Referat Biotechnologie 2007 Berlin (Hrsg.): Die Heilkraft der Beeren: Vom Wirkstoff zum funktionellen Lebensmittel.

BMBF, Referat Biotechnologie 2007 Berlin (Hrsg.): Pflanzenfarben für Darm und Hirn: Anthocyane schützen Zellen vor Stress.

4. Fachbeiträge über Photonen

Ruth, B. und Popp, F.A.: Experimentelle Untersuchungen zur ultraschwachen Photonenemission biologischer Systeme. Z. Naturforsch. 31c (1976), 741-745.

Popp, F.A., Ruth, B., Böhm, J. Grass, P., Grolig, G., Rattemeyer, M., Schmidt. H. G., and Wulle, P.: Emission of visible and ultraviolet radiation by active biological systems. Collective Phenomena (Gordon&Breach) 3 (1981), 187-214.

Rattemeyer, M., Popp, F.A., and Nagl, W.: Evidence of photon emission from DNA in living systems. Naturwissenschaften 68 (1981), 572-573.

Popp, F.A., Gu, Q., and Li, K.H.: Biophoton Emission: Experimental Background and Theoretical Approaches. Modern Physics Letters B8 (1994).

Popp, F.A., Gurwitsch, A. A., Inaba, H., Slawinski, J., Cilento, G., van Wijk, R., Chwirot, W. B., and Nagl, W.: Biophoton Emission (Multi-Author Review), Experiential 44 (1988).

Chang, J. J., Fisch, J. and Popp, F.A. Biophotons. Kluwer Academic Publishers, Dordrecht-Boston-London, 1998.

Bajpai, R. P., Popp, F.A., van Wijk, R., Niggli, H., Beloussov, L. V., Cohen, S., Jung, H.-H., Sup-Soh, K, Lipkind, M.,Voiekov, V.L., Slawinski, J., Aoshima, Y., Michiniewicz, Z. von Klitzing, L. Swain, J., Biophotons (Mutli-Author Review), in: Indian Journal of Experimental Biology 41 (2003), Vol.5, 391-544.

Popp, F.A., Yan, Y. Delayed luminescence of biological systems in terms of coherent states in: Physics Letters A 293 (2002), 93-97.

5. Interessante Internetseiten zum Thema

....Aronia-Beere.de

....aronia.de

....biophotonen-online.de (Int. Institut für Biophysik).

....bmbf.de/pub/ernaehrungforschung.pdf (BM. für Bildung und Forschung).

....chemgapedia.de

....consulting-hmp.de

....digbib.ubka.uni-karlsruhe.de

....dkfz-heidelberg.de (Deutsches Krebsforschungszentrum in Heidelberg, von

....Gerhäuser, Clarissa Dr. (2001): Flavonoide und andere pflanzliche Wirkstoffe

....gym1.at/chemie/skripten/bioch.de:

.....idw-online.de Informationsdienst, Wissenschaft, Uni. Regensburg.

....interscience.wiley.com: *Fang Dai, et al.,* 2009: Antioxidative Effects of Curcumin and its Analogues against the Free-radical-induced Peroxidation of Linoleic Acid Micelles in Phytotherapy Research 2009, DOI:10.1002/ptr.3415

....kluedo.ub.uni-kl.de (uniweiter elektr. Dokumentenserver, Kaiserslautern).

....kraeuter-.almanach.de

....medizin-aspekte.de. ernaehrung/apfelbeere 9.06, über die Studie der Indiana University

....megafood.nl.

....ncbi.nlm.nih.gov: Acta Physiol Pharmacol (Bulg Varna), *Borissova, F. et al.,* 1994: Antiinflammatory effect of flavonoids in the natural juice from Aronia melanocarpa, rutin and rutin-magnesium complex on an experimental mode) in flammation induced by histamine and serotonin.

....opus-bayern.de Uni-Wissenschafts-Recherchen an bayrischen Unis.

.....phytotherapy.org/gphy/Kongresse-Symposien.htm

.....Wissenschaft.de

....gottiswelt.de

....kirliansfotografie-wissen.de.

....Uniprotokolle.de

Stichwortverzeichnis

Notizen, Erfahrungen

Notizen, Erfahrungen